本书获华东理工大学研究生教育基金资助

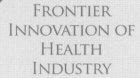

FRONTIER
INNOVATION OF
HEALTH
INDUSTRY

大健康产业创新前沿

阎海峰　张艳辉　等◎著

U0231851

北京大学出版社
PEKING UNIVERSITY PRESS

图书在版编目(CIP)数据

大健康产业创新前沿/阎海峰等著.—北京:北京大学出版社,2023.2
(大健康产业管理系列丛书)
ISBN 978-7-301-33569-7

Ⅰ.①大…　Ⅱ.①阎…　Ⅲ.①医疗卫生服务—服务业—产业发展—研究—中国　Ⅳ.①R199.2

中国版本图书馆 CIP 数据核字(2022)第 211270 号

书　　　　名	大健康产业创新前沿
	DAJIANKANG CHANYE CHUANGXIN QIANYAN
著作责任者	阎海峰　张艳辉 等　著
责 任 编 辑	任京雪　徐　冰
标 准 书 号	ISBN 978-7-301-33569-7
出 版 发 行	北京大学出版社
地　　　　址	北京市海淀区成府路 205 号　100871
网　　　　址	http://www.pup.cn
微信公众号	北京大学经管书苑(pupembook)
电 子 信 箱	em@pup.cn
电　　　　话	邮购部 010-62752015　发行部 010-62750672
	编辑部 010-62752926
印 　刷 　者	涿州市星河印刷有限公司
经 　销 　者	新华书店
	787 毫米 × 1092 毫米　16 开本　22.5 印张　412 千字
	2023 年 2 月第 1 版　2023 年 2 月第 1 次印刷
定　　　　价	68.00 元

　　健康是所有人的追求,追求健康或许也是人类独有的一种有意识行为。其他生命体尽管也有自我保护的本能,却没有像人类这样追求健康的自觉。于人类而言,对健康的追求既是一种本能,又是一种理性。因此,人类本质上是愿意为健康投资的。

　　追求健康是需要条件的,其中最重要的两个条件,一是经济实力,二是认知水平。今天,我国全民健康意识的大幅提升,归根结底还是仰赖经济发展水平的提高,而新冠肺炎疫情的全球传播,更增强了人们对健康的关注和重视。以 2016 年《"健康中国 2030"规划纲要》的发布为标志,健康中国成为国家战略,凸显了政府对维护国民健康的坚定决心。

　　我国人口基数大,14 亿人口规模所蕴含的潜在需求,将成为全球大健康产业的一个大市场。伴随着人们健康意识和收入水平的提高,这一规模庞大的潜在需求将不断释放。2022 年《经济学人》相关报道数据显示,美国大健康产业占 GDP(Gross Domestic Product,国内生产总值)的比重为 18%,每年高达 3.6 万亿美元;而我国大健康产业占 GDP 的比重为 5.2%。根据美国社会心理学家马斯洛提出的需求层次理论,随着衣食住行条件的满足和不断改善,以及社会财富的不断积累,人们会很自然地将大量资源投入生命健康领域。无论是从以上数字还是从发达国家的发展历程看,我国大健康产业发展的巨大潜力初见端倪。

大健康产业被认为是以人的综合健康为目标,覆盖全人群、全生命周期的产业,主要包括以药品、医疗器械、医疗耗材经营为主体的医药产业,以医疗服务机构为主体的医疗产业,以保健、健康产品经营为主体的保健品产业,以健康检测评估、咨询服务、调理康复和保障促进等为主体的健康管理服务产业,以及健康养老产业。

近年来,大健康产业发展迅速,甚至成为全球发展的一个热点。有一种观点认为,大健康产业将成为继信息技术(Information Technology, IT)产业之后的第五波全球财富浪潮。我依稀记得,美国在克林顿时代,就曾将信息科学与生命科学作为未来发展的重要方向和引擎,而今看来,这两个方向都呈现了突破性的发展。从我国情况来看,健康企业的数量、产品的种类正在不断增多,大健康产业的整体容量、涵盖领域、服务范围正在不断扩大,日益呈现突破性发展的格局。有一种预测显示,2030 年我国大健康产业的规模将达到 16 万亿元人民币,大约是 2020 年的 2 倍。未来,大健康产业一定会成长为增强综合国力、促进全民健康的重要支柱产业。

从目前的发展态势来看,全球大健康产业将要或正在经历一场根本性的创新与变革。我认为,这种创新与变革的主要动力来自生物技术和数字技术两个方向上的突破性创新,以及二者在大健康产业领域的深度融合。例如,基因测序和数字技术正为新的健康保健提供新的可能,可穿戴设备可以实时监测穿戴者的健康状况,电子医药平台能将患者与医生连接起来,家庭检查(居家检查)可以帮助人们进行常见病的自我诊断,网上药店正在替代处方购药模式(比如Truepill,一家成立只有 6 年的美国公司,市场价值已达 16 亿美元,一天能处理 2 万个处方)……凡此种种,皆在传递着这个产业变革重塑的强烈信号。新冠肺炎疫情更是成为大健康产业领域加速变革创新的催化剂。

一方面,大量的创业企业正在大健康产业中涌现。据 CB Insights 估计,2022年全球投资数字健康的创业企业价值将达到 570 亿美元,这个数字是前一年的2 倍。没有上市、价值在 10 亿美元以上的大健康产业创业企业约有 90 家,是5 年前的 4 倍。这些“独角兽”企业正在借力数字技术与传统健康企业和技术大鳄进行竞争。

另一方面,一些技术巨头,如 Alphabet、亚马逊、苹果、Meta、微软等,于 2021年共同出资 36 亿美元投入健康相关领域,主要聚焦健康设备和数据。德勤估计，2022 年全球将有 3.2 亿件医疗可穿戴产品。另外，这些技术巨头还将基于云技术涉足与健康相关的服务领域。亚马逊推出的智能手环 Halo，谷歌花费 21 亿美元收购的 Fitbit，苹果和三星的健康手表……都是技术巨头进军大健康产业的重要成果。

与此同时，一些传统的大型医药公司，如强生、葛兰素史克，其原有的消费者事业部则因缺乏创新，正在被分拆出去。那些有洞见、敢于冒险的大公司，如始创于 1901 年的以色列梯瓦制药工业有限公司（TEVA），正在试验数字化和以患者为中心的消费者化。其开发出一款将人工呼吸机和 App（手机软件）相连接的探头，可以指导使用者正确使用此类专业设备。此类创新的意义不容小觑。常规的健康系统通常是由医疗中间商（渠道）主导的，只有通过他们，生产企业才能与病人建立起联系。但现在，这种模式正在被 TEVA 之类的企业的创新动摇，这种创新使得患者在健康管理方面拥有更多的自主权。

种种迹象表明，传统的大健康产业正因以"治疗"为核心"向以预防"为核心转变而得以拓展和延伸，传统意义上的"病人"正因技术的融合创新而转变为健康产品和服务的"消费者"。与此同时，伴随着生物技术和数字技术的不断创新与发展，新型数字化健康公司、创新的商业模式和创新的组织形式正在涌现，大健康产业正在重塑其价值生态系统，从而成为数字时代新的商业蓝海。

产业的快速创新与发展，自然催生了对相关领域兼具技术和商业知识的新型商科人才培养的强烈需求，而传统的商科培养模式显然无法满足大健康产业未来发展的人才需求。为此，依托华东理工大学在生物、医药、食品等领域的学科优势，借力各界的加持，商学院于 2018 年开始在工商管理专业硕士学位人才培养中探索设立大健康产业项目，从项目设计、培养模式到教学内容实施多方面变革。项目按照大健康产业链进行设计，教学内容从产业投融资到健康服务、健康养老，实行全产业链培养模式，班级学生结构也尽量根据产业链不同环节加以构建，并将已实施近十年的行动学习教学模式运用其中，让学生通过解决在企业发展中面临的真实问题获得成长。

作为一项探索性的新型商科人才培养项目，我们遇到的第一个重大挑战就是缺乏可以用于教学的教材，仿佛一家高级餐馆有菜单却没有菜谱，这显然会影响人才培养质量。为此，我们决定邀请校内外相关专家学者，组织编写这套大健康产业管理系列丛书。作为项目培养的基础教材,我们也希望能够为国内大健康产业领域新型商科人才的培养做一些有益的尝试,为推动国内大健康产业发展做出自己的贡献。

借此机会,我要感谢接受邀请参与项目教材建设的各位专家、教授,也要感谢北京大学出版社对丛书出版的支持,以及各位编辑所付出的艰辛。

阎海峰

华东理工大学副校长

商学院教授、博士生导师

2022 年 10 月

随着生命科学和生物技术的发展，以及生物技术与数字技术的深度融合，大健康产业正在进行着前所未有的全产业链创新，既有渐进性的，但更多的可能是颠覆性的。比如，从治疗到预防的观念变化，从患者到消费者的角色关系转变，从现场诊疗到远程诊疗的诊疗方式转变……更不消说那些普通消费者难以知晓却在悄然发生的现代生物技术革命。

《大健康产业创新前沿》一书的撰写初衷是，立足我国大健康产业发展的现实，冀望从商业的视角，观察和思考目前这个产业正在发生的一些关键性变化（如价值链重构、战略布局、数字创新、商业模式创新、技术创新、投融资创新和国际化发展等），并试图将这些观察和思考进行比较系统的梳理，尽量通过条分缕析的方式呈现出来，以便为众多的从业者，特别是参与商学院大健康产业项目学习的专业学位研究生，提供一本可以概览产业创新前沿的教科书或参考书，当然也希望为有兴趣了解大健康产业发展状态的人们呈现一个相对全面的商业图景。

全书刻画了我国大健康产业发展的现状及其未来发展趋势（第一章），描述了全球医药产业、医疗器械产业、健康服务产业以及健康创新产业四个主要细分产业的发展现状（第二章），对我国大健康产业价值链现状、重构方向（第三章）以及产业空间分布特征（第四章）进行了比较详细的描述和分析。在接下来的篇章中，本书分析了大健康产业的数字创新路径与创新实践（第五章），分别探讨了医药产业、医疗器械制造业和健康服务产业三个重要细分产业的商业模式创新(第六章),并讨论了技术创新驱动大健康产业发展所涉及的技术创新模式、关键技术与应用场景,以及大健康产业技术创新的未来(第七章)。本书还从产业投融资创新角度,分析和介绍了大健康产业的融资现状、投资逻辑、估值方法和投资创新路径(第八章),以及从全球角度,分析了大健康产业的新趋势、中国大健康产业相关企业全球化面临的新挑战,以及中医药产业的国际化问题(第九章),有助于读者站在全球视角观察、思考我国大健康产业发展的现状与未来。

本书由华东理工大学商学院阎海峰教授负责总体设计、修改和审校,并执笔前言。商学院张艳辉副教授协助进行后期编辑过程中书稿的修订。初稿的写作分工如下:第一章由阎海峰教授和博士生陈正一共同完成,第二章由张艳辉副教授和硕士生李小珍、叶妮共同完成,第三章由上海应用技术大学王启虎博士和阎海峰教授共同完成,第四章由阎海峰教授和博士生王墨林共同完成,第五章由商学院雷玮博士和博士生钱嘉怡、硕士生曹敏妍共同完成,第六章由商学院博士后万倩雯和博士生杨昕悦、硕士生张晓玉,以及上海佳一智慧健康管理有限公司创始人毕佳共同完成,第七章由商学院彭泽余副教授和硕士生王睿共同完成,第八章由商学院李丹蒙副教授完成,第九章由商学院吴冰副教授和硕士生毛婉媛、李林、张瑞霄共同完成。初稿完成后,由阎海峰教授对全书初稿进行审核、校对。借此机会,感谢各位老师和同学的参与及其为本书写作付出的努力;感谢华东理工大学生物反应器工程国家重点实验室副主任、华东理工大学光遗传学与合成生物学交叉学科研究中心主任、国家自然科学基金委创新研究群体项目"细胞代谢监测与控制"负责人杨弋教授;感谢华东理工大学研究生教育基金的资助和商学院的支持,特别感谢大健康产业项目主任、康奈尔大学社会学博士苏似锦老师为项目成功举办所做的大量工作。最后,还要感谢北京大学出版社徐冰、任京雪两位编辑对本书顺利出版所给予的支持与帮助。

我们期待本书能够帮助读者对大健康产业,特别是我国大健康产业的发展现状有一个总体了解和把握,对相关领域未来的演进趋势有一个比较深入的洞察和理解。期愿这本《大健康产业创新前沿》的出版,能够为这一领域的人才培养贡献绵薄之力。

阎海峰

2022 年 10 月

目录

第一章

我国大健康产业发展

 案例 1-1

深耕医疗大数据领域，医渡科技迎来稳定营收增长①

医渡科技（02158.HK）是一家医疗大数据解决方案提供商。公司基于机器学习和人工智能技术推动技术融合、业务融合，打破信息壁垒，帮助政府、医疗机构、生物技术及医疗设备公司、研究机构、保险公司、医生和患者以及监管机构等医疗行业主要参与者，充分挖掘医疗智能化的政用和民用价值。

医渡科技目前已成为医疗大数据和医疗人工智能技术领域的龙头企业之一。根据安永报告，2019 年，医渡科技的收入在中国所有医疗大数据解决方案提供商中排名第一，市场份额为 5.0%，在《互联网周刊》发布的 2020 医疗大数据企业排行榜中排名第一。

一、聚焦医疗大数据，开启商业化进程

（一）从医疗大数据到智慧医疗，七年布局终上市

医渡科技成立于 2014 年，从面向医疗机构和监管机构的大数据平台解决方案出发，探索医疗人工智能，其重点打造的数据智能基础设施 YiduCore 已于 2015 年正式在医疗机构投入应用。

2017 年以来，医渡科技与各级政府和医疗机构展开深度合作，助力产业创新，推出面向药企、监管机构与政府和保险公司的生命科学解决方案业务并实现商业化变现。2020 年，针对新冠肺炎疫情，医渡科技为监管机构与政府打造新冠肺炎专病大数据智能平台，同时顺势推出面向个人消费者的健康管理平台及

---

① 李紫钰，茅云影.深耕医疗大数据领域，医渡科技迎来稳定营收增长［EB/OL］.（2021-08-03）［2021-10-22］.https://mp.weixin.qq.com/s/ZYLewzO7xguwt1ZL3LjY5g.

解决方案,已完成全链条医疗服务的布局。

截至 2021 年,医渡科技已完成 11 轮融资,股东背景丰富。根据招股说明书,现任 CEO(Chief Executive Officer,首席执行官)宫盈盈持股 53.52%、新加坡政府投资公司(GIC)持股 8.06%、阳光人寿保险持股 12.89%、中投国际持股 3.44%、腾讯持股 2.73%,以及国有企业贵阳市大数据产业集团及贵阳市工商产业投资集团各持股 0.55%。

2021 年 1 月 15 日,医渡科技正式登陆香港联合交易所,上市首日开盘大涨 120%,截至收盘,较 26.3 港元/股的 IPO(Initial Public Offering,首次公开募股)发行价上涨 148%,报 65.20 港元/股,总市值近 588 亿港元。

(二)数据智能基础设施 YiduCore 驱动核心业务发展

医渡科技的核心产品是自主研发的数据智能基础设施 YiduCore。YiduCore 拥有高效的医疗数据治理技术和能力,通过知识图谱、符号知识推理模型、深度学习等统计工具和人工智能技术手段,不断产生医疗人工智能行业的洞见和知识。这些洞见和知识又进一步增强 YiduCore 的能力,形成良性循环及网络效应,既能让医渡科技的能力继续脱颖而出,又能让医疗生态系统的参与者朝着价值导向的精准医疗目标迈进。

通过提供 DPAP/Eywa 平台和数据智能基础设施 YiduCore,医渡科技为医院及其他医疗机构、监管机构和政策制定者提供服务,服务对象覆盖 300 家医院,以及 19 个监管机构和区域平台。

2021 财年,医渡科技大数据平台和解决方案业务板块收入达到 4.02 亿元,同比增长 8.1%,毛利率达到 45.1%。在新冠肺炎疫情期间,医渡科技还携手武汉知名研究型医院建立了新冠肺炎专病库,并协助超过 50 位医生开展科研和临床研究,发表论文单篇最高影响因子超过 30 分。

2021 财年,医渡科技生命科学解决方案业务板块收入达到 1.84 亿元,同比增长 79.3%,毛利率为 21.7%,同比提升 8.3 个百分点。该业务板块的客户数量增长迅速,全年活跃客户数量同比增长 45.9% 至 108 家,新增核心制药、生物科技和医疗器械公司活跃客户 25 家。医渡科技为 2020 年全球排名(按收入计)前 20 的国际跨国药企中的 15 家提供生命科学解决方案服务。

健康管理平台和解决方案是医渡科技的最新业务,潜力巨大。在这一业务板块,医渡科技运营着研究驱动型个人健康管理平台,用数字化手段帮助医生更好地管理患者,同时为患者提供个性化的护理服务。2021 财年,医渡科技该业务板块的收入为 2.52 亿元,同比大幅增长 353.1%,毛利率为 40.7%。

利用在 YiduCore 上累积的医学知识和人工智能赋能,医渡科技在该业务板块下打造了"因数健康"品牌,提供以循证医学为基础的健康管理一体化方案,以"因数云"品牌向保险公司、保险经纪公司提供保险科技和疾病管理解决方案。截至 2021 财年期末,在医渡科技的健康管理平台上完成至少一次购买的付费用户超过 500 万人次。

二、财务数据:营收稳定增长,亏损逐年收窄

(一)业务拓展迅速,公司收入实现跃增

医渡科技跟随行业高速发展的浪潮成长起来,同时也积累了深厚的技术实力。根据公司 2021 财年财报,YiduCore 的数据基建已覆盖全国超过 20 个省份的 500 多家医疗机构,经授权累计处理来自 4 亿多患者的超过 17 亿份病历数据。此外,公司拥有 50 多个疾病领域的专病库,并基于其专病库和大数据平台累计产出了近百篇论文。

截至 2021 财年期末,医渡科技共申请 905 项专利(含 522 项发明专利),其中已授权获批的专利为 428 项(含发明专利 59 项),自主研发技术实力持续加强。

自成立以来,医渡科技年度营业收入呈现稳定增长的势态。2018—2021 财年,医渡科技的营业收入从 0.23 亿元增长到 8.67 亿元,复合年增长率高达 305.5%。

2021 财年,医渡科技营业收入达到 8.67 亿元,同比增长 55.4%;毛利达 3.27 亿元,同比增长 123.4%;毛利率为 37.8%,同比提升 11.5 个百分点;经调整净亏损同比收窄 14.7% 至 2.75 亿元,未来盈利前景可期。

(二)毛利率与控费能力双双提升,净亏损逐年收窄

毛利率的提升是医渡科技调整后净亏损收窄的主要原因。2021 财年,医渡科技大数据平台和解决方案、生命科学解决方案、健康管理平台和解决方案三大业务板块的毛利率均有提升,分别为 45.1%、21.7%、40.7%,各自提升 11.7 个百分点、8.3 个百分点、26.8 个百分点。不难发现,健康管理平台和解决方案业务板块毛利率的提升最快,该业务板块的增长也在 2021 财年拔得头筹。

大数据平台和解决方案业务板块毛利率的提升,主要源于收入结构从较低利润的实施(平台开发与安装等)收入转变为较高利润的解决方案及服务(数据处理)收入;生命科学解决方案业务板块毛利率的提升,主要源于定价能力提高及人力资源效能提升;健康管理平台和解决方案业务板块毛利率的提升,主要是平台型解决方案产生的收入带动所致。

经调整净亏损的收窄也与医渡科技的控费能力息息相关。2021财年,医渡科技销售和营销支出虽然同比增长40%至2.4亿元,但费用率为27.6%,创2018—2021财年新低。同创2018—2021财年新低的还有行政费用率、研发费用率,2021财年分别为35.6%、25.6%,其中研发费用支出同比下降15.8%。

三、前景展望:政策与市场创造双重机遇

(一) 国家政策创造利好局面,保障核心业务发展

IDC数据显示,2019年中国医疗行业IT总支出为548.2亿元,较上一年增长11.5%。作为目前与不同行政级别监管者深度合作的医渡科技,其大数据平台和解决方案业务发展具有强有力的支撑。

新冠肺炎疫情进一步加速了中国医疗改革的进程,更推动了医疗信息化建设,创新药、处方药外流等趋势加速形成,医疗大数据作为未来医疗行业的基础资源,需求量势必进一步提高。

此外,中共中央、国务院发布了《"健康中国2030"规划纲要》,旨在为所有公民提供可负担、可及并全面的医疗服务,强调大数据应用在智慧政府、健康技术创新及临床研究等方面的重要性。《国家临床医学研究中心五年(2017—2021年)发展规划》及《关于促进和规范健康医疗大数据应用发展的指导意见》的颁布也为行业参与者提供了清晰的指导和路线图,明确鼓励医疗大数据领域的发展,并强调了国家投资及支持的关键领域。在国家政策及医疗各领域需求的推动下,中国医疗大数据行业市场规模快速扩容。

(二) 市场潜力巨大,医疗大数据领域竞争激烈

据安永报告,2019年中国医疗行业内医疗信息化投资总额为人民币1 456亿元,预计到2024年将增长至3 567亿元,复合年增长率达19.6%;2019年人工智能核心医疗软件服务整体市场规模达到21亿元,同比增速高达94%,但行业集中度仍然不高,传统医疗IT服务公司与新兴医疗大数据解决方案专业机构为医疗大数据解决方案市场的主要力量,2019年所占市场份额分别超过50%和20%。

总体而言,传统医疗IT服务客户聚焦于医院、监管机构及政策制定者细分市场。相比之下,新兴医疗大数据解决方案专业机构致力于医疗大数据解决方案市场,具备专业知识,为覆盖所有细分市场的客户提供尖端的大数据技术及定制服务,为临床开发、公共卫生监测及医学科学研究等多种场景生成切实可行的数据驱动型解决方案,发展前景十分广阔。

根据2019年医疗大数据解决方案市场份额排名,除了医渡科技凭借5.0%

的市场份额排名第一,东软集团、卫宁健康、万达信息、麦迪科技、创业惠康等企业紧随其后,行业竞争态势正在加剧。

大健康产业是随着人们对健康认识的不断加深而逐渐形成的。在很多国家,大健康产业已经被视作未来的战略性产业,同时也是最为活跃的科技创新产业之一。

维基百科将大健康产业定义为"为人类身体健康提供产品与服务的产业",是人类健康管理、疾病预防、诊断、治疗、康复等领域的经济系统集合,通常包括医药工业、医药商业、医疗服务、医疗设备、健康保健产品与服务、保险及人才教育等多个产业领域。标准普尔全球行业分类标准和行业分类则将大健康产业分为医疗设备和服务、医药与生物技术和生命科学两个类别。其中,医疗设备和服务包括公司实体(如医院、家庭护理提供者、护理之家)和医疗设备、医疗用品、医药流通、健康保健服务等;医药与生物技术和生命科学则包括生物医药、中药、化学医药、保健品等相关公司生产的生物技术、医药及其他科研服务。

总之,大健康产业涵盖药品制造、医疗设备、保健产品制造、医疗卫生服务、健康管理与促进服务、健康保险和保障服务、健康养老以及其他与健康相关的多个产业领域,也可以简单地分为健康制造产业和健康服务产业两大部分。大健康产业的具体构成如图1-1所示。

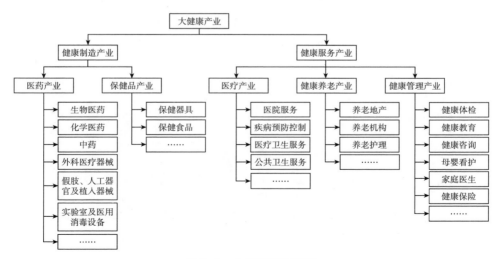

图1-1 大健康产业构成

资料来源:根据公开资料整理。

当然,在已有的产业结构基础上,大健康产业还在不断地向外延伸,与多个产业融合发展。例如,大健康产业与农业、旅游业、互联网业等相结合,形成健康农业、健康旅游、互联网+医疗健康等产业链。

一、我国大健康产业发展现状

随着"健康中国2030"战略的持续推进,大健康产业在我国产业结构中的地位日益凸显。在健康需求和政策红利的双重推动下,我国大健康产业迎来了前所未有的机遇,大量资源开始涌入健康领域,越来越多的健康企业应运而生,健康产品创新层出不穷;大健康产业的规模、边界不断扩大,正在成为欣欣向荣的朝阳产业。

下面从市场规模、市场结构、各大细分领域发展现状和融资现状四个方面介绍一下我国大健康产业的发展现状。

(一)我国大健康产业的市场规模

正如美国著名经济学家保罗·皮泽尔(Paul Pilzer)在《财富第五波》中所说,大健康产业将是继IT产业后的"财富第五波"。尤其对于大健康产业刚刚起步的我国而言,市场仍是一片蓝海,发展空间巨大。前瞻产业研究院数据显示(见图1-2),2009年我国大健康产业市场规模为15 537亿元。此后,在健康需求和政策红利的双重推动下,社会各领域资源纷纷介入大健康产业,产业规模不断扩大、产业边界不断拓展延伸,整个产业迎来新一轮的发展浪潮。到2019年,短短10年间,大健康产业的市场规模就达到81 310亿元,是10年前的5倍多;相较于2018年的68 935亿元,增长近20%,增长速度十分可观。

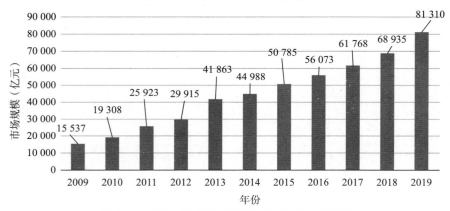

图1-2　2009—2019年我国大健康产业市场规模

资料来源:前瞻产业研究院(详细数据见附表1-1)。

（二）我国大健康产业的市场结构

医药、医疗、保健品、健康养老及健康管理是大健康产业的五个细分领域。从图 1-3 来看,我国大健康产业各大细分领域的发展并不平衡,"医药为主,养老为辅"仍然是我国健康产业结构的突出特点。

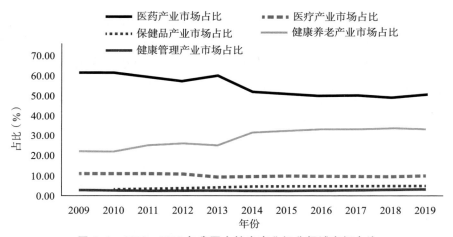

图 1-3　2009—2019 年我国大健康产业细分领域市场占比

资料来源:前瞻产业研究院(详细数据见附表 1-2)。

近年来,虽然医药产业市场占比有所下降,但仍占据整个大健康产业市场份额的近五成。2009 年,医疗产业占比只有 11.05%,近年来一直呈下降趋势,2013 年便已跌至 10% 以下。随着人们健康意识的提升,保健品产业市场占比呈上升趋势,但发展较为缓慢。老龄化是我国社会发展面临的重要问题,随着老龄化现象的加剧,老年人对健康的需求不断增长,健康养老产业市场规模也在迅速扩张,目前已占据整个大健康产业市场份额的三成。健康管理是一种新型的健康服务理念和服务方式,涵盖多领域服务,是"防—治—养"一体化大健康产业发展模式中的重要一环,但是在大健康产业市场中占比只有2%～3%。

（三）我国大健康产业各大细分领域发展现状

1. 医药产业

医药产业指以药品、医疗器械及其他医疗耗材经营为主体的行业,其中药品领域主要负责产销化学原料药及制剂、中药材、中药饮片、中成药、抗生素、生物药品、生化药品、放射性药品等;医疗器械领域则主要包括医疗诊断、监护及资料设备制造,口腔科用设备及器具制造,实验室及医院消毒设备和器具制造,医疗、外科及兽医用器械制造,机械治疗及病房护理设备制造,康复辅具制造,眼镜制造,其他医疗设备及器械制造等 8 个行业小类。

医药产业是一个多学科先进技术和手段高度融合的高科技产业群体,与国民健康、社会经济的稳定发展息息相关。改革开放四十多年来,我国医药产业取得巨大的突破,与发达国家间的差距在不断缩小,在全球医药领域扮演着越来越重要的角色。

在药品领域,我国的医药产业市场规模早在 2015 年就已经赶超日本,成为仅次于美国的世界第二大医药市场,占全球医药市场份额的 10.8%。此外,我国还是全球原料药生产市场份额最大的国家,其中维生素 C、青霉素工业盐、扑热息痛等大类原料药产量居世界第一,制剂产能居世界第一。制药企业方面,我国也取得了突出成就。2018 年,13 家入选世界 500 强企业的制药企业中,我国企业便占据 2 个席位——中国华润和中国医药集团。

近年来,医药产业持续保持稳定发展,市场规模已从 2009 年的 9 539 亿元增长至 2019 年的 40 688 亿元,占大健康产业市场总额的近 50%(见图 1-4),是目前国内最大的大健康产业细分领域。

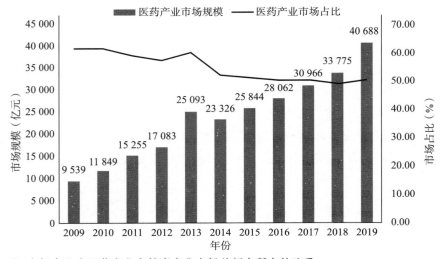

注:市场占比为医药产业在健康产业市场总额中所占的比重。

图 1-4 2009—2019 医药产业市场规模

资料来源:前瞻产业研究院(详细数据见附表 1-1、附表 1-2)。

从细分行业角度来看,化学药品制剂制造业营收目前在细分行业中名列前茅。据统计,2019 年化学药品制剂制造营业收为 8 576.1 亿元,占医药产业营收的 32.8%;其次是中成药生产业,2019 年实现营收 4 587.0 亿元,占比为 17.5%;位列第三的是化学药品原料药制造业,2019 年实现营收 3 803.7 亿元,占比为 14.6%。

从利润率角度看,2019 年生物药品制造业利润总额为 485.4 亿元,仅为化学药品制剂制造业利润总额的 1/3,但是其利润率高达 19.6%(见图 1-5),获利能力远胜其他细分行业。《2019 中国生命科学与生物技术发展报告》显示,2018 年在生命科学和生物技术领域专利申请数量与授权书两方面,我国仅次于美国,位居全球第二。虽然目前我国生物医药市场还处在初期阶段,但是其俨然已经成为一个具有极强生命力和成长性的新兴产业。

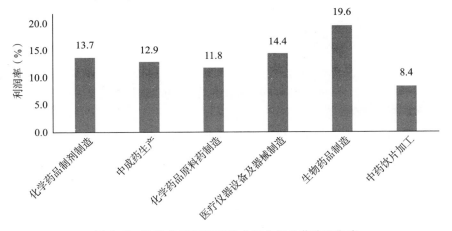

图 1-5　2019 年我国医药产业细分行业营收利润率
资料来源:中国医药企业管理协会,前瞻产业研究院。

疫苗行业作为生物医药领域的重要分支,2018 年,国内疫苗市场规模约为 336 亿元人民币,虽然仅为全球疫苗市场规模的 16.39%,但是一直稳步增长,预计 2030 年达到 1 161 亿元人民币,年均复合增长率为 10.9%。

不同于全球疫苗市场的高集中度,我国疫苗产业进入市场化仅短短不到 20 年时间,国内疫苗市场格局相对分散。截至 2020 年 9 月底,我国共有 334 个国产疫苗批件,分散在 53 家疫苗企业手中(不考虑母子公司、关联企业的情况)。其中,中国生物技术股份有限公司(简称"中国生物")全国各地生物制品研究所包揽了 186 个批件,占国内全部疫苗获批批件的 55.69%;进口疫苗获批批件 70

个,分布在 GSK、赛诺菲、辉瑞、默沙东等 8 家跨国药企手中。

2019 年,国内签发的疫苗共 52 种,疫苗签发总量约为 57 540 万支,同比增长 6.36%。2020 年,新冠肺炎疫情席卷全球,对各行各业都造成了较大影响,但我国疫苗签发并未因此而停滞,2020 年上半年累计签发疫苗 28 162 万支(见图 1-6),同比增长 22.03%。

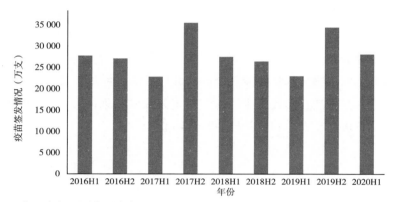

注:H1 指上半年,H2 指下半年。

图 1-6 2016—2020 年上半年我国疫苗签发情况

资料来源:火石创造。

随着改革开放的深入和国家的大力支持,以及日益加快的全球化进程,我国医疗器械行业得到突飞猛进的发展。2005 年,我国成为仅次于美国和日本的世界第三大医疗器械市场。在国家产业政策支持及医药卫生体制改革的推动下,医药卫生产业的基础与运行环境逐步改善。2015 年,我国医疗器械行业市场规模仅为 3 080 亿元,经过几年的高速发展,2020 年该数据飙升至 7 341 亿元,同比增长 18.31%(见图 1-7)。因为消费群体庞大,加之人口的结构性变化及人们健康意识的提高,我国医疗器械行业整体步入高速增长阶段,预计 2023 年市场规模有望突破 10 000 亿元。

医学影像是我国医疗器械行业最大的子行业,占比约为 16%。我国医学影像行业相较于国外发展时间较短,目前无论是在技术还是在商业模式上均处于跟随状态。但未来随着国家政策的扶持以及我国医学影像技术的不断突破和产业升级,该行业有望继续保持高速增长的良好态势,并实现从中低端市场转向高端市场的愿景。

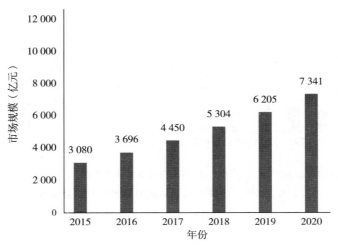

图 1-7   2015—2020 年我国医疗器械行业市场规模

资料来源:火石创造。

2. 医疗产业

医疗产业指以医疗服务机构为主体的产业,是大健康产业的重要分支。医疗产业作为医药产业的下游产业,主要为人们提供诊断、治疗、监护等服务,与人们的生命安全和健康生活息息相关。

在健康需求和医疗机构数量增加的推动下,我国医疗产业市场增长迅速,发展势头强劲。据统计,2019 年我国医疗产业市场规模达到了 7 716 亿元(见图 1-8),较 2009 年的 1 717 亿元翻了 4 倍。

随着医药卫生体制改革的有序推进,很多民营医疗机构开始涌现,凭借其良好的服务态度和优质的就医环境获得了广泛认可。2010—2019 年,我国公立医院的数量逐渐减少,民营医院的数量逐渐增加(见图 1-9)并于 2015 年超过公立医院。2019 年,公立医院的诊疗人数、床位数、卫生人员数、营业收入四项关键指标均高于民营医院,可见民营医院发展与公立医院相比仍存在较大差距。下面就这四项指标分别对公立医院和民营医院进行比较。

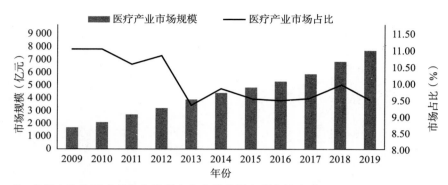

注:市场占比为医疗产业在健康产业市场总额中所占的比重。

图 1-8　2009—2019 医疗产业市场规模统计及变化情况

资料来源:前瞻产业研究院(详细数据见附表 1-1、附表 1-2)。

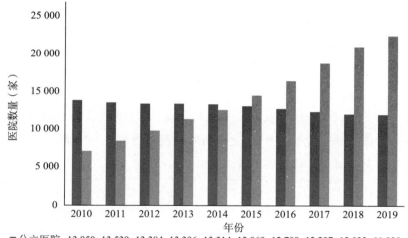

	2010	2011	2012	2013	2014	2015	2016	2017	2018	2019
■公立医院	13 850	13 539	13 384	13 396	13 314	13 069	12 708	12 297	12 032	11 930
▨民营医院	7 086	8 440	9 786	11 313	12 546	14 518	16 432	18 759	20 977	22 424

图 1-9　2010—2019 年我国公立医院与民营医院数量对比

资料来源:国家卫生健康委员会,前瞻产业研究院。

从诊疗人数来看,民营医院仍与公立医院存在较大差距。数据显示,2010年民营医院与公立医院诊疗人数相差 17 亿人次,该数字于 2019 年达到 27 亿人次(见图 1-10)。不过,从诊疗人数占比来看,民营医院诊疗人数占比逐年攀升,从 2010 年的 8.33% 升至 2019 年的 14.84%,公立医院诊疗人数占比则逐年下降。

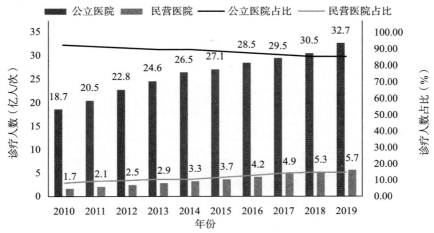

图 1-10　2010—2019 年我国公立医院与民营医院诊疗人数对比

资料来源:国家卫生健康委员会,前瞻产业研究院。

从床位数来看,近年来,公立医院和民营医院的床位数都在不断增加。截至2019 年,公立医院设有近 500 万张床位,民营医院则设有近 190 万张床位(见图 1-11)。从床位使用率来看,2019 年公立医院床位使用率为91.2%,民营医院床位使用率仅为 61.4%(见表 1-1),无论是公立医院还是民营医院在床位使用方面均未达到满负荷状态,但是每年我国仍有大量患者面临床位紧缺、住院难的问题。如何最大限度地利用我国的医疗资源,实现每一位患者有医可求、有床可住是我国医疗产业目前面临的一大难题。

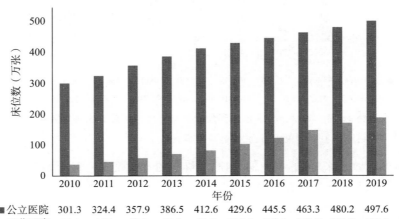

年份	2010	2011	2012	2013	2014	2015	2016	2017	2018	2019
公立医院	301.3	324.4	357.9	386.5	412.6	429.6	445.5	463.3	480.2	497.6
民营医院	37.4	46.2	58.2	71.3	83.5	103.4	123.4	148.7	171.8	189.1

图 1-11　2010—2019 年我国公立医院与民营医院床位数对比

资料来源:国家卫生健康委员会,前瞻产业研究院。

表 1-1　2010—2019 年我国公立医院与民营医院床位使用率对比　　　单位:%

医院类型	2010 年	2011 年	2012 年	2013 年	2014 年	2015 年	2016 年	2017 年	2018 年	2019 年
公立医院	90.0	92.0	94.2	93.5	92.8	90.4	91	91.3	91.1	91.2
民营医院	59.0	62.3	63.2	63.4	63.1	62.8	62.8	63.4	63.2	61.4

资料来源:国家卫生健康委员会,前瞻产业研究院。

从医院卫生人员数来看,截至 2019 年,公立医院卫生人员数为 509.84 万人,约是民营医院的 3.7 倍(见图 1-12)。这也意味着民营医院在医疗技术和创新能力方面要弱于公立医院。

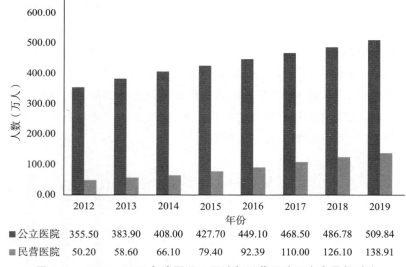

	2012	2013	2014	2015	2016	2017	2018	2019
■公立医院	355.50	383.90	408.00	427.70	449.10	468.50	486.78	509.84
■民营医院	50.20	58.60	66.10	79.40	92.39	110.00	126.10	138.91

图 1-12　2012—2019 年我国公立医院与民营医院卫生人员数对比

资料来源:国家卫生健康委员会,前瞻产业研究院。

从营业收入来看,近年来,我国医疗机构的营业收入一直呈上升态势。2019年,公立医院主营业务收入突破 40 000 亿元大关,民营医院为 6 016 亿元(见图 1-13),二者依旧存在较大差距。

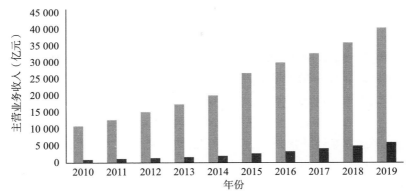

年份	2010	2011	2012	2013	2014	2015	2016	2017	2018	2019
公立医院	10 916	12 734	15 128	17 447	19 916	26 788	29 808	32 774	36 046	40 426
民营医院	931	1 193	1 411	1 701	2 056	2 750	3 358	4 202	5 065	6 016

图 1-13　2010—2019 年我国公立医院与民营医院主营业务收入对比

资料来源:国家卫生健康委员会,前瞻产业研究院。

中医类医疗卫生机构快速发展,在推进实施中医诊所备案制的背景下,中医类医疗卫生机构数增幅明显(见图 1-14),2018 年全国中医类医疗卫生机构总数达 60 738 个,较 2017 年增加 6 595 个,中医药市场需求扩大和处方外流推动中医诊所高速发展。截至 2018 年年末,我国已有 98.5% 的社区卫生服务中心、87.2% 的社区卫生服务站、97.0% 的乡镇卫生院、69.0% 的村卫生室具备提供中医医疗卫生服务能力,全国中医医疗卫生人员总数 71.5 万人,比上年增长 7.7%。

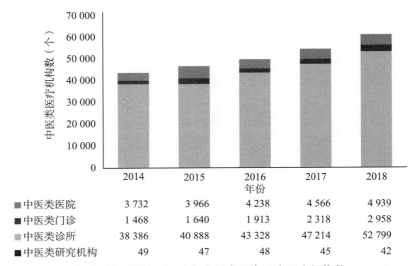

年份	2014	2015	2016	2017	2018
中医类医院	3 732	3 966	4 238	4 566	4 939
中医类门诊	1 468	1 640	1 913	2 318	2 958
中医类诊所	38 386	40 888	43 328	47 214	52 799
中医类研究机构	49	47	48	45	42

图 1-14　2014—2018 年全国中医类医疗卫生机构数

资料来源:火石创造。

3. 保健品产业

在国内,保健品是保健食品的通俗说法,根据中国保健协会的定义,保健食品是"具有特定保健功能或者以补充维生素、矿物质为目的的食品,即适宜于特定人群食用,具有机体调节功能,不以治疗疾病为目的,并且对人体不产生任何急性、亚急性或者慢性危害的食品"。保健品产业指以保健、健康产品经营为主体的产业,主要由原材料供给、生产运营、渠道流通三大环节组成。

我国保健品产业兴起于 20 世纪 80 年代,于 90 年代经历了高速发展阶段。由于行业监管宽松、利润高等,大量保健品生产企业进入市场。1996 年,我国保健品生产企业数量超过 3 000 家。1997—2004 年,经历了无序野蛮发展,行业进入了整顿期,许多生产企业由于质量问题而倒闭,至 2004 年,生产企业数量降至约 1 000 家。2005—2012 年,随着国民经济的进一步发展,人民对健康生活越来越重视,对保健品的需求随之上升,行业迎来发展机遇。尤其是近几年,保健品行业迅速崛起。Euromonitor 数据显示,2009—2019 年,我国保健品产业市场规模的年复合增长率为 9.5%。2019 年我国保健品产业市场规模达到 3 965 亿元(见图 1-15)。

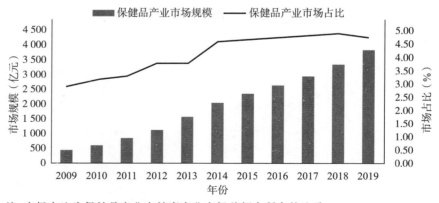

注:市场占比为保健品产业在健康产业市场总额中所占的比重。

图 1-15 2009—2019 保健品产业市场规模统计及变化情况

资料来源:前瞻产业研究院(详细数据见附表 1-1、附表 1-2)。

相较于发达国家,我国保健品产业仍处于发展初期,人均消费支出远低于国际水平。据统计,2018 年我国保健品人均消费支出仅为 30 美元,远远落后于位列第一、第二的澳大利亚和美国(见图 1-16)。我国保健品产业还存在诸如竞争格局混乱、行业集中度不高、管理不规范等一系列问题,极大地限制了我国保健品产业的发展。截至 2019 年,保健品产业市场规模占我国健康产业市场总额的比重仅为 4.72%。

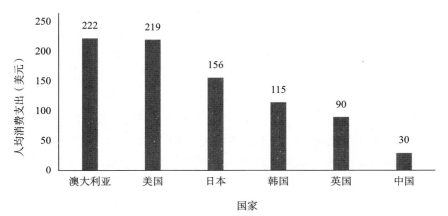

图 1-16　2018 年保健品人均消费支出

资料来源:前瞻产业研究院。

目前,我国保健品产业虽然只是刚刚起步,但是已经成为仅次于美国的世界第二大保健品市场,占世界总份额的 21.8%,美国为 29.1%。然而,我国保健品市场渗透率①仅为 20%,而美国高达 50%;此外,我国保健品消费者中黏性客户比例较低,只有美国的 1/6,这意味着我国保健品市场仍存在巨大的开发空间。

4. 健康养老产业

健康养老通常指健康老人、失能或半失能老人、失智或残障老人等全体老年人的养老,是包括健康医疗保障、基本生活照护、社会功能维护等的养老服务。在大健康背景下,健康养老是由老年人家庭或老年人个体以家庭为单位进行生活自我照护、医疗需求外转,或者由社区内微型养老服务机构通过分散入户、集中开展的方式为老年人提供健康教育与疾病管理、生活照护、医疗巡诊、养老产品供应等有基本公共卫生服务特色和商品化特点的健康养老服务。

人口老龄化及老龄化加速带来的社会压力,促使健康养老成为大健康产业众多分支中迅速发展的产业之一,甚至快于医疗、医药等传统产业。在此背景

---

① 市场渗透率指企业的实际销售量占市场潜在销售量的比重。

下,众多资本巨头都瞄准了健康养老市场这一块肥肉,健康养老产业迎来风口。万科开启了 100 多个养老项目,布局养老市场;房地产龙头保利集团也凭借雄厚的资本切入健康养老产业链条。

国家政策福利的不断加码也极大地促进了健康养老产业的发展。例如,2013年国务院《关于加快发展养老服务业的若干意见》指出各地要促进医疗卫生资源进入养老机构、社区和居民家庭;2014 年国家发展改革委等《关于加快推进健康与养老服务工程建设的通知》提倡医养结合,完善健全农村养老服务设施;2015 年国务院办公厅《关于印发中医药健康服务发展规划(2015—2020 年)的通知》鼓励新建以中医药健康养老为主的护理院、疗养院,支持养老机构开展融合中医特色健康管理的老年人养生保健、医疗、康复、护理服务;2016 年中共中央、国务院《"健康中国 2030"规划纲要》提出重点发展医养结合型养老机构,增加养护型、医护型养老床位,提高养老服务有效供给;2019 年国家卫生健康委等《关于深入推进医养结合发展的若干意见》提出要强化医疗卫生与养老服务衔接,推进医养结合机构"放管服"改革,加强老年医学、康复、护理、健康管理、社工、老年服务与管理等专业人才培养,鼓励社会力量举办医养结合机构。在多元政策的引领下,我国养老服务体系日渐完善,正朝着标准化、规范化、多产业融合的健康服务体系不断发展。

在老龄化加速及政策红利的影响下,近年来养老项目数量飞速增加。2009年,健康养老产业占健康产业市场总额的比重为 21.88%,其市场规模也在 2019年达到 26 865 亿元(见图 1-17),只用短短五年时间便增长近 10 个百分点,成为我国仅次于医药产业的第二大大健康产业细分领域。

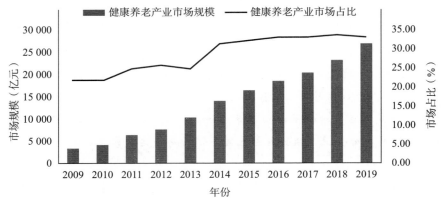

注:市场占比为健康养老产业在健康产业市场总额中所占的比重。

图 1-17　2009—2019 健康养老产业市场规模统计及变化情况

资料来源:前瞻产业研究院(详细数据见附表 1-1、附表 1-2)。

5. 健康管理产业

健康管理理念由 20 世纪 70 年代美国的"健康保险"经营模式演化而来,是对一个人的健康进行全面监测、分析和评估,提供健康咨询和指导,以及对健康危险因素进行干预的全过程。健康管理服务包括以下内容:个人健康建档、医疗体检或体质监测、健康风险评估和疾病早期筛选与预防,健康保险,健康生活方式干预,专家健康咨询和健康常识讲座,私人医生,疾病(包括慢性病)管理与干预,康复护理和保健,网络健康管理服务,健身服务等。

时至今日,健康管理在西方已经成为医疗卫生服务体系不可或缺的一部分,据统计,已有超过 1/3 的美国人购买健康管理服务。健康管理师这个职业在很多欧美发达国家已家喻户晓,早在 2012 年,美国就已经拥有 31 万健康管理师,平均每 10 个美国人中便有 7 个可以获得健康管理服务。我国的健康管理服务比率仅为 1/150 000。美国统计数据显示,在健康管理方面投入 1 美元,相当于减少 3～6 美元医疗费用的开销,再加上由此产生的劳动生产率提高的回报,实际效益将达到投入的 8 倍,发展健康管理产业的意义不言而喻。

我国的健康管理产业刚刚起步,但市场规模增长迅速。图 1-18 显示,我国健康管理产业的市场规模从 2009 年的 432 亿元增长到了 2019 年的 2 204 亿元,实现了较大幅度的增长。尽管如此,目前我国健康管理产业的市场规模在健康产业市场总额中所占的比重从 2009 年的 2.78% 到 2019 年的 2.71%,几乎维持不变。

目前,我国的健康管理产业仍处在初始阶段,市场空间巨大,可能正是健康管理企业发展的黄金时期。随着医学理念的转变、医学技术的发展,人们对健康管理的需求越来越大,其潜在的市场容量也在不断扩大。此外,移动互联网、大数据、可穿戴设备等数字技术的推广与应用也对健康管理产业的发展形成推动力,为实现健康管理长期监测,进行更准确、更个性化的健康评估和干预奠定基础,为创新健康管理服务模式、提高服务水平提供更便捷的路径。

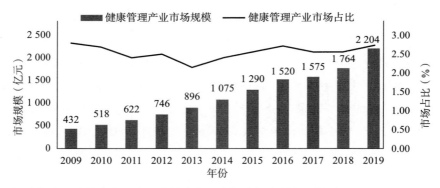

注:市场占比为健康管理产业在健康产业市场总额中所占比例。

图 1-18　2009—2019 健康管理产业市场规模统计及变化情况

资料来源:前瞻产业研究院(详细数据见附表 1-1、附表 1-2)。

(四)我国大健康产业的融资现状[①]

从图 1-19 可以看出,我国大健康产业融资总额整体呈上升趋势,2017 年之前增长相对平缓,其中 2012—2013 年是一个低谷,2014 年开始加快增长。2017年之后出现跳跃式增长,2018 的融资总额比 2017 年翻了一番,2019 年稍有下降,2020 年创下历史新高的 1 627 亿元,同比增长 58%。

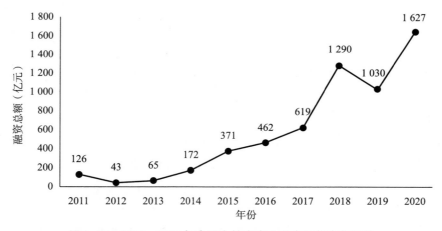

图 1-19　2011—2020 年我国大健康产业融资总额变化趋势

资料来源:《2020 年全球医疗健康产业资本报告》。

----

① 参考《2020 年全球医疗健康产业资本报告》。

　　从融资事件数量来看（见图1-20），2018年是一个顶峰，达到1 308起，随后呈下降趋势，尽管2020年融资总额达到1 627亿元的历史新高，但融资事件只有767起，为五年以来最低点，相较于2018年几乎减少一半。从融资总额变化趋势可以看出，我国大健康产业投资企业仍在不断发展，并且势头正高。但是融资事件数量从2019年开始呈下降趋势，这说明大健康产业投资企业数量正在逐渐减少。综合两项数据来看，我国大健康产业融资总额增长可能更多依赖的是现存企业，而非新创企业，甚至可能有一些中小规模企业正面临融资难的困境。

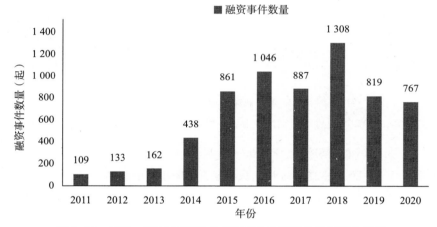

图1-20　2011—2020年我国大健康产业融资事件数量变化趋势
资料来源：《2020年全球医疗健康产业资本报告》。

　　从《2020年全球医疗健康产业资本报告》相关数据来看（见图1-21），目前国内与国外在大健康产业上的融资布局表现出了一定的差异，虽然国内外融资总额都是生物医药领域遥遥领先，但是从融资事件数量来看，国外大健康产业融资重心开始向数字健康偏移，甚至已经超过生物医药领域。随着新冠肺炎疫情的暴发，人们对远程医疗、远程问诊、线上健身等一系列数字健康的需求大幅增长，再加上近年来数字技术逐渐成为主流，虽然从融资总额来看，国外在数字健康领域的融资水平排在第二位，但是从融资事件数量来看，数字健康领域已经排在第一位，数字健康领域很可能在不久的将来成为国外大健康产业的主要投资领域。

　　另外，无论是从融资总额还是从融资事件数量都不难看出，器械与耗材领域在国内是仅次于生物医药的第二大融资领域。该领域之所以拥有较大的投资吸引力，一方面可能是新冠肺炎疫情缘故，国内对诊断检测所需器械与耗材需求增

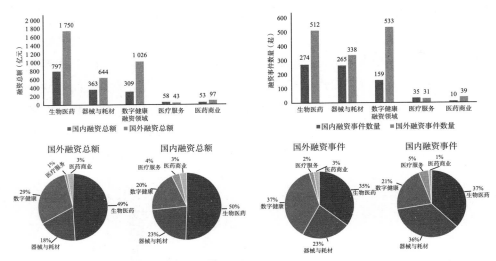

图 1-21　2020 年大健康产业主要融资领域融资情况

资料来源：《2020 年全球医疗健康产业资本报告》。

多；另一方面则可能是因为医疗器械通常为大量采购，与研发创新的生物医药领域和技术创新的数字健康领域相比风险更小，并且上市门槛较低，国产器械替代空间较大，更加易于创业。

二、我国大健康产业发展的制约因素

我国大健康产业尚处在萌芽阶段，随着人口老龄化和城镇化的加速，未来市场前景非常广阔，但现阶段发展仍受到诸多因素的制约。

（一）产业分散度较高，商业模式落后

目前，我国的大健康产业刚刚起步，大健康产业链上各环节的企业和资源都较为分散。这一特点在疫苗行业尤为显著，据中国食品药品检定研究院统计，2019 年，我国共有 41 家具有疫苗批签发的企业，占全球疫苗企业数量的三成左右，数量众多。2018 年，我国疫苗市场 CR4[①] 为 60%，而全球疫苗四巨头占据了全球疫苗市场份额的 84.66%。可见，我国大健康产业集中度与世界水平仍存在一定的差距。产业集中度低会导致业内资源难以整合，业内企业将很难实现技术和

————————————

① CR4：行业前四名份额集中度指标。

规模上的突破。事实也是如此,我国疫苗企业规模普遍偏小,产品也多以传统疫苗为主,超过一半的企业每年获得批签发的疫苗品种仅有 1 个,产品同质化问题突出,常常出现多家企业争夺同一产品市场的情况,严重阻碍了整个产业的健康发展。要想实现整条产业链的蓬勃发展需要将每一个环节有效地串联在一起,并且当今的市场竞争不再看重实业运营优势,而更多地偏向资本运营优势,因此大健康产业的发展要求业内企业找到将资本、技术、渠道等多个方面结合在一起来整合业内优质资源的有效途径。这对整个产业来说都将是一个巨大的挑战。

商业模式落后也是我国大健康产业发展不得不面对的一个难题,商业模式落后势必制约大健康产业市场的开发。毕竟消费者是市场的主体,而要想获得消费者的认可,一个创新且成熟的商业模式是必不可少的。大健康产业必须将研发、生产、推广、销售有机结合,进行产业和产品的升级换代,并设计出一套集设计、推广、技术、服务、信息于一体的创新商业模式,只有这样才能保证客户黏性,完全打开国内的健康市场,实现大健康产业的持续发展。

(二)产业研发能力低下,技术创新不足

与发达国家先进的医疗、医药研发技术相比,我国的大健康产业在创新研发方面还存在很大的差距。Wind 数据显示,2019 年我国 A 股医药企业平均研发费用率为 4.43%,远低于美股医药企业的 14.99%,其中美股龙头医药企业礼来、默克、百时美施贵宝的研发费用率均在 20% 以上,从我国创新药的国产与进口数量对比来看,我国产品技术创新存在严重不足(见图 1-22)。

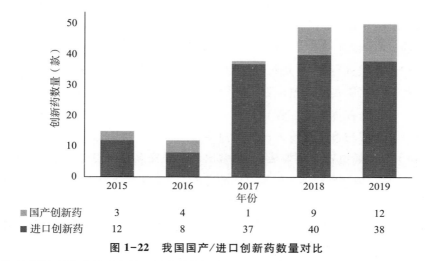

	2015	2016	2017	2018	2019
■国产创新药	3	4	1	9	12
■进口创新药	12	8	37	40	38

图 1-22 我国国产/进口创新药数量对比

资料来源:国家药品监督管理局药品审评中心(CDE)官网,中信证券研究部。

作为高新产业的代表,大健康产业的竞争力并不取决于规模,而是来源于创新研发能力。薄弱的研发技术、大众化的服务、严重的仿制现象、高新技术的匮乏都极大地限制了我国大健康产业的发展。随着时代的发展,大健康产业与越来越多的领域产生了交集,涉及多个领域的前沿技术:人工智能在医疗领域的应用,大数据在医药、医疗、养老领域的布局,现代制药技术的兴起。每一次的领域交叉都对行业的技术基础提出了巨大的挑战,这些前沿技术与大健康产业的融合水平直接决定了我国大健康产业未来的发展质量。

因此,在大健康产业发展的过程中,我国应紧跟国际大健康产业的发展趋势,结合医药、医疗等领域的发展,针对多个交叉领域进行全面的技术研究,充分发挥研发和技术创新的力量,集中突破重点、难点问题,分层、分级拓展创新,搭建起多层次、多元化的现代医疗保障体系,为不同的消费群体提供合适且优质的健康产品。

(三)政策法规体系不完善,市场秩序混乱

目前,我国大健康产业存在诸多问题。例如,市场上存在大量假冒伪劣产品、产业相关标准滞后、供需双方信息不对称、消费者信息泄露等,混乱的市场环境引发了大量的医疗事故,其中一些已经严重威胁到人民生命健康。如 2006 年齐齐哈尔第二制药有限公司生产的亮菌甲素注射液误将二甘醇当作辅料丙二醇使用,导致至少 11 人死亡;2008 年完达山药业股份有限公司生产的刺五加注射液部分药品在流通环节被雨水浸泡,受到细菌污染,后又被更换包装标签并销售,致使 3 名使用该药品的患者死亡;2018 年国家药品监督管理局发布通告指出,长春长生生物科技有限公司(以下简称"长生生物")冻干人用狂犬病疫苗生产存在记录造假等行为,这是长生生物自 2017 年被发现疫苗效价指标不符合规定后不到一年再曝疫苗质量问题。此类事件不胜枚举,究其根本,是我国大健康产业相关政策法规体系不完善导致的。长期的标准滞后和缺失及频频出现的医疗事故会在一定程度上加剧人民的医疗信任危机。除了医药、医疗领域,我国的食品、保健品监管办法也不够成熟,经常出现食品安全和保健品过度宣传的相关问题,同样严重威胁到我国大健康产业的发展。大健康产业的相关政策法规缺失,会导致产业发展无章可循、无法可依,很多地方企业存在"打擦边球"的现象,无序发展和重复建设问题十分普遍。因此,有关医药制造技术的监管细则、健康医疗临床数据共享管控的相关规定,以及病患个人信息的安全保护细则等大健康产业相关政策法规都需要全面完善,健全我国大健康产业政策法规体系刻不容缓。

（四）社会老龄化问题严重，医保收支紧张

根据国家统计局全国城镇基本医疗保险基金统计数据，2009 年、2010 年连续两年我国基本医疗保险基金支出增速高于收入增速，分别高出 13.49、9.13 个百分点，当期医疗保险基金结余率从 2008 年的 31.4% 分别跌至 22.99%、17.90%。随后国家加强了对医疗保险基金使用的管控，2011 年、2012 年两年医疗保险基金收入端和支出端增速基本持平，但是在 2013—2014 年，医疗保险基金支出端增速再次超过收入端。有最新数据显示，2018—2019 年，我国城镇基本医疗保险基金支出端增速仍高于收入端，医疗保险基金结余跌至历史新低，呈负增长态势。随着近年来老龄化速度加快，预计 2022 年起我国医疗保险基金收支紧张程度将大幅加剧。截至 2019 年年底，我国基本医疗保险参保人数已经达到 13.54 亿人，全国参保率高达 97%，已经基本实现全员覆盖，很难通过增加覆盖人群的方式实现医疗保险基金收入端的增长。与此同时，60 岁及以上人群的人均医疗开支却在不断增长，据统计，2019 年我国 60 岁及以上人口达 2.54 亿人，占全国人口的 18%，且将继续维持增长态势，这大大增加了我国医疗保险基金的负担，预计 2022 年后的十年，平均每年将新增 2 000 万 60 岁及以上人口，我国医疗保险基金收支状况不容乐观。我国医疗保险基金收支的窘境将会对人民的健康消费产生巨大的影响，可能导致我国医药、医疗市场的不断缩减，这将极大地限制我国大健康产业的发展。

三、我国大健康产业未来发展趋势

（一）战略目标与任务

《"健康中国 2030"规划纲要》指出，"健康是促进人的全面发展的必然要求，是经济社会发展的基础条件。实现国民健康长寿，是国家富强、民族振兴的重要标志，也是全国各族人民的共同愿望"。"健康中国 2030"战略提出了五大战略目标和七大战略任务。

1. "健康中国 2030"战略目标[①]

（1）人民健康水平持续提升。人民身体素质明显增强，2030 年人均预期寿

---

① 引自《"健康中国 2030"规划纲要》。

命达到 79.0 岁,人均健康预期寿命显著提高。

(2)主要健康危险因素得到有效控制。全民健康素养大幅提高,健康生活方式得到全面普及,有利于健康的生产生活环境基本形成,食品药品安全得到有效保障,消除一批重大疾病危害。

(3)健康服务能力大幅提升。优质高效的整合型医疗卫生服务体系和完善的全民健身公共服务体系全面建立,健康保障体系进一步完善,健康科技创新整体实力位居世界前列,健康服务质量和水平明显提高。

(4)健康产业规模显著扩大。建立起体系完整、结构优化的健康产业体系,形成一批具有较强创新能力和国际竞争力的大型企业,成为国民经济支柱性产业。

(5)促进健康的制度体系更加完善。有利于健康的政策法律法规体系进一步健全,健康领域治理体系和治理能力基本实现现代化。

2."健康中国 2030"战略任务①

(1)普及健康生活。通过加强健康教育,塑造人民自主自律的健康行为,提高全民身体素质。

(2)优化健康服务。强化覆盖全民的公共卫生服务,提供优质高效的医疗服务,充分发挥中医药独特优势,加强重点人群健康服务。

(3)完善健康保障。健全医疗保障体系,完善药品供应保障体系。

(4)建设健康环境。积极开展爱国卫生运动,加强影响健康的环境问题治理,保障食品药品安全,完善公共安全体系。

(5)发展健康产业。优化多元办医格局,发展健康服务新业态,积极发展健身休闲运动产业,促进医药产业发展。

(6)健全支撑与保障。深化体制机制改革,加强健康人力资源建设,推动健康科技创新,建设健康信息化服务体系,加强健康法治建设,加强国际交流合作。

(7)强化组织实施。加强组织领导,营造良好社会氛围,做好实施监测。

(二)大健康产业数字化

数字化和智能化正在推动传统大健康产业向数字健康转型,大健康产业数字化的优势正在逐渐凸显。一方面,大数据技术的应用创造了更多的数据流量

---

① 引自《"健康中国 2030"规划纲要》。

入口,为很多大健康产业内的企业、机构集成数据提供了便利,也更易于发现人们的健康需求,进而创造出更加多元化、个性化的健康产品;另一方面,人工智能的应用大幅提升了医疗医护机构的服务能力,使诊疗更加精确。另外,很多智慧医院的出现,提升了求医者的消费体验。并且,随着大数据、云计算、云储存、3D打印、人工智能等数字技术的不断进步及其可及性的不断提升,健康产品的生产和供给方式、健康服务的提供模式都在发生天翻地覆的变化。例如,在线药房、在线问诊等移动健康服务,医护机器人、电子记录等智能医护服务模式,可穿戴设备、可摄入传感器等数字医疗器械,数字技术已经几乎覆盖所有的健康领域。大健康产业数字化会是未来的一大趋势。尤其是在新冠肺炎疫情暴发后,我国大健康产业面临巨大的挑战。值此危急时刻,互联网医疗开辟了抗击疫情的新途径,在整个疫情防控过程中起到了关键作用。

互联网医疗的核心产品体系包括患者服务、延续医疗、分级诊疗、统一支付和药品配送五部分,以此构建一个以患者为中心、以医生为核心、医疗服务相关方共同参与的互联网化协同服务体系。

1. 患者服务

患者服务主要是解决患者就医中的"三长一短"等问题,通过 App(手机软件)、微信小程序等方式,真正解决患者的看病难、看病烦问题。

2. 延续医疗

延续医疗让患者在院后、术后可以得到医疗机构的健康指导,方便患者开展自我健康管理,将医疗服务延伸到院外,让医生在院外也能为患者提供服务。

3. 分级诊疗

分级诊疗根据政府政策导向,构建大医院和基层医疗机构协同、协作的医疗服务体系,提升医疗服务的效率和可及性。

4. 统一支付

统一支付解决老百姓看病中的支付、医保报销等难题,不让支付和结算影响医疗服务过程,让患者有更好的就医体验。

5. 药品配送

通过先进的物流配送体系、医药电商体系,实现送药到家,促进电子处方流转,便于患者以低价、高效的方式获得药品,消除医疗服务中的药品加成、回扣等问题。药品配送的本质是电子处方流转,医生开具处方后,患者完成支付即可自由选择购药方式;在上级医疗机构开具处方后,基层医疗机构也可以进行慢性病长处方的管理。

互联网医院作为整个服务体系的核心,其营销体系的核心是一手抓政府、一手抓医院。在政府方面,主要是获得政府主导的区域性项目。此类项目主要是覆盖一定行政区划的分级诊疗服务项目。政府往往通过特许经营的方式,让参与建设的企业拓展收费项目,实现项目的可持续发展。

互联网医院是技术驱动、优势互补、资源共享、分工协作的新型医疗服务体系,应该以患者为中心,为患者提供连续的、跨机构的医疗服务,提供统一的身份识别机制、共享的电子病历数据以及多媒体、多终端融合的服务手段,缓解空间和时间的约束。互联网医院提供基本公共服务和数据服务。其中,公共服务提供安全、支付、消息等基础服务;数据服务集成患者所有健康数据,并授权互联网医院参与方访问。医疗专家可以通过医生工作站、平板电脑、智能手机参与互联网医院活动,提升互联网医院的效率,充分调动各参与方的积极性。

互联网医院将通过网络技术、数据交换技术将患者的病历资料(包括患者基本信息、诊断、处方、医嘱、检验检查报告、住院病案、出院小结等各种非影像的信息,DR(数字 X 线摄影)、CT(电子计算机断层扫描)、心电图、病理等医学影像信息,以及血液、生化、免疫、微生物等临床检验信息)进行远距离共享,同时支持医疗专家与异地的患者及医生通过视频设备进行面对面的会诊、讨论病情、明确诊断、制订治疗方案,实现资源和医学成果的信息资源共享。

从市场规模来看,截至 2019 年,我国数字健康市场规模为 2 180 亿元,仅占全国医疗健康支出的 3.3%。虽然相较于 2015 年有所增长,但是增长速度较为缓慢(见图 1-23)。

从 2019 年我国数字健康市场结构来看,在线零售药房占据将近一半的市场份额,而在线问诊、线上消费医疗健康服务占比分别仅为 5.50% 和 4.13%(见图 1-24),这说明人们对大健康产业数字化的接受程度并不高,对线上诊疗和线上医疗服务仍抱有疑虑,更多的消费者只能接受在线照单买药这样风险相对较低的数字健康消费,数字健康消费理念仍有待普及。数字化医疗健康基础设施在数字健康市场位居第二,占比 27.98%,这意味着很多医疗医护机构、医药健康企业都在积极进行数字化转型,大健康产业数字化已经成为一种必然的趋势。

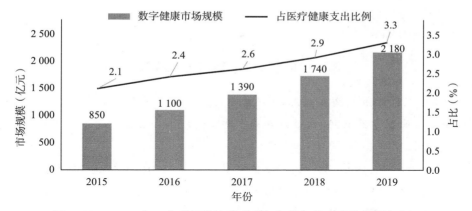

图 1-23　2015—2019 年我国数字健康市场规模及占医疗健康支出比例

资料来源：前瞻产业研究院。

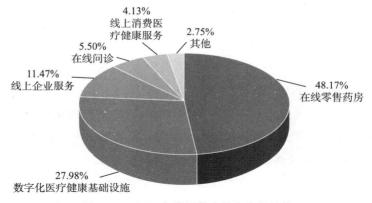

图 1-24　2019 年我国数字健康市场结构

资料来源：前瞻产业研究院。

　　目前正处于数字化初级阶段的我国大健康产业应当如何拥抱数字化浪潮？一是从消费者入手。正如前面所说，我国健康消费者对数字健康的认知仍较为浅薄，致使他们在数字健康活动中的参与度普遍偏低，而消费者的参与恰恰是数字健康最需要的。因此，必须加强消费者对大健康产业数字化的认知，完善远程医疗、线上咨询、医药电商等领域的服务模式，增进消费者信任，提升消费者参与度。二是从数据入手。目前，很多医疗机构数字化程度偏低，内部不同业务系统间相互割裂，严重阻碍了医疗健康数据的流通。因此，需要推广大数据、云储存等数字技术的应用，打破医疗健康数据孤岛，实现医疗健康数据的互联互通。

📖 **案例 1-2**

百年医药品牌的数字化新路①

创制于 1902 年的云南白药,是享誉中外的中华老字号品牌。今天的云南白药,正在全面探索互联网、大数据等新一代信息技术在企业的深度应用,以数字化转型助推百年医药品牌的新征程。

1971 年建厂,1993 年在深圳证券交易所上市,2010 年实施"新白药、大健康"产业战略,2018 年实现营收 270.17 亿元、净利润 34.8 亿元,纳税超过 20 亿元。1999—2018 年,公司营收从 2.32 亿元跃升至 270.17 亿元,增长了 116 倍,年复合增长率达到 26.85%。

这份业绩单背后的"故事"太多,其中一定有数字化。对此,云南白药董事、总经理尹品耀提出"云南白药经营业绩不断增长的历程同时也是云南白药数字化发展的历程"——在 2019 腾讯全球数字生态大会上,他分享了云南白药的数字化历程。

云南白药有药品、个人护理、健康品、中药材资源和医药物流五大板块,各个板块既独立担纲,又相互支撑。截至 2019 年 6 月,集团产品共计 16 个剂型 374 个品种,其中多个产品已成为细分行业领头雁。依托云南白药驰名品牌,公司实施大品牌下的多品牌策略,共形成数十个不同的品类品牌。

与一般快消企业不同,云南白药已形成从选育、种植、研发、制造到健康产品及服务的全产业链市场价值体系,以及三产融合贯通、多板块互利发展的经济生态圈。这种业务体系,其数字化绝不是做一个电商+物流就能满足的。

一、数字化分三步走

2000 年前后,企业信息化开始在中国初露端倪,云南白药也是如此。据尹品耀介绍,从那时起一直到今天,可以把云南白药的数字化探索分为三步:

第一步,生产经营信息化。从 2000 年开始,云南白药逐步上线企业资源计划系统、生产自控系统、生产管理系统、仓储管理系统等信息系统并切实地推广应用,这些应用解决了生产经营过程中的信息孤岛问题,实现了生产、质量、能源、设备、仓储等业务的无缝链接和协同运行,成为公司基础运营的有效保障。

---

① 中国轻工业信息网.百年医药品牌的数字化新路[EB/OL].(2019-06-26)[2021-10-22].http://www.clii.com.cn/lhrh/hyxx/201906/t20190626_3935123.html.

第二步,智能制造。对大量数据进行分析、建模,不断优化生产过程;通过融入人工智能技术,使生产过程智能化;借助物联网、大数据、云计算等先进技术实现产品全生命周期管理和供应链协同,缩短产品生产周期,以应对市场竞争环境的复杂性和多变性。

第三步,数字化智能服务。以满足消费者、客户、合作伙伴个性化需求为目标,依托新技术介入多样化的应用场景,收集、分析应用场景数据,指导产品生产、研发、升级、销售、服务,实现从"大规模生产"到"个性化定制"。也就是以大数据为支撑,提供个性化产品和智能服务。

可以看到,生产经营信息化为公司的基础运营提供了坚实的基础,它更多的是服务于企业内部。面对未来,第二步智能制造和第三步数字化智能服务将企业数字化发展延伸到企业外部,并针对全产业链进行数字化布局。

二、搭建数字化智能服务平台

数字化智能服务平台也就是"云南白药三七产业平台"。如前文所述,云南白药的业态涉及选育、种植、研发、制造、营销、服务等环节,如果能把这些业态纳入数字化的范畴,那么对产业链的意义不言而喻。

三七是云南道地药材的代表品种,也是最大的品种,年产值超过 100 亿元。2013 年,云南白药与云南文山州政府签订《三七产业发展战略协议》,在文山新建云南白药三七产业平台,项目占地 420 余亩,总投资约 8 亿元。

据悉,该平台将为种植户、供应商、消费者共同提供集科学种植、生产加工、研发、仓储、交易、物流、质量检测、产品溯源、金融服务、大数据和云服务于一体的全产业链综合性数字化服务。而通过全程数字化管理,不仅可以实现三七加工及交易标准化、数字化、影像化,帮助各参与方精确掌握中药材供求变化趋势,还可以帮助产业链上下游实现联动,确保供应链通畅高效,实现多方共赢的局面。

三七产业平台的建立可以达到两个层面的效果:从企业层面来看,将云南白药的三七产业集中在文山地区,通过创新模式、集约经营,达到提高效率、提升质量、降低成本的目的,使云南白药公司成为品牌三七的制造标准制定者、行业引导者、真正的三七专家;从产业层面来看,通过重构产业链条,将三七由传统粗放式加工的农副产品变成高品质、标准化的工业产品,引领和带动产业发展,助推三七产业升级。

三、建设云南白药智能牙膏工厂

云南白药牙膏是位居国内市场占有率前列的牙膏品牌。为满足日益增长的市场需求、完善公司的产业结构,云南白药于 2019 年完成智能牙膏工厂建设,项目总投资 11.6 亿元,支持的产值目标为 100 亿元。作为"新白药、大健康"战略的重要组成部分,该项目旨在打造一个集客户定制化研发、数字化智能化生产、现代物流、产品体验、参观接待于一体的绿色、环保标杆示范园区。

该工厂建设将按照工业 4.0 的要求,在实现生产规范化管理、自动化管理的基础上,对牙膏生产工艺中的每一个环节进行智能化管理设计。围绕企业资源计划系统,项目搭建了六大系统,即生产管理系统、仓储管理系统、实验室信息管理系统、条码系统、生产自控系统和仓储物流自控系统。每一套系统都配备了数以百计的智能化监控设备来采集数据,通过这些数据来严格控制产品质量,提高生产效率,解决生产中与原料相关领域的数字化管控问题。

四、数字化要为经营创造价值

除了产业链、智能工厂,云南白药还围绕医院医事服务提供整体的数字化解决方案,以及构建新零售平台及终端客户服务体系。后者按照新零售的理念,采用最新的 IT 技术,将实现零售终端的全数字化管理,为 C(消费者、个人用户)端客户打造一个融合现代科技及云南白药高品质产品,线上、线下无缝衔接的良好场景与购物体验。

从数字化种植、数字化生产到数字化物流、数字化终端,涵盖选育、种植、研发、生产、检测、仓储、配送、交易、服务等环节,为消费者、客户、合作伙伴提供不断更新的个性化产品和智能服务,为企业创造更大的商业拓展空间,以数字化带动企业持续发展。

尹品耀强调:"在数字化探索的过程中,云南白药始终有一个不变的认知:不能为企业经营创造价值的'数字化'是没有意义的'数字化'。"应该说,不仅仅是云南白药,为经营创造价值也是当前制造业数字化转型的普遍追求。虽知易行难,但仍百折不回。

(三)大健康产业跨界融合

随着数字技术的广泛应用,产业边界逐渐模糊,"跨界"成为一种时代潮流。大健康产业横跨制造业、服务业领域,具有覆盖面广、产业链长、相关产业多、融合性强的特点。在数字技术日益发达的今天,跨界融合已然成为大健康产业发展的大方向。我国领导人就曾在全国卫生与健康大会上强调,要积极引导、支持健康产业与农业、互联网、旅游、健身休闲、食品等领域的融合。地方和企业应顺应产业融合的时代浪潮,尽早进行战略布局、整合资源,推动大健康产业发展,促成多元化新业态。

1. 智慧健康产业

近年来,国内兴起了一股大健康产业智能化的发展浪潮,人工智能、物联网、云计算、大数据等数字技术被广泛地应用于大健康产业的各个领域,例如智能可穿戴设备和智能医疗。

智能手表、智能手环、智能臂环等一系列可穿戴设备能够实时跟踪使用者的生活和运动轨迹,并实时记录、共享数据。一方面,这便于使用者及家人随时查看其身体状况,帮助用户省去了部分检测指标的费用,并且实时记录的功能十分适合监测管理慢性病相关指标;另一方面,实现了对使用群体健康数据的大量采集,为医疗分析提供了可靠依据,医疗机构能够依靠数据支撑为患者提供更加合适、更加个性化的医疗服务。物联网技术的广泛应用催生了基于健康档案的区域医疗信息平台,将患者、医务工作者、医疗机构、医疗设备紧密地联系在一起,实现了数据互通。新技术的应用使整个产业进入了一个全新的发展阶段,从而更加高效地为用户提供健康服务。

2. 健康旅游产业

健康旅游打破了传统旅游业的发展格局,是健康服务与旅游休闲相结合的新兴产业。如今人们外出旅游已经不单单是为了观赏美景、体验风土人情,同时也是为了追求健康养生。例如,到泰国体验水疗按摩,到韩国体验美容保健,等等。健康旅游既满足了人们对休闲娱乐的需求,同时又符合人们对生活健康的追求。

不同于传统旅游业,健康旅游游客通常具有停留久、消费高的特点,更加有助于带动当地医疗、餐饮、住宿、交通等行业的发展。据统计,健康旅游游客的日均消费是普通游客的两倍,这意味着相较于传统旅游业,健康旅游产业链能够带来更高的收益。但是国内健康旅游产业起步较晚,目前还不成熟,很多旅游消费者都将健康旅游的目的地定在海外,尤其是泰国、印度、韩国凭借其独具特色的健康产品以及高性价比的健康服务和成熟完善的配套设施吸引了大量游客,我国健康旅游市场资源外流严重。因此,大力发展健康旅游产业不仅有助于缓解我国日益增长的健康供需矛盾,还对扩大我国内需、稳定经济增长、促进社会就业、改善民生、提升人民健康水平、提升国家综合竞争力具有重要意义。

3. 健康体育产业

社会经济和现代科技的迅猛发展使人们的生活方式发生了天翻地覆的变化，但在人民生活水平提高的同时，慢性病患病率上升、人民身体素质下降等一系列健康问题层出不穷。据世界卫生组织（World Health Organization，WHO）统计，高血压、吸烟、高血糖和缺乏锻炼在导致人们死亡的危险因素中位列前四。现有的健康产业体系并不足以应对这些因素带来的健康隐患，需要通过推进健康产业与体育这一大众产业的有机融合，实现主动健体与被动防治相结合，构建全方位、立体化的健康保障体系，从根本上提升我国国民的健康水平。

体育和健康虽然是两个完全不同的产业类型，但是二者之间存在一定的相似属性。一方面，二者都是为了实现特定价值目标（体育或健康）而形成的多个相关行业的聚集体，并且都包含制造业和服务业要素，这为两大产业的跨界融合提供了重要契机；另一方面，二者都会对人类的健康产生正面影响，只不过体育产业更倾向于对身体健康的影响，而健康产业则关注人们的多维健康。因此，从保障人民健康的角度，可以说两大产业拥有相同的价值目标，而二者的不同侧重点可以弥补彼此的缺陷，从而形成一条完整、成熟的产业链条。

案例 1-3

京东健康：互联网医疗的领军者①

2020 年 12 月 8 日，京东健康股份有限公司（以下简称"京东健康"）于香港联合交易所主板正式上市。建立京东健康，跨足大健康产业，对京东这样一家自营式电商企业而言是一次大胆的尝试。作为一家互联网+医疗健康服务提供商，京东健康的主要业务包含医药供应链、互联网医疗、健康管理等。

一、医药供应链

京东在线药物零售主要通过自营、在线平台和全渠道布局三种模式实现，包含从头部制药企业到健康产品供应商，再到个体客户的完整供应链网络。并且三种不同的运营模式间存在强大的协同效应，在满足客户个性化、多元化产品需求的同时，还能够为客户提供灵活的送达时间选择。京东健康强大而细致的在

① 李紫钰.京东健康：互联网+医疗健康服务商［EB/OL］.（2021-04-06）［2021-10-22］.https://mp.weixin.qq.com/s/C4_7W8HiqB1zuqM7mzs3nA.

线药物零售服务为其吸引了大量的黏性客户。

自营模式与京东传统电商平台类似,具有易把控、可追溯、物流便捷、高效等优点,一直以来也是京东健康的业务核心。搭配京东物流这一供应链优势,极大地保证了平台的运营效率。由于医药产品与人的生命健康息息相关,消费者会更相信也更青睐大品牌、大平台。在"京东"这个金字招牌的加持下,京东健康掌握着其他互联网+医疗企业无法比拟的客户群体。

在线平台模式主要由第三方商户组成,会向平台用户提供一些京东长尾产品①。截至 2020 年年底,已有超过 1.2 万家第三方商户入驻,与官方自营产品形成良性的互补效应,为平台用户提供了更加便捷、更加优质的药物零售服务,很好地满足了不同用户群体的差异化需求。

全渠道布局模式旨在满足客户的紧急用药需求,能够为全国 200 个城市的用户提供 7×24 小时的当日达、次日达、30 分钟达服务。京东健康为满足客户重、急、慢等各类医疗健康场景下的不同需求,在全国范围内设立了药品专用仓库,并与医院以及不同类别的药物零售渠道间达成了全方位合作。截至 2020 年年底,京东健康在全国范围内已经设立 14 个药品专用仓库和超过 300 个非药品仓库。

二、互联网医疗

互联网医疗由在线问诊、家庭医生、慢性病管理等多项健康服务组成。为了为平台用户提供更加精准的问诊服务,京东健康融合自有医生和外部医生,组建了一支专业的医疗团队,还与一些国内顶级专家共建心脏中心、耳鼻喉中心等16 个专科中心。目前,平台已经拥有 6.8 万多名医生。2020 年新冠肺炎疫情期间的在线问诊量也创下新高,约有 9 万余次,几乎是 2019 年同期的 6 倍。

京东健康的医疗服务不仅面向国内客户,同时也为海外人士提供在线医疗咨询和援助。为了更好地服务世界人民,助力全球抗疫,京东健康还将"全球免费健康咨询平台"全面升级为中英双语页面,同时设有 20 多名有英语接诊能力的医生在线提供图文问诊服务。京东健康在疫情期间展现出的互联网医疗的便捷性与安全性获得了世界人民的认可。

专业的互联网医疗健康服务为京东健康吸引了更多的新用户,帮助平台顺

---

① 长尾产品通常是指:①需求较低、需求不稳定、需求预测可以忽略的产品;②需求频繁但很不稳定的产品。

利承接处方药外流带来的院外市场的机会。同时,互联网医疗与药物零售业务间产生了强大的协同效应,前者为后者创造了更大的市场需求,后者为前者提供了更多的优质用户,加速了京东健康的医疗服务商业化步伐。

三、健康管理

京东健康的家庭医生服务于 2020 年 8 月上线,通过为用户提供 7×24 小时健康咨询,不限次专科问诊、处方服务,病例更新、主动随访、用药提醒服务,顶级专家面诊、三甲医院门诊预约等一系列细致入微的服务,将健康管理融入平台用户的生活日常。不仅如此,京东健康还为客户提供体检、医美、齿科、基因检测、疫苗预约等消费医疗服务,满足其多方位的健康管理需求。

通过不断建设主营业务,京东健康已经初步建立起具有自身特色的生态闭环——"医药联动"。不同于以往医疗、医药独立运作的互联网医疗运营模式,京东健康利用自身供应链和技术能力,实现了医疗、医药的协同效应在纵向 2C(商家对客户)市场逐层的环环递进,在保证客户黏性的同时,提升了整个平台的运营效率,并吸引了更多医生、商户入驻平台。

近年来,随着健康需求的不断增加,国家优惠政策的不断推出,我国互联网医疗进入了高速发展阶段。目前,医疗科技相关市场规模已经达到数千亿元级别,吸引了数百家上市公司和创业机构。其中,除京东健康外,阿里健康和平安好医生同样也是跨足大健康产业的互联网巨头。据统计,阿里健康亏损状态持续了 6 年之久,直至 2020 年才实现首次盈利;平安好医生自 2018 年以来也持续亏损,2020 年更是净亏损 9.485 亿元,较 2019 年的净亏损 7.470 亿元增加 27.0%;反观京东健康,2017—2020 年的净利润分别为 2.1 亿元、2.5 亿元、3.4 亿元和 7.5 亿元,盈利能力持续增长,已经成为互联网健康领域的标杆企业。

（四）大健康产业国际化

数字技术的飞速发展使传统商业模式发生了天翻地覆的变化,贸易方式和市场格局也随之产生了巨大的改变,更加趋于多元化。现如今,我国已经成为全世界最大的医药原料、中小型医械设备的生产国,西药制剂产能在全球处于领先地位,同时我国也是世界营养保健原料的主要供应国。

随着我国医药原料出口量不断增加,拥有数千年文化积淀的中医药也迈出国门走向世界。中医讲求"治未病",与西方疾病预防、饮食调理、营养康复等理念相契合,正因如此,中医药逐渐被海外各国接受,越来越受到国际社会的关注。

例如,现在很多国际运动员都会选择通过拔火罐的方式缓解伤病带来的疼痛。如今,我国的中医药产业已经进入世界 183 个国家和地区。中国医药保健品进出口商会副会长孟冬平明确指出:"我国医药健康产业正在全方位、多层次、多形式地加速融入全球市场。"

生物医药是制药行业未来发展的重要方向。在我国,基因工程、蛋白质工程、新型疫苗等生物技术都在蓬勃发展,生物技术药物、重大疾病诊断和检测技术、生物治疗技术、再生医学技术等也不断取得重大突破,未来我国将会是世界生物医药领域的中流砥柱。

我国医械产业也在高速发展,已经成为全球医械的重要生产地和进出口基地之一。在中低端医械领域,我国企业产品出口增速可观,并且已经获得国际市场的高度认可;在高端医械领域,我国企业不断推进技术创新,突破"卡脖子"技术,在医学监护、医学影像设备、临床实验室设备、微创介入治疗以及外科植入物等高端医械领域已经取得显著成果,并且国内健康市场国产医械对进口医械的替代明显加速。

随着人们的保健意识不断增强,我国的保健品行业进入了高速发展阶段,我国的营养保健市场也成为全球发展潜力最大、最具活力的保健品消费市场。近年来电商平台兴起,国家颁布保健品注册与备案"双轨制"政策,推行《中华人民共和国电子商务法》和跨境电商进口新政,这些因素都为我国保健品进出口创造了有利条件,极大地促进了我国与世界各国营养保健行业的交流和合作。

在医药行业,越来越多的本土药企与跨国药企形成了战略发展联盟。最近几年,全球医疗领域的重大并购项目中常常能够看到我国企业的身影。2018年,我国医药领域跨境并购确定性交易共计 54 笔,确定性交易披露金额为 150亿美元,是我国医疗健康跨境并购大年。[①] 此外,在医药创新领域,一方面,我国已经成为亚洲最大的医药创新研发国,医药创新带来的竞争力正在不断推动我国医药产业国际化;另一方面,国内健康市场环境和监管力度也迫使我国药企通过"引进来"和"走出去"增强自身能力,提升竞争力。

总而言之,无论是从行业未来发展角度考虑,还是从国家战略部署出发,国际合作和资源共享都是未来大健康产业发展的必然趋势。我国应抓住机遇,秉

---

① 张鑫.1035 亿！2018 年医疗健康领域跨境并购 Top10 及 2019 年展望［EB/OL］.（2018-12-21）［2021-10-22］.https://mp.weixin.qq.com/s/SGxi0L0MxtSk_Xysl8qXgw.

承科学开放、合作共赢的发展理念,积极融入国际市场,助力大健康产业实现高水平、高质量发展。

案例 1-4

中药企业国际化——天士力跨国远征案例①

中国中药企业试水国际市场始于 20 世纪 90 年代初。三九集团在其创始人赵新先的带领下,1991 年就开始在德国、美国、俄罗斯、南非、马来西亚等国家和我国香港地区考察,希望开拓国际市场。1993 年,香港同仁堂药膳有限公司开业,从而拉开了同仁堂拓展境外市场、实施"走出去"战略的序幕。此后,众多中国中药企业纷纷扬帆起航,试图在全球市场为中国的中医药赢得一席之地。中投顾问产业研究中心资料显示,2010 年,中国中药进出口额为 26.32 亿美元,同比增长 22.74%。其中,出口额 19.44 亿美元,同比增长 22.78%。尽管与 20 世纪 90 年代初相比,当前中药在国际市场已经取得巨大的进步,但中药国际化的坚冰依然未破,中药在国际市场上的发展和传播依然面临巨大的瓶颈。

天士力(600535.SH)在跨国远征的破冰之旅中,不断创新中药国际化的模式和策略,用实实在在的国际化业绩打破了中国中药行业国际化发展的坚冰。在中药国际化进程中,天士力开辟了一条中药国际化的创新之路,形成了国际贸易和国际直销两个业务板块、两个组织体系,确立了从发展中国家向发达国家拓展,以直销为龙头、带动分销的国际市场营销模式,形成了"四区一点"("四区"即以马来西亚、韩国为中心的亚洲区,以法国为中心的欧洲区,以美国为中心的北美区,以南非、尼日利亚为中心的非洲区;"一点"即俄罗斯)的市场布局。

一、国际化的脊梁:天士力国际化战略架构

天士力的产品国际化实施"三步走"战略:一是在发展中国家,采用全员性、广覆盖的直销形式,迅速覆盖市场;二是利用代理制分销,瞄准不具备直销发展条件的市场和欠发达地区的市场,寻找有营销能力、有区域影响力的公司进行专业化的分销,迅速以点带面占领市场;三是以科技化和专业化的营销模式,走临床医学推广道路,通过发达国家的药政法规批准进入发达国家的处方药主流市场。

---

① 苏敬勤,朱方伟,王淑娟.中国第 2 届 MBA 管理案例评选:百优案例集锦(第 2 辑)[M].北京:科学出版社,2012.

天士力的资本国际化采用三种模式:一是利用品牌优势、科技创新和市场营销能力,广泛吸纳发达国家的战略合作伙伴进入天士力发展平台,多元化地开展合作;二是以资本投入为纽带,走出国门,选取适合自身发展的项目进行战略合作投资,建立国际发展平台;三是进行策划包装,以集团为核心,选择适合进入国际资本市场的机会,集团整体上市并进入国际资本市场,实现全面的资本国际化、资产证券化。

具体要求:把一切思想集中到企业发展战略和经营理念上;把一切行动统一到全面国际化的方向和目标上;把一切工作流程、产业规划融入大健康产业;把一切数据、结论提升到准确、科学的标准上;把一切行为准则统一到确保产品质量上;把一切承诺体现到为客户提供优质服务上。

二、向左还是向右:天士力的国际市场营销模式选择

在中药企业抢滩国际市场的进程中,以什么样的营销方式让顾客为中药产品买单显得至关重要,这直接决定着中药企业在国际市场中的市场份额和企业的国际化绩效。天士力在国际市场中营销实践的成功,源自其不断摸索,形成了独特的营销模式。从进军国际市场的中药企业来看,"分销代理模式"和"以医带药模式"是使用最为广泛的两种市场营销模式。

分销代理模式。采用分销代理模式的中药企业在目标市场区域内寻找一个或若干个中药销售代理商,由代理商分销企业的中药产品。分销代理模式的优点在于营销成本较低,中药企业只需要选定销售代理商,将中药产品交给代理商即可,所有营销活动均无须过问。尽管分销代理模式免去了中药企业应对国际市场顾客需求的诸多麻烦,但其缺点也显而易见。采用这一模式的中药企业无法控制市场终端,缺乏市场主动权,而且将所有营销环节都交给代理商,企业无法充分发挥营销策略的组合效应和杠杆作用,从而使企业的中药产品淹没于代理商所代理的大量产品之中,无法使中药产品规模化,使中药产品的品牌效应丧失殆尽。

以医带药模式。采用以医带药模式的中药企业依靠在药店设立中医药门诊部、坐堂医生等方式,提高企业的中药产品在国际市场中的销售份额。同仁堂是采用这一模式进行国际扩张的典型代表。熟悉同仁堂的人都知道,在同仁堂的药店里一般会有坐堂医生为顾客把脉开方,而顾客则依据医生的医嘱在同仁堂的药店里照方买药。这种模式通过坐堂医生与顾客之间面对面的交流和接触,能够更好地让顾客了解中医药的基本知识和基本原理,从而有利于更好地传播传统的中医药文化;同时,通过医生与顾客之间的互动和接触,能够让境外消费

者切身体验传统的中医药服务,从而提升境外顾客对中医药的认可度和接受度。但是,以医带药模式仅能靠医生对光顾药店的境外顾客进行中医药知识和原理的简单介绍,缺乏对潜在顾客大规模的中医药知识教育,使得中医药在国际化过程中缺失广泛的教育体验,导致主流消费者接受困难。而且,以医带药模式的教育体验场所集中于企业的境外连锁药店,受境外连锁药店数量有限及境外连锁药店扩张难度的影响,这种模式会极大地影响企业的境外市场占有率,使中医药理念和知识在境外较难得以普及。

尽管上述两种模式被众多中药企业广泛采用,但天士力并未模仿和学习分销代理模式及以医带药模式,而是开创性地在营销实践中实行"以教育为先导,直销+体验营销"的独特方式,构筑了"以直销为龙头带动分销的国际市场营销模式"平台。天士力国际营销控股有限公司总经理戴标认为,中药之所以在国际市场上难以推广,其根源之关键在于中西方之间的文化差异。为了克服这种文化差异给中医药国际化带来的不利影响,必须对境外顾客进行大量的、广泛的教育,从而培养出大量真正认知和认可中医药的顾客。在此基础上,企业在境外进行中医药连锁诊所、药店的布局和建设,让接受过中医药教育的大多数顾客能够体验真正的中医药诊疗服务,发挥体验营销的作用,最终形成"单一产品营销—文化—教育—医疗体验—产品"的全方位营销架构。正是凭借这一创新的营销模式,天士力在境外培养了大量的了解中国中医药文化和中医药理念的现实与潜在顾客,形成了良好的顾客基础。天士力借此基础顺势而为,建立境外连锁诊所和药店,通过直销方式进行产品的销售。与此同时,对境外顾客的大量教育不仅能普及中医药文化和理念,还能让顾客更好地对天士力品牌形成良好的认知,从而带动分销渠道中的销售增长,真正形成以直销为龙头带动分销的国际市场营销模式。

(五)大力发展中医药产业①

中医药作为我国最具特色的健康资源,拥有巨大的发展潜力和开发价值。一方面,随着社会老龄化状况的不断加剧和社会压力的不断提升,人民的健康需求不断增长,"防大于治"已成为当代人民的核心健康理念,与中医强调的"治未病"高度契合;另一方面,国家对中医药产业的扶持力度不断加大以及大健康概念在国内的普及,为我国中医药产业带来了诸多机遇。在此背景下,如何让我国

---

① 马勤阁,魏荣锐.新时代下中医药大健康产业创新发展模式探析[J].科技广场,2018(1):37-42.

中医药产业得到创新性发展,已成为当前我国中医药产业研究的重要课题。

1. 推动我国中医药产业发展的内在动力

一方面,目前我国已经步入老龄化社会,预计 2030 年将迎来老龄化的高峰期。届时,我国将成为世界上老龄化程度最高的国家之一。大力建设中医药产业不仅有助于提升人民健康水平,还能够将国内庞大的老年群体转化为扩大内需、拉动经济增长的潜在力量。另一方面,近年来,社会竞争日益激烈,人民生活压力激增,慢性病已经成为威胁人民生命健康的重要因素,而中医注重人体机能调节,在慢性病治疗方面具有一定的优势。因此,老龄化加速和慢性病发病率不断上升是推动我国中医药产业发展的主要动力。

2. 拉动我国中医药产业发展的外在动力

随着《"健康中国 2030"规划纲要》的颁布,发展大健康产业俨然已经成为我国重要的发展战略,随后我国政府相继出台了诸多与大健康产业相关的优惠政策,为中医药产业的发展提供了良好的制度环境。另外,人民日益增长的健康需求也为中医药产业发展提供了优质的市场基础,有数据显示,我国大健康产业市场规模有望在 2030 年超过 16 万亿元①。综上,在政府的政策支持和庞大的市场需求的共同作用下,我国中医药产业将进入高速发展的黄金阶段。

3. 我国中医药产业发展策略

(1) 充分利用我国中医药资源优势,建设具有中国特色的大健康产业,将中医药文化融入大健康产业发展的各个方面。

(2) 以创新服务为重点,构建中西结合的医疗体系。将中医的"治未病"与西医的治疗手段相融合,发挥中医药优势,形成中西结合的创新医疗体系。一方面,吸取西医的服务理念,将中医传统的医疗服务精细化;另一方面,融合西医先进的医疗技术与中医传统的诊断手法,为人民健康提供全方位保障。

(3) 中医药产业发展离不开相关人才的培养。开辟多元化、个性化的人才培养新模式,深化中医药人才培养,也是发展我国中医药产业的重要内容。

总而言之,大力发展中医药产业,是我国大健康产业创新发展的重要动力,同时也是时代发展的必然选择,对满足人民健康需求、提升人民健康水平,助力我国实现"健康中国 2030"战略目标具有重要意义。

---

① 前瞻产业研究院统计数据。

📖 **案例 1-5**

从传统方剂到现代中药的路径①

作为中国医药产业的一员,已经走过六十多年风雨的颈复康药业,见证了改革开放的波澜壮阔,也见证了中国医药的日新月异。在企业发展壮大的过程中,颈复康药业以腰痛宁胶囊、颈复康颗粒等产品,成为风湿骨病龙头企业。

作为风湿骨病药物的领军品牌、颈复康药业的拳头产品,腰痛宁胶囊从1985年诞生开始,坚守品质、持续改进,将传承与创新完美融合,实现了从传统方剂到现代中药的蝶变,不仅造就了一个中药典范,还始终守护着百姓健康。

一、众里寻它千百度,民间验方焕新生

腰痛宁胶囊的前身,来自河南南阳郭家的祖传秘方"马钱子散",第四代传承人郭晓庄对其进行深入研发并将其命名为"二号散"。

郭晓庄,著名的中西医结合专家,自幼成长在中医世家。1955年,郭晓庄毕业于同济医科大学,分配到唐山煤炭医学院从事西医临床工作。众所周知,唐山是中国的煤炭之都,20世纪50年代的唐山煤矿工人因工作环境潮湿阴暗、工作强度较大,很多人饱受腰腿痛疾病的折磨,由此引发郭晓庄对祖传下来的"马钱子散"产生兴趣并潜心研究。1958年,郭晓庄进入辽宁中医学院继续深造中医学,三年间博览大量中医药典籍及专著,再次回到临床岗位的郭晓庄对"马钱子散"的研究更是如虎添翼。1965年,郭晓庄响应毛主席号召,率领医疗队到农村巡回医疗,亲眼见证了农村很多腰腿痛患者的痛苦,更加坚定了攻克该病的决心。他根据"马钱子散"的基础配方,在查阅研读大量典籍之后,依从中医"君臣佐使"理论,以不同剂量马钱子配伍其他药材,形成了几套方剂。

方剂中,以马钱子为君药。马钱子为马钱科植物马钱的干燥成熟种子,亦名番木鳖,产自越南、印度、泰国、中国云南等地。马钱子的主要功能为通络止痛、散结消肿,临床常用于治疗风湿顽痹、麻木瘫痪、跌扑损伤、痈疽肿痛等症。张锡纯《医学衷中参西录》中记载,马钱子"开通经络、透达关节之力,远胜它药"。但因马钱子具有较强的毒性,需经炮制后方可入药,炮制过程可以显著降低毒性、增强疗效。然而,典籍中对马钱子的炮制方法和使用剂量不一,如何才能保证用药的安全和有效?郭晓庄最终决定"以身试药",在医护人员的密切观察下,郭

---

① 医药手机报.从传统方剂到现代中药的路径[EB/OL].(2019-12-17)[2021-10-22].https://www.sohu.com/a/360924163_120051977.4.

晓庄以超出原处方剂量一倍的量服下，入体后偶有下肢温热、颤动、咬肌发紧，但一小时后恢复正常。实验证明，按马钱子原处方剂量一倍的量服用，并无严重不良反应。那一时刻可谓云开日出。郭晓庄也在试药过程中确定，之前配制的几个方剂中，"二号散"的配伍比例效果最好，遂开始将"二号散"逐步应用于临床，治疗腰椎间盘突出、坐骨神经炎等病症。

时值 1983 年改革开放初期，因机缘巧合，时任承德中药厂（颈复康药业集团前身）副厂长的李沈明与技术人员在唐山与"二号散"研制人郭晓庄见了面。这一面，可以说对当时承德中药厂的发展意义重大。郭晓庄是潜心学术之人，更希望自己的科研成果能惠及更多的腰腿痛患者，于是在与李沈明第一次交谈过程中，二人就达成合作共识。随后，郭晓庄亲赴承德，实地考察了中药厂，厂领导诚恳的态度和企业深厚的文化底蕴打动了郭晓庄，当时他便与承德中药厂签订了合作协议，并将"二号散"正式更名为腰痛宁胶囊。1985 年 10 月 30 日，腰痛宁胶囊获准投产。自此，传统的民间验方开始以崭新的面貌走上工业化生产的道路。

二、传统方剂与现代科技结合，孕育一朵中药"奇葩"

腰痛宁胶囊是传统方剂与现代科技相结合的产物，广泛投放市场，造福了无数腰腿痛患者。数十年来，颈复康药业就像培育自己的孩子一样，不断对其进行质量和工艺的提升，使其越来越优秀，在日益激烈的市场竞争中亦能熠熠生辉。"世界上唯一不变的，就是一切都在变化，我们只有与时俱进，不断转型升级，才能打造自己响当当的品牌。"董事长李沈明如是说。

腰痛宁胶囊以马钱子为君药，颈复康药业对其进行工业化生产后更是关注其使用的安全性。经过长期的研究，反复试验，企业终于探索出既保留传统技术，又具现代特色的独家"遵古炮制"的工艺，即河砂置锅内用武火炒热后加入净药材，不断翻动，烫至表面鼓起并显深褐色或深棕色，取出筛去辅料放凉。看似工序简单，但是工人们不可有半点马虎：必须选用优质河砂，大小、品种都有严格要求；炒制过程中要严格掌握砂子的温度、炒制时间。几代炒药工积累了丰富的经验，已经把砂子的大小、品种、炒制时间及温度全部固定下来，严格执行，确保药品质量。2017 年，《腰痛宁胶囊组方及马钱子等药物的炮制工艺》被列为河北省非物质文化遗产。

颈复康人对产品质量的追求，可以用精益求精来形容。董事长李沈明常说，企业要想发展，质量红线不可触碰。自腰痛宁胶囊上市那天开始，颈复康人便采用先进的技术，不断提升其质量标准。大家都知道，在使用过程中，马钱子发挥治疗作用的有效剂量与中毒剂量非常接近。也就是说，马钱子剂量少一点达不到最好的疗效,而多一点就有可能出现中毒反应。只有将剂量控制得非常精确,方可保证治疗效果与质量安全。

多年来,企业加大对马钱子的主要成分士的宁和马钱子碱含量控制的研究力度,1985 年采用最原始的酸碱滴定法,腰痛宁胶囊(每粒 0.3g)中士的宁含量范围为每粒 1.15~1.58 毫克;1987 年企业改用紫外分光光度法测定士的宁含量,士的宁含量范围为每粒 1.15~1.45 毫克;2006 年增加苍术、川牛膝、甘草的薄层鉴别,用高效液相色谱法取代紫外分光光度法,并增加马钱子碱和麻黄碱的含量测定,士的宁含量范围为每粒 1.15~1.40 毫克。含量上限从 1.58 毫克到 1.45 毫克,再到 1.40 毫克;含量区间从 0.43 毫克到 0.30 毫克,再到 0.25 毫克,区间范围一步步缩窄,产品质量不断提高。0.25 毫克的含量控制范围是什么概念呢?相当于一粒小米重量的十分之一!精确到如此地步,是 2010 年版《中国药典》中 16 个含马钱子的制剂中,控制区间精度最高的品种,也形成了腰痛宁胶囊不可复制的技术壁垒。

2008 年,颈复康药业再次对腰痛宁胶囊的质量标准进行了全面提升。新制定的腰痛宁胶囊质量标准中有 5 项鉴别,同时测定士的宁、马钱子碱、麻黄碱、伪麻黄碱和甘草酸 5 个成分含量,并对士的宁和马钱子碱的含量同时规定上下限范围,且上下限波动范围控制在 ±9%。这在现有含马钱子药材的中药品种中是首屈一指的。腰痛宁胶囊作为中成药,其有效成分含量的控制精度可以达到化学药的水平,开创了中药固体制剂的先例,处于行业领先水平。

腰痛宁胶囊上市后不断地实现自我提升和超越,完成了从民间验方到入选国家药典的华丽转变,更是成为传统方剂与现代科技完美结合的典范,并以无可比拟的疗效和质量优势,奠定了企业的行业地位与品牌价值。

三、在探索中历练,于完善中提升

时光淬火,岁月砺剑。腰痛宁胶囊历经三十余年的市场历练,已经成长为独具性格和魅力的中药大品种。据统计,该药自 1985 年上市以来,已经销售达百亿粒,上亿人次使用,单品年销售额突破 5 亿元,遍销全国 30 多个省份,远销东南亚。腰痛宁胶囊凭借其卓越的品质和不可撼动的市场地位斩获多项殊荣:中国中药名牌产品、国家中药保护品种、医保目录品种、最受欢迎风湿骨病用药、省级非物质文化遗产……取得了良好的社会效益和可观的经济效益。然而,对于这样一个知名产品,颈复康药业仍然没有停止继续提升、继续完善的步伐。早在 2014 年,颈复康药业就开始着手进行腰痛宁胶囊的上市后再评价工作。对此董事长李沈明自信地说:"我对腰痛宁胶囊始终充满信心的理由,来自二十多年来从未停止的研究与培育,一个真正有实力、有远见、负责任的公司,一定要化挑战为动力,面对可能与不可能、成功与失败,主动接受更科学严谨的检验,为这个品种在广泛应用条件下的安全性、有效性、经济性摸清底数,促进临床合理用药,这才是企业长足发展的根本。"

2016 年 1 月 9 日,中国中药协会与颈复康药业共同举办的"腰痛宁胶囊上市 30 年成果发布会"在北京会议中心隆重举行。出席发布会的 300 余位国内中医药界专家学者、药物临床试验质量管理规范机构人员、临床医生,共同分享了"腰痛宁胶囊上市后再评价"工作的各项研究成果。会上发布的三项专题报告《按 IV 期临床试验标准的腰痛宁胶囊上市后再评价临床研究》《基于 RCT 的腰痛宁胶囊的有效性、安全性及经济学上市后评价研究》《腰痛宁胶囊全过程多途径质量控制体系》,不仅展示了腰痛宁胶囊在安全性、有效性、经济性及质量稳定性四个方面的优势,同时还为临床合理使用产品提供了循证的依据,更为含毒性药材的中药复方制剂上市后再评价建立了示范的科学研究思路与方法。所谓真金不怕火炼,腰痛宁胶囊用过硬的素质和本领经受住了来自市场与权威机构的检验,向世人证明了自身的实力。颈复康药业也用实际行动昭示世人,在培育优秀产品的道路上,其将不停探索、不断提升,力争把最好的药品呈献给广大患者。

济世养生人为本,至诚至仁本草香。伴随着四十多年改革开放的步伐,伴随着颈复康颗粒、腰痛宁胶囊等一系列主导产品的开发与成长,颈复康人始终怀揣着对中医药文化的敬畏与推崇,谙守修身、齐家、治企、服务社会的企业哲学,在探求传统中医药文化与现代制药技术相融合的道路上,励精图治,孜孜不倦,缔造了一个药质地道、工艺精良、文化精深的行业典范。

参考文献

[1] 艾媒网.我国养老呈"9073"格局,养老行业发展现状、前景及问题分析[EB/OL].(2021-04-09)[2021-10-22].https://www.iimedia.cn/c1020/77915.html.

[2] 百姓有约.22 万亿健康养老产业[EB/OL].(2021-05-31)[2021-10-22].https://mp.weixin.qq.com/s/MtfEKto9KLKeMcAbnJnByQ.

[3] 产业信息网.2019 年我国保健品行业发展现状及市场发展前景分析[R/OL].(2020-01-20)[2021-10-22].https://www.chyxx.com/industry/202001/831000.html.

[4] 产业信息网.2020 年我国健康管理行业现状及健康管理行业投融分析:慢病管理吸金超十亿[EB/OL].(2020-05-22)[2021-10-22].https://www.chyxx.com/industry/202005/

865761.html.

［5］产业信息网.我国养老行业市场现状、需面临问题及未来发展趋势分析［R/OL］.（2019-
05-27）［2021-10-22］.https://www.chyxx.com/industry/201905/742533.html.

［6］陈丽荣.深度分析！2020年中国民营医疗及公立医疗行业发展现状及竞争格局对比
［EB/OL］.（2021-04-01）［2021-10-22］.https://www.qianzhan.com/analyst/detail/220/
210401-36d431cc.html.

［7］国务院.“健康中国2030”规划纲要［A/OL］.（2016-10-25）［2021-10-22］.http://www.
gov.cn/zhengce/2016/10/25/content_5124174.htm.

［8］何佳.2020年我国医药工业发展现状与细分市场分析 生物药品制造获利能力远超其他
子行业［EB/OL］.（2021-02-16）［2021-10-22］.https://mp.weixin.qq.com/s/ZYLewzO7
xguwt1ZL3LjY5g.

［9］宏伟体系.2020年我国健康管理服务行业发展现状及趋势 大健康产业造就巨大发展潜
力［EB/OL］.（2020-01-17）［2021-10-22］.https://www.sohu.com/a/367423461_655316.

［10］华经情报网.2020年我国保健品行业发展现状及趋势,市场监管将更加严格［EB/OL］.
（2021-05-24）［2021-10-22］.https://www.sohu.com/a/468242301_120113054.

［11］华经情报网.2020年我国大健康产业规模分析,市场潜力与商业前景值得期待［EB/
OL］.（2021-01-04）［2021-10-22］.https://www.sohu.com/a/442345008_120113054.

［12］焦旭祥.把握跨界融合大趋势谱写健康产业新篇章［J］.浙江经济,2017(15):6-8.

［13］李明俊.2019年我国健康管理服务行业发展现状及趋势 大健康产业造就巨大发展潜力
［EB/OL］.（2019-11-06）［2021-10-22］.https://www.qianzhan.com/analyst/detail/220/
191105-77dfcf7e.html.

［14］李明俊.预见2019:《2019年保健品产业全景图谱》［EB/OL］.（2019-07-09）［2021-10-
22］.https://www.qianzhan.com/analyst/detail/220/190708-6306cee3.html.

［15］李紫钰.京东健康:互联网+医疗健康服务商［EB/OL］.（2021-04-06）［2021-10-22］.
https://mp.weixin.qq.com/s/C4_7W8HiqB1zuqM7mzs3nA.

［16］李紫钰,茅云影.深耕医疗大数据领域,医渡科技迎来稳定营收增长［EB/OL］.（2021-
08-03）［2021-10-22］.https://mp.weixin.qq.com/s/ZYLewzO7xguwt1ZL3LjY5g.

［17］刘柏松.医疗行业发展趋势［J］.现代营销(学苑版),2011(07):193.

［18］马勤阁,魏荣锐.新时代下中医药大健康产业创新发展模式探析［J］.科技广场,2018(1):
37-42.

［19］前瞻产业研究院.2020年中国大健康产业市场现状及区域竞争格局分析 广东省供需求
基本平衡［R/OL］.（2020-09-22）［2021-10-22］.https://bg.qianzhan.com/report/detail/
300/200922-6390a084.html.

［20］前瞻产业研究院.2018年中国大健康产业细分市场规模及前景分析 新一代信息技术助
力突破和发展［R/OL］.（2019-05-15）［2021-10-22］.https://bg.qianzhan.com/report/

detail/459/190515-4Rfe97d.html.

[21] 前瞻产业研究院.2018年中国生物医药行业发展空间巨大 行业创新性发展大势所趋 [R/OL].(2019-01-21)[2021-10-22].https://bg.qianzhan.com/trends/detail/506/ 190121-312089dd.html.

[22] 前瞻产业研究院.2021年中国养老服务行业市场现状与发展前景分析 政策将推动养老 服务加速发展[R/OL].(2021-04-07)[2021-10-22].https://www.sohu.com/a/45938 3927_120868906.

[23] 任静,张振忠,王云屏,等.我国健康产业发展现状研究[J].卫生经济研究,2013(6):25-28.

[24] 时涛,刘迎迎.我国健康产业发展现状及提升策略研究[J].现代商业,2014(17):36-37.

[25] 苏敬勤,朱方伟,王淑娟.中国第2届MBA管理案例评选:百优案例集锦(第2辑)[M]. 北京:科学出版社,2012.

[26] 王悦.2020年全球医疗健康产业资本报告[R/OL].(2021-01-18)[2021-10-22]. https://vcbeat.top/YmY2OWRiMDM2MzQ5ZDAyYTgzODk2NmU4MGEzNTMzMzg=.

[27] 王志中,杨晓东.新时代健康养老产业与社会工作的融合发展研究[J].山西高等学校社 会科学学报,2019,31(7):38-42.

[28] 吴曙霞,刘伟,李玉霞,等.关于我国健康产业的概念内涵与发展前景的思考[J].中华健 康管理学杂志,2015,9(5):390-392.

[29] 武留言,朱玲,陈志恒,等.中国健康管理与健康产业发展报告[M].北京:社会科学文献 出版社,2020.

[30] 夏才艳.预见2021:《2021年中国大健康产业全景图谱》[EB/OL].(2021-03-31)[2021- 10-22].https://www.qianzhan.com/analyst/detail/220/210331-e4dd6563.html.

[31] 夏玲玲.2020年我国医疗器械行业发展现状及趋势分析,国产替代继续深化[EB/OL]. (2021-07-08)[2021-10-22].https://www.huaon.com/channel/trend/730016.html.

[32] 许维青.H公司"互联网+"医疗健康业务的商业模式创新研究[D].杭州:浙江工业大 学,2019.

[33] 养老之家网.盘点近几年出台的医养结合有关政策[EB/OL].(2021-01-05)[2021-10- 22].https://0555mas.com/yanglaodongtai/72154.html.

[34] 药械网.2020医疗行业发展现状趋势及前景分析[R/OL].(2020-06-18)[2021-10- 22].https://mp.ofweek.com/medical/a045693129826.

[35] 医道云.拥抱医疗健康产业的数字化浪潮[EB/OL].(2021-03-19)[2021-10-22]. https://mp.weixin.qq.com/s/EvcFIzC0Wgi-c0pc8lU5VA.

[36] 医药手机报.从传统方剂到现代中药的路径[EB/OL].(2019-12-17)[2021-10-22]. https://www.sohu.com/a/360924163_120051977.4.

[37] 张维佳.十张图了解2020年中国大健康行业发展现状与趋势 数字化发展势头强劲 [EB/OL].(2020-10-06)[2021-10-22].https://www.qianzhan.com/analyst/detail/220/

200930-6c6157e8.html.

[38] 张鑫.1035 亿！2018 年医疗健康领域跨境并购 Top10 及 2019 年展望[EB/OL].(2018-12-21)[2021-10-22].https://mp.weixin.qq.com/s/SGxi0L0MxtSk_Xysl8qXgw.

[39] 证券市场红周刊.从京东健康上市看"互联网+医疗健康"模式的崛起[EB/OL].(2020-12-10)[2021-10-22].https://finance.sina.com.cn/money/fund/jjzl/2020-12-10/doc-iiznezxs6250870.shtml.

[40] 中国轻工业信息网.百年医药品牌的数字化新路[EB/OL].(2019-06-26)[2021-10-22].http://www.clii.com.cn/lhrh/hyxx/201906/t20190626_3935123.html.

[41] 中国商务新闻网.医药健康产业国际化成果亮眼[EB/OL].(2019-09-11)[2021-10-22].http://www.comnews.cn/article/ibdnews/201909/20190900017499.shtml.

[42] 中商产业研究院.2020 年中国各地医疗器械经营企业运行情况大数据分析[R/OL].(2021-07-28)[2021-10-22].https://www.askci.com/news/chanye/20210728/0954041533353.shtml.

[43] 中商产业研究院.2020 年中国生物医药行业运行情况回顾及 2021 年发展前景预测[R/OL].(2021-01-07)[2021-10-22].https://www.askci.com/news/chanye/20210107/1702471332336.shtml.

[44] 中投投资网.2019—2023 年我国大健康产业不利的因素[EB/OL].(2019-01-04)[2021-10-22].http://www.ocn.com.cn/touzi/chanye/201901/yigcs04110211.shtml.

[45] 中研网.2021 年健康管理行业发展现状及市场前瞻[EB/OL].(2021-08-09)[2021-10-22].https://www.chinairn.com/hyzx/20210809/173027739.shtml.

[46] 中智科博产业研究院.2017 年中国大健康行业产业结构及市场规模分析[R/OL].(2017-09-13)[2021-10-22].https://www.sohu.com/a/191720736_423490.

附录 1

附表 1-1　2009—2019 年我国大健康产业细分领域市场规模　单位:亿元

年份	医药产业	医疗产业	保健品产业	健康养老产业	健康管理产业	合计
2009	9 539	1 717	450	3 399	432	15 537
2010	11 849	2 133	609	4 199	518	19 308
2011	15 255	2 746	856	6 444	622	25 923
2012	17 083	3 246	1 131	7 709	746	29 915
2013	25 093	3 913	1 579	10 382	896	41 863
2014	23 326	4 432	2 055	14 100	1 075	44 988
2015	25 842	4 850	2 361	16 442	1 290	50 785
2016	28 062	5 322	2 644	18 525	1 520	56 073
2017	30 966	5 901	2 954	20 372	1 575	61 768
2018	33 775	6 865	3 356	23 175	1 764	68 935
2019	40 688	7 716	3 838	26 865	2 204	81 310

资料来源:前瞻产业研究院。

附表 1-2　2009—2019 年我国大健康产业细分领域市场占比　单位:%

年份	医药产业	医疗产业	保健品产业	健康养老产业	健康管理产业	合计
2009	61.40	11.05	2.90	21.88	2.78	100.00
2010	61.37	11.05	3.15	21.75	2.68	100.00
2011	58.85	10.59	3.30	24.86	2.40	100.00
2012	57.11	10.85	3.78	25.77	2.49	100.00
2013	59.94	9.35	3.77	24.80	2.14	100.00
2014	51.85	9.85	4.57	31.34	2.39	100.00
2015	50.89	9.55	4.65	32.38	2.54	100.00
2016	50.05	9.49	4.72	33.04	2.71	100.00
2017	50.13	9.55	4.78	32.98	2.55	100.00
2018	49.00	9.96	4.87	33.62	2.56	100.00
2019	50.04	9.49	4.72	33.04	2.71	100.00

资料来源:前瞻产业研究院。

第二章

全球大健康产业发展

一、全球医药产业发展现状

（一）全球医药产业发展概况

在经济发展全球化、人口总量增长、社会老龄化程度不断提高以及民众健康意识不断增强的时代背景下，全球医药产业数十年间呈高速增长状态。据中商产业研究院统计，2018 年全球医药产业市场规模达到 12 706 亿美元，2016—2018 年的复合增长率约为 4.94%。

在医药研发投入方面，近年来，在基础前沿科学快速发展的基础上，针对新型药物及新型治疗技术，各大制药公司纷纷加大研发投入。据统计，全球医药研发支出在 2019 年达到 1 820 亿美元，同比增长 1.6%。而全球药品市场需求的不断增长正是医药研发投入不断增多的原因之一。2019 年，全球药品市场需求达到 12 249 亿美元，2015—2019 年全球医药市场需求年均复合增长率维持在 4%～5%；新兴市场的药品需求增长尤其显著，亚洲（日本除外）、非洲、澳大利亚 2014—2019 年的医药市场增速达到 6.9%～9.9%，超过同期全球增速水平。

地区发展不平衡是全球医药市场的特点之一，主要以美国、日本、欧洲为代表的发达经济体占比较大。其中，北美、欧洲和日本等发达经济体医药支出规模占比可达全球市场总规模的 66.04%。美国目前是市场上最大的药品消费国，其医药支出规模占全球市场总规模的 40.25% 左右。但近年来全球医药市场的区域构成有了很大的变化，一向引领全球的美国医药市场的增长速度逐渐变慢，尽管其销售额每年还是呈增长态势，但市场份额逐年下降。而与此同时，包括东欧、亚洲、中南美洲等在内的新兴市场尽管在全球医药市场规模中占比较小,但目前保持着较快的增长速度。随着美国医药市场份额的降低和新兴市场占比的不断上升,全球医药市场也逐渐朝多极化和多元化方向发展。

（二）医药产业重点领域:生物医药

生物医药已经成为除金融电商和互联网领域之外的第三大最有价值的行业,是全球经济中庞大而复杂的增长部分。2019年,全球生物医药行业市场规模为2 928亿美元,预计2025年市场规模达5 445亿美元,期间复合增长率达到10.9%,相对整体医药市场增速继续维持快速增长。从国内来看,生物医药市场具有巨大的增长潜力,2019年市场规模达3 172亿元,随着未来可支付能力提高、医保覆盖范围扩大、研发投入增加,生物医药市场规模将进一步扩大。

1.生物医药产业链及其特点

生物医药产业链主要由医药原料、医药研发与制造、医药流通和应用组成。从图2-1可以看出,产业链上游主要由生物医药原料、研发设备制造组成,中游主要由生物医药研发、生物医药制造组成,下游主要由医疗检测设备、医药流通组成,最后应用于患者。

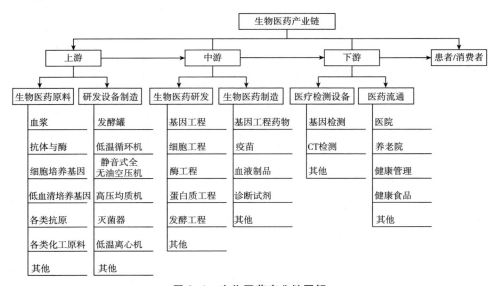

图2-1　生物医药产业链图解

（1）从上游来看,生物医药研发设备制造的市场份额大部分被欧美日企业占据。生物医药研发主要涉及发酵、灭菌、离心机、质谱、核磁、电镜等仪器。从总体销量来看,欧美日企业销售额世界排名靠前,表 2-1 是 2018 年《化学与工程新闻》(*C&EN*)杂志公布的全球分析和生命科学仪器制造商 TOP20(前 20 名)的名单,其中有 8 家美国企业、7 家欧洲企业和 5 家日本企业,尚未有一家中国企业入选。从单项仪器来看,以质谱仪为例,美国和日本是新技术的主要来源国,在技术创新领域居于主导地位,实力雄厚。截至 2018 年,美国以 1 511 项专利排名第一,占比为 35.45%;日本以 1 156 项专利排名第二,占比为 27.12%;中国以 638 项专利排名第三,占比为 14.97%;英国以 318 项、德国以 170 项专利分别排名第四和第五。

表 2-1　2018 年全球分析和生命科学仪器制造商 TOP20

排名		企业名称	设备销售额 (亿美元)	增速 (%)	所属国家
2018 年	2017 年				
1	1	赛默飞世尔科技	63.30	12.1	美国
2	3	岛津	21.80	5.2	日本
3	4	罗氏	20.60	5.2	瑞士
4	5	安捷伦科技	20.20	3.8	美国
5	2	丹纳赫	19.40	−15.0	美国
6	6	蔡司	18.30	0.7	德国
7	8	布鲁克	15.20	14.4	美国
8	7	梅特勒-托利多	15.00	9.8	瑞士
9	9	沃特世	12.10	2.1	美国
10	12	珀金埃尔默	8.89	27.0	美国
11	11	伯乐生命医学	8.71	14.0	美国
12	10	艾本德	8.57	5.1	德国
13	14	思百吉	7.23	16.4	英国
14	13	日本电子	6.48	−11.0	日本
15	15	日立高新	6.13	1.3	日本
16	17	尼康	5.71	10.5	日本
17	16	因美纳	5.69	10.5	美国
18	18	赛多利斯	5.00	7.4	德国
19	19	奥林巴斯	3.57	3.1	日本
20	20	帝肯	3.41	6.4	瑞士

资料来源:火石创造。

（2）从中游来看,欧美企业技术壁垒高、市场份额大。据统计,2018年全球生物技术公司总数已达4 362家,其中76%集中在欧美地区,其销售额占全球生物技术销售总额的93%,而亚太地区销售额仅占全球的3%左右。此外,全球生物技术专利中,美国、欧洲和日本分别占到59%、19%、17%,而包括中国在内的发展中国家仅占5%。目前,美国是生物技术产业的龙头,其开发的产品和市场销售额均占全球70%以上。2018年全球15大制药公司中,美国公司有8家;2019年全球10大制药公司中,美国有5家。

生物技术产业一半以上的产值都在美国,而中国排名第二,2020年占比10.6%,领先于欧洲主要国家和亚洲其他国家,但是与美国58.3%的占比有很大的差距,2020年世界生物技术产值占比具体如图2-2所示。

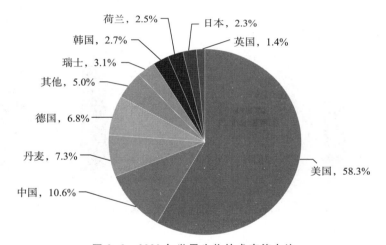

图2-2 2020年世界生物技术产值占比

资料来源:火石创造。

从图2-2可以看出,美国占有生物技术产值的58.3%,是中国的近6倍。从2019年全球排名前25位的生物技术公司来看,美国公司仍然占有绝对优势。

（3）从下游来看,美国等发达经济体在治疗方面大量使用生物医药产品。从单个国家的市场规模来看,仅美国国内生物医药消费就占全球消费的50%以上。从单项技术应用来看,以基因治疗临床试验为例,截至2017年11月,全球主要国家共有2 597项,其中美国有1 643项,中国只有84项。

2. 生物医药之抗体药物发展现状

近年来,全球生物医药市场增速保持在5%以上,2018年全球生物医药市场规模达到2 483亿美元,复合增长率约为7.9%,市场份额主要由抗体药物、重组蛋白药物和疫苗组成。2018 年,在全球生物医药市场中,单抗药物市场规模达到 1 232 亿美元,占比达到 48%,复合增长率为 14.9%,成为生物制品中占比最大的子领域。截至 2022 年 6 月 30 日,全球累计有 162 种抗体药物被至少一个药品监管机构批准上市,主要治疗肿瘤、自身免疫病等免疫相关疾病。其中,抗肿瘤作为目前抗体药物临床应用最广泛的治疗领域之一,从 1997 年首个抗肿瘤抗体药物利妥昔单抗(罗氏)上市,截至 2018 年 11 月,已有 35 个抗肿瘤抗体药物获批(不包括已退市药物),占所有抗体药物的 42.86%。

近年来,随着新抗体药物的研发及已上市抗体药物在肿瘤领域适应症的不断扩展,抗肿瘤抗体药物市场规模扩张整体增速明显,2017 年整体市场规模达 428.06 亿美元(见图 2-3)。

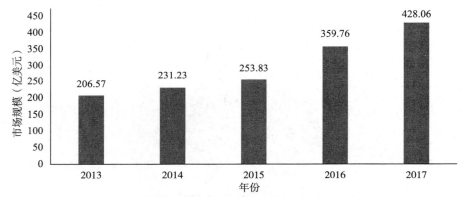

图 2-3　2013—2017 年全球抗肿瘤抗体药物市场规模
资料来源:火石创造。

全球抗体药物市场高度集中,罗氏凭借多款抗肿瘤抗体药物位居榜首。根据已上市的抗体药物市场数据及各公司年报所显示的销售额,截至 2017 年全球市场销售额达 40 亿美元以上的企业共有 9 家,达到百亿级别的共有 4 家,分别为罗氏、艾伯维、强生和安进,9 家制药巨头的抗体药物占据了 85% 的市场份额。罗氏是目前全球上市抗体药物最多的企业,2017 年共有 10 个抗体药物在销售,如图 2-4 所示,2017 年罗氏上市抗体药物总销售额达 323 亿美元,占抗体药物市场份额的 26%。

3. 生物医药之疫苗发展现状

全球疫苗市场规模

自 2000 年以来,全球疫苗市场持续处于高速增长状态,随后在 2010 年前后逐渐趋于平缓。根据 Evaluate Pharma 调研公司 2021 年披露的 *World Preview*

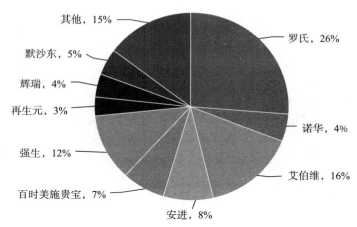

图 2-4　2017 年抗体药物企业竞争格局

资料来源：火石创造。

2020，*Outlook to* 2026 报告数据整理，2019 年全球疫苗市场规模约为 325 亿美元，市场份额约为 3.6%，并且随着更多的多联多价疫苗及新型疫苗陆续上市，未来全球疫苗市场的增长潜力巨大，预测 2026 年全球疫苗市场规模将达到 561 亿美元，年复合增长率约为 8.1%。

全球疫苗市场竞争格局

全球疫苗市场已经形成寡头垄断的竞争格局，从图 2-5 可以看出，2019 年葛兰素史克、默沙东、辉瑞和赛诺菲四大疫苗巨头的疫苗业务分别实现营业收入84.81 亿美元、79.67 亿美元、67.16 亿美元、65.04 亿美元，合计占全球疫苗市场超90%的市场份额。2019 年，疫苗业务销售额增长速度相较于往年有所加快，主要是由于葛兰素史克的重组带状疱疹疫苗上市，以及默沙东的 HPV（人乳头瘤病毒）疫苗在中国上市后销售额实现了大幅增长。尽管过去几年间，全球四大疫苗企业之间的排名会随着各企业新品种疫苗放量而略有变化，但总体上四大巨头地位长期稳固。

新型冠状病毒疫苗研发现状

全球新冠肺炎疫情形势严峻，疫苗是控制新冠肺炎疫情的最佳手段。自疫情暴发以来，新型冠状病毒疫苗研发以前所未有的速度在进行。从全球范围来看，截至 2020 年共有 191 款新型冠状病毒候选疫苗，图 2-6 显示，其中中国疫苗数量位居第二，仅次于美国。与此同时，共有 42 款候选疫苗进入临床阶段，其中 10 款新型冠状病毒疫苗已进入临床Ⅲ期，疫苗研发技术路线多样化。技术路线主要包括：①成熟的灭活疫苗及现阶段相关技术还在活跃发展的 RNA（核糖

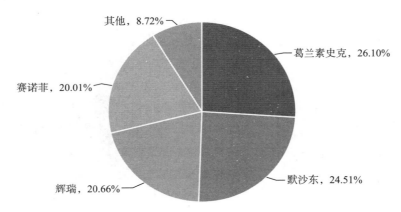

图 2-5 全球疫苗市场竞争格局

资料来源:火石创造。

核酸)疫苗;②病毒载体疫苗;③(纳米粒子)重组疫苗,参与的公司有英德纳、中国生物、科兴中维、阿斯利康、拜恩泰科、辉瑞、复星、康希诺、强生、诺瓦瓦克斯等。

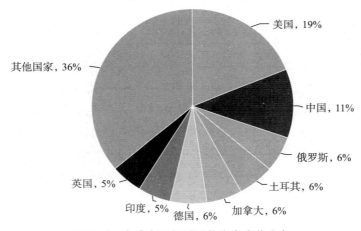

图 2-6 全球在研新型冠状病毒疫苗分布

资料来源:火石创造。

聚焦国内,我国在新型冠状病毒疫苗研发上主要采取多条技术路线并举的策略,多种疫苗研发处于国际第一方阵,截至 2020 年已有 4 款候选疫苗进入了临床Ⅲ期。其中,国药中生灭活疫苗(武汉所和北京所两款)、康希诺/中国人民解放军军事医学科学院腺病毒载体疫苗、科兴中维灭活疫苗进入临床Ⅲ期,与海外合作研发的腺病毒载体疫苗(康泰/阿斯利康/牛津大学)、mRNA(信使核糖核酸)疫苗(复星/辉瑞/拜恩泰科)亦进入临床Ⅲ期。其中,重组疫苗在所有在研新型冠状病毒疫苗中占很大比重,在临床Ⅲ期、Ⅱ期、Ⅰ期乃至临床前均有分布,国内外各个企业均在积极布局中。截至 2020 年全球(中国)新型冠状病毒疫苗临床疫苗数具体情况如表 2-2 所示。

表 2-2　截至 2020 年全球(中国)新型冠状病毒疫苗数

技术路线	全球(中国)候选疫苗总数	全球(中国)临床前疫苗数	全球(中国)临床阶段候选疫苗数				
			合计	Ⅰ期	1/Ⅱ期	Ⅱ期	Ⅲ期
重组蛋白亚单位疫苗	67(7)	54(3)	13(4)	9(3)	2	1(1)	1
灭活疫苗	17(6)	10(1)	7(5)	1(1)	3(1)	—	3(3)
RNA 疫苗	24(5)	18(4)	6(1)	2(1)	1	1	2
非复制型病毒载体疫苗	25(2)	17	8(2)	4(1)			4(1)
复制型病毒载体疫苗	20(2)	18(1)	2(1)	2(1)	—		
VLP(病毒样颗粒)疫苗	16	14	2	1	1		
DNA 疫苗	17	13	4		4		
减毒活疫苗	3	3	—				
其他	2	2					
合计	191(22)	149(9)	42(13)	19(7)	11(1)	2(1)	10(4)

资料来源:火石创造。

(三)医药产业重点领域:化学药

1. 化学药之抗肿瘤新药主流——靶向药——发展现状

艾美仕市场研究公司(IMS Health)的报告显示,全球肿瘤药物市场规模由2015 年的 832 亿美元大幅增至 2019 年的 1 435 亿美元,年复合增长率为 14.6%,分别占全球医药市场总额的 7.5% 和 10.8%。而这一增长完全由治疗药物的支出上涨所驱动(2018 年同比增长 15.9%),而辅助治疗药物的支出则同比下降1.5%。2015—2019 年全球肿瘤药物市场规模及占比具体情况如图 2-7 所示。2018 年和 2019 年上市的新药和受专利保护的品牌药是主要发达市场的增长引擎,除日本外,所有发达市场的支出增幅均超过 13%。

靶向药具有毒副作用小、特异性高等优势,对多种恶性肿瘤的疗效显著,被医学界誉为最有希望"攻克"癌症的药物,已经成为近年来抗肿瘤新药的主流。从抗肿瘤药物种类来看,靶向药占据了半壁江山。从表 2-3 可以看到,2019 年全球 TOP10(前 10 大)抗肿瘤药物几乎全部为靶向药,其中 6 种大分子靶向抗肿

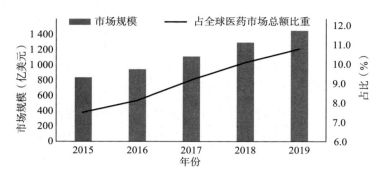

图 2-7　2015—2019 年全球肿瘤药物市场规模及占比

资料来源：火石创造。

瘤药（单抗、细胞因子），4 种小分子靶向抗肿瘤药，销售额共计 709.56 亿美元，较上年增长 18.4%。截至 2019 年，美国食品药品监督管理局（FDA）已经批准 150 余种抗肿瘤药品上市，包括多种心血管疾病、皮肤病和免疫疾病药品。在 FDA 批准的 100 多个靶向药中，仅有 1/3 在中国上市，中国肿瘤患者可选择的抗肿瘤新药仍然不多。

表 2-3　2019 年全球 TOP10 抗肿瘤药

排名	药品	公司	适应症	类型	销售额（亿美元）	治疗
1	Keytruda	默沙东	黑色素瘤等	靶向药	110.84	PD-1（程序性死亡受体 1）单抗
2	来那度胺	百时美施贵宝	多发性骨髓瘤等	靶向药	108.20	抑制肿瘤细胞增殖、诱导肿瘤细胞凋亡及免疫调节作用
3	依鲁替尼	艾伯维/强生	淋巴瘤等	靶向药	80.80	淋巴瘤、小分子的 BTK（布鲁顿氏酪氨酸激酶）抑制剂
4	贝伐珠单抗	罗氏	结直肠癌等	靶向药	74.90	抑制血管内皮生长因子
5	Opdivo	百时美施贵宝	黑色素瘤、网络非小细胞肺癌等	靶向药	72.04	部分肺癌
6	利妥昔单抗	罗氏	淋巴瘤等	靶向药	68.80	复发或耐药的滤泡性中央型淋巴瘤

（续表）

排名	药品	公司	适应症	类型	销售额（亿美元）	治疗
7	曲妥珠单抗	罗氏	乳腺癌等	靶向药	64.00	HER-2（人类表皮生长因子受体2）过渡表达
8	Ibrance	辉瑞	乳腺癌等	靶向药	49.61	COK（周期蛋白依赖性激酶）4和6的抑制剂
9	恩杂鲁胺	辉瑞/安斯泰来	前列腺癌	靶向药	43.00	抑制前列腺癌细胞的增殖并诱导其死亡
10	Gardasil 9	默沙东	宫颈癌疫苗	生物药	37.37	预防口咽癌和其他头颈癌症

资料来源：根据公开资料整理。

2. 化学药之仿制药发展现状

化学药是医药行业的重点支柱，2018年全球化学药市场规模已经突破万亿美元，但近年来市场增速有逐步放缓趋势。2020年，新冠肺炎疫情对我国乃至全球经济造成重大影响。在经历了2020年上半年的生产萎缩后，下半年化学药制药企业的生产和经营逐渐回到正轨。

2020年，美国仿制药占处方药量的比重已达约90%，但销售额占比只有10%左右；而中国仿制药销售额占比仍在70%以上，占比较高。参照美国路径，国内未来仿制药销售额占比将呈现下降趋势，图2-8显示了中美两国仿制药、过期专利药及专利药各市场销售额占比情况。

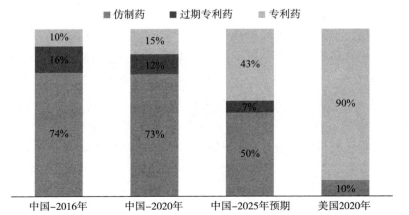

图2-8 中国与美国仿制药、过期专利药及专利药市场销售额占比

资料来源：火石创造。

近年来,大量仿制药企业优胜劣汰,在提升自身质量的前提下积极开拓出口市场,其中华海药业是制剂出口的代表。2015—2019 年,华海药业获批仿制药 ANDA(Abbreviated New Drug Application,简略新药申请)数量约 80 件,在建立境外营销网络、拓展境外市场的同时,也开始回归本土市场,在集采政策下首先尝到了全球同步质量体系和成本控制带来的市场竞争优势的甜头。与此同时,第二、第三梯队队伍不断壮大,获批数量大幅提升,2019 年获批美国 ANDA 的中国企业中出现新面孔,如海南双成、正大集团及江西博雅等。

📖 案例 2-1

美国仿制药行业①

1984 年,美国国会通过了《药品价格竞争与专利期补偿法案》(Hatch-Waxman Act),建立起仿制药 ANDA 途径,仿制药用量逐渐提升。仿制药生产商只需证明仿制药与原研药的剂型、规格、活性成分、给药途径相同,且具备与原研药相同的生物等效性,就不必再通过临床试验。该法案首次从监管途径上允许仿制药生产商挑战原研药生产商专利,以确保仿制药获 FDA 批准和进入市场。此后美国仿制药处方药量占比从不到 20% 升至 2018 年的近 90%。

IMS Health 数据亦显示,在美国医药市场,仿制药占处方药量的比重从 2009 年的 66% 上升至 2017 年的 86%,但其处方金额只占 13%(相对于专利药,仿制药价格很低)。

2012 年 10 月,为了应对仿制药申请不断增多带来的人员不足和审批积压问题,美国国会通过了《仿制药企业付费法案》(GDUFA),要求制药企业向 FDA 支付仿制药申请的审查费和检查设施成本费。FDA 从 2015 年开始严格执行这一制度。GDUFA 在向仿制药企业收费的同时,也对审批的时效性进行了承诺,客观上促进了仿制药审批的加速,从图 2-9 中可以明显看出该制度对美国仿制药审批的影响。仿制药品种平均的审批周期从过去的接近 3 年大幅缩短;对于部分所有审批环节均能够一次性通过的品种,极限审批周期仅需要 9~10 个月。

---

① 根据火石创造内部资料整理。

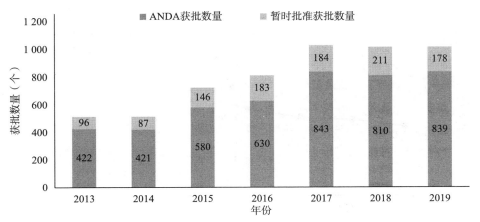

图 2-9　2013—2019 年美国 ANDA 获批数量

资料来源：火石创造。

案例 2-2

日本仿制药行业①

在 2007 年"促进仿制药使用"被确立为国策之前，2005 年日本仿制药的替代率还只有 32.5%，在发达国家中处于排名靠后的水平，这与当时日本医疗界对仿制药了解不深和信心不足存在较大联系。随着日本政府自上而下发起了一系列的推广普及活动，并在医保支付政策上进行了相应的积极引导，从图 2-10 可以看到，仿制药替代率自 2010 年以后开始急速上升，2011 年达到 39.9%，2019 年达到 72.6%，基本实现厚生劳动省 80.0% 的目标。尽管与美国仿制药替代率 90% 左右的高水平相比还存在差距，但日本已经迎头赶上意大利、法国和西班牙等欧洲发达国家，接近欧美发达国家 75% 左右的平均水平。

仿制药行业呈现龙头集聚效应，前六大企业占据三成市场份额。图 2-11 显示，日本仿制药企业数量在 2006 年发生骤减，2006 年之后数量维持在 30 家左右。其中，2016 年日本仿制药企业达到 32 家，占处方药企业数量的 30% 左右，占日本所有药企数量的 11%。从市场份额上看，前六大企业（日医工、泽井制药、东和药品、Meiji Seika 制药、阳进堂和日本化学制药）合计占据了 36% 左右的市场份额。

---

① 根据火石创造内部资料整理。

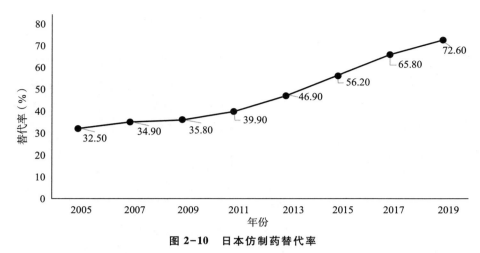

图 2-10　日本仿制药替代率

资料来源:火石创造。

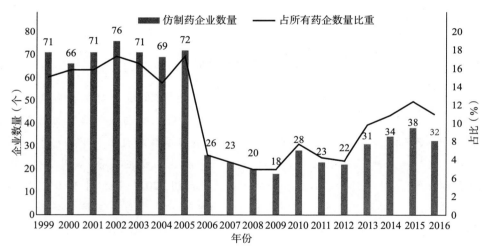

图 2-11　1999—2016 年日本仿制药企业数量及其在药企中占比

资料来源:火石创造。

3. 化学药之原料药发展现状

原料药行业主要可分为大宗原料药、特色原料药和专利药原料药三大类。其中,大宗原料药市场需求大,但是竞争激烈;特色原料药短期有较好的利润,未来竞争激烈;专利药原料药主要与药厂合作,提供定制研发和定制生产,在一段时间内与药企的捆绑性较高,可以实现不错的利润。

2015 年全球原料药市场规模为 1 308 亿美元,与 2008 年的 910 亿美元的市场规模相比年均增长率为 5.5%。其中,专属使用原料药市场规模为 801.8 亿美元,外购原料药市场规模为 506.2 亿美元。

据统计,2015 年,国际市场上原料药产品与高级医药中间体产品的销量之比为 73∶27,而通用名原料药与专利名原料药的销量之比为 52∶48。各大洲的原料药市场存在巨大的结构性差异,具体如表 2-4 所示:亚洲以通用名原料药为主,而北美洲、欧洲以专利名原料药为主。目前,世界主要医药生产强国如美国、德国、英国和法国等,其原料药基本上从海外购入(尤其是通用名原料药,因利润太低,这些国家不再自行生产)。欧洲企业是高端原料药的老牌提供商,但由于环保和成本压力,其原料药生产慢慢开始向亚洲转移。

表 2-4　各大洲原料药结构 单位:%

区域	全球占比	专利名原料药占比	通用名原料药占比
北美洲	37	74	26
欧洲	31	75	25
亚洲	21	36	64
其他	11	10	90

资料来源:火石创造。

(四)医药产业重点领域:中医药

传统中医药文化源远流长,然而在现代化冲击下却面临诸多质疑。近年来,中医药不断改革,并且随着人口老龄化时代的到来以及人们健康意识的普遍提高,在疾病预防及早期干预形成大趋势的背景下,具有“治未病”独特优势的中医药产业迎来了良好的发展机遇。尤其在 2020 年新冠肺炎疫情期间,中医药发挥了重要作用,更是为其产业化发展提供了良好契机。

关于中医药全球市场分布,北美是中医药市场的主导地区,其次是欧洲。由于医疗基础设施的改善,包括中国、韩国、日本、印度及东盟国家在内的东亚和南亚是中医药市场增长最快的地区。对于中医药企业,同仁堂、辉瑞和诺华是全球中医药市场的领导者。这些公司将大部分收入投资于研发,并专注于加强分销渠道建设,以保持在中医药市场的领先地位。100 多个卫生系统正在与零售诊所合作,并增加零售诊所的患者流量,将卫生系统网络扩展到新的患者群体。

此外,在“一带一路”倡议实施后,中国与“一带一路”沿线国家的中医药进出口贸易额持续增长,中医药产业发展迅猛。目前,中国部分中医药企业已经通过美国和欧盟的规范市场认证,一批具有中医药特色的产品开始进入欧洲,中国中医药产业的国际化已经具备相应基础,中医药产业的国际化步伐正积极迈进并大步向前(吴晶晶和高山,2019)。从图 2-12 可以看出,中药类商品出口额在 2016 年有一个明显的下滑,而后在 2017—2019 年均保持增长,五年间复合增长率为 1.3%,总体增长较为缓慢,2019 年中药类商品出口额达 40.2 亿美元。

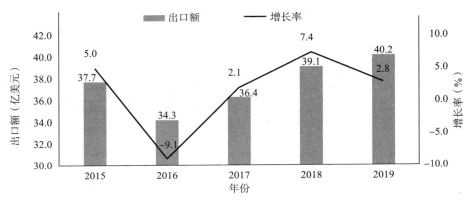

图 2-12　2015—2019 年中药类商品出口情况

资料来源:火石创造。

📖 案例 2-3

中医药在美国①

　　中医在美国的历史可追溯到 20 世纪 70 年代。1971 年,《纽约时报》记者詹姆斯·莱斯顿(James Reston)报道了其在访华期间接受针灸治疗的新闻,随后引发了美国社会的广泛关注。1973 年,内华达州成为美国第一个将针灸、草药和其他中医疗法合法化的州,这是中医在美国发展的重要里程碑,为之后将针灸纳入劳工受伤医疗保险制度、承认针灸师医师地位等立法奠定了基础。截至 2018 年 1 月 1 日,美国已有 47 个州及哥伦比亚特区通过法律规定确保了中医针灸在这些州的合法使用和发展。另外,早在 20 世纪 80 年代初,美国针灸师考试认证制度和中医院校教育制度就已经起步,现已日臻完善。

　　① 独思静,周思远,梁宁,等.中医药在美国的发展现状与分析[J].中国中医中药杂志,2021,43(5):422-428.

一、临床发展

随着针灸在临床上的广泛应用,美国国立指南数据库(National Guideline Clearinghouse,NGC)将针灸疗法纳入该指南的推荐意见。截至 2017 年 9 月 1 日,NGC 中有 38 条推荐针灸疗法的意见,其中 27 条(71.05%)为疼痛类疾病的推荐意见。27 条建议中,1 条有关治疗急性、亚急性和慢性腰痛的推荐意见为强推荐,其余均为弱推荐。

中药方面虽发展缓慢,但近年来草药作为膳食补充剂的总体使用量显著增加,且单一草药膳食补充剂在总销售额中占主导地位,复方草药产品销售额也在持续增长。另外,美国国家补充和综合健康中心(National Center for Complementory and Integrative Health,NCCIH)开展了针对草药的膳食补充剂研究计划。同时,随着高质量中药研究成果的不断发表,关于中药在疟疾、流感等传染病及慢性病中的作用逐渐被社会接受,很多美国学者开始进行中药研究,如耶鲁大学郑永奇教授根据传统中药黄芩汤开发了 PHY906(KD018),可增强索拉非尼药效以辅助治疗肝癌。此外,随着针灸及中药的推广,太极、气功等非药物疗法也被美国医学界接受并加以推广。

二、教育发展

1993 年,加州大学洛杉矶分校(University of California at Los Angeles,UCLA)东西医学中心(Center for East-West Medicine,CEWM)成立,针对医学院学生及专科医生开设中医学课程,成为美国首家在医学院中开展中西医结合教育的机构。近年来,随着针灸等中医、中药应用与研究的增多,越来越多的执业医生参加中医学继续教育。

基于对临床实践的重视,多数学生毕业后选择独立开诊所。目前在美国,教学形式主要包括中医学院教育、综合医学院的中医教育、美国国立卫生研究院(National Institutes of Health,NIH)博士后教育、中医执业者和西医执业医师中医继续教育等。负责教育监管和认证的机构主要包括美国针灸与东方医学行业协会(Council of Colleges of Acupuncture and Oriental Medicine,CCAOM)、美国针灸与东方医学鉴定委员会(Accreditaiton Commission for Acupuncture and Oriental Medicine,ACAOM)和美国国家针灸及东方医学认证委员会(National Certification Commission for Acupuncture and Oriental Medicine,NCCAOM),分别主管教学课程、教育质量及资格考试和认证。可见,美国的中医学教育已具有一定的规模和体系,考试制度、学校论证、执照颁发等均已较为成熟。

案例 2-4

阿拉伯国家的中医药产业①

阿拉伯共有 22 个国家,发源于此的伊斯兰传统医学在草药学、食疗学等方面的诸多医学主张与中医思想有很多相似之处。阿拉伯国家对中医药普遍抱有开放、欢迎的态度,这为中医药进入阿拉伯国家市场创造了有利条件。近年来,我国对阿拉伯国家的中药商品进出口贸易额逐年增长,2016 年第一季度对中东地区的中药商品进出口贸易额为 3 477.19 万美元,同比增长 33.44%,其中植物提取物增速较快。

一、海湾地区

海湾地区是阿拉伯国家中经济最为发达的区域。海湾地区国家社会福利好、国民收入高且消费能力强,国民对高品质的健康产品、服务有较高要求。因此,海湾地区是我国大力发展中医药贸易应优先考虑的区域。

在草药、传统医学研究方面,阿拉伯联合酋长国(以下简称"阿联酋")走在了海湾地区国家的前列,该国于 1998 年颁布海湾地区国家第一部官方的草药注册法规,并编制完成阿联酋草药药典。中医师到阿联酋执业,须持有中国中医师执照及阿联酋卫生和预防部颁发的补充与替代医师执照。截至 2017 年整个海湾地区有中医医疗中心、诊所 50 余家,中医门诊提供针灸、推拿、拔罐和耳穴等治疗,收治的病种主要有不孕症、颈肩腰腿痛、消化系统疾病等。这些医疗机构多数由当地人管理经营,聘请中医师行医。阿联酋实行本国公民公费医疗,但到中医诊所治疗则需自费。目前,在海湾地区经营中药饮片业务的主要是阿布扎比的华仁堂大药房、迪拜的同仁堂。

二、沙姆地区

沙姆地区国家的中医诊所多为私人开设,主治医师多为当地的阿拉伯人,他们多有来华学习中医的经历。草药可在沙姆地区的私人诊所、卫生中心使用,但不允许在公立卫生机构或医院使用。沙姆地区近三十年来经历多次战争,战后遗留的环境污染致皮肤病、癌症患病率较高。该地区民众对减肥、疏肝解郁、壮阳类药物的需求量也较大。我国目前对沙姆地区出口的主要中药产品为植物精油、蜂蜡、蜂花粉、枸杞子、鱼油和鲜蜂王浆等。

① 黄奕然,沈远东."一带一路"背景下阿拉伯国家中医药发展现状[J].国际中医中药杂志,2017,39(9):769-772.

三、北非地区

北非地区共有 6 个阿拉伯国家,分别是苏丹、埃及、利比亚、阿尔及利亚、突尼斯和摩洛哥。这些国家同中国的传统友谊深厚,主要通过中国的援外医疗队认识了中医药。早在 20 世纪 60 年代,中国援外医疗队就把中医药带到了北非地区,中医药的良好疗效给当地民众留下了深刻印象。

非洲地区是艾滋病、病毒性肝炎的高发区,现代医学措施疗效欠佳。中国援外医疗队应用中药、针灸等措施开展临床研究,使大多数患者症状改善、病情减轻。目前,北非地区的中医机构主要是摩洛哥默罕梅迪亚市的中国针灸中心、埃及苏伊士运河大学中医中心。我国对北非地区出口的主要中药产品为植物液汁及浸膏、薄荷油等。

📖 **案例 2-5**

中医药欧洲发展——德国、法国、英国[①]

一、立法管理

立法方面,德国、法国和英国中只有法国对针灸进行了立法。英国虽是欧洲第一个着手对中医师资格进行立法的国家,但受执政党变化等因素的影响,立法进程至今仍处于停滞状态。从业人员准入方面,德国只有注册医师和自然疗法治疗师可从事中医药治疗,其他理疗师、按摩师等仅可操作按摩、足浴、拔罐等,不能进行创伤性治疗,也无处方权;法国针灸师想要执业则需经法国卫生部门注册,取得针灸师证书;英国中医师归类为草药师进行登记注册,管理相对宽松。医疗保险方面,在德国,针灸治疗慢性腰痛、膝关节痛被纳入法定医疗保险体系;在法国,针灸、正骨的社会保险报销比例可达 30%~90%;在英国,商业保险患者可按保险公司目录报销相应的中医治疗费用。

二、临床医疗

欧洲中医药从业人员组成较为复杂,中医药诊疗水平参差不齐。德国中医药从业人员主要有注册医师、自然疗法治疗师、理疗师、按摩师,以及其他中医药从业者;治疗病种有腰痛、膝关节痛等慢性疼痛。法国中医药从业人员主要有取得针灸文凭的西医、在中国接受过教育与训练的中医师、本土私立中医院校毕业

---

① 顾小军,蒋兆媛,张子隽,等.中医药在德国、法国、英国及荷兰的发展现状及合作策略分析[J].国际中医中药杂志,2021,43(7):630-633.

本地人、其他中医药从业者;治疗病种有疼痛、肿瘤、自身免疫性疾病、非感染性疾病、慢性疾病等。英国中医药从业人员主要有在英国接受中医药培训的本地人、在中国接受过教育与训练的中医师、其他中医药从业者;治疗病种主要有下腰痛、失眠、湿疹、关节炎、慢性疲劳综合征等。

三、教育培训

教育培训方面,德国、英国均与中国的中医药大学开展了良好的合作,可提供专业的中医药学历教育。例如,德国汉堡大学中医中心、汉堡大学医学院职业教育学院与上海中医药大学合作,为德国本地西医医生提供中医硕士培训;北京中医药大学与英国密德萨斯大学联合开办五年制中医本科教育;法国在 2007 年正式授权有关高校颁发中医针灸国家级学位证书。

四、产业贸易

欧洲约占全球植物药市场份额的 45%,植物药市场规模较大。欧洲国家中,德国和法国的植物药市场规模较大,其后依次是意大利、英国、西班牙与荷兰。德国除进口草药外还开展本地草药种植,已成功种植丹参、黄芪、防风、当归、白芷、柴胡、大黄等。目前,由我国中药企业生产的单方中药产品地奥心血康胶囊、丹参胶囊、板蓝根颗粒、稀莶草片和愈风宁心片相继在欧盟成员国获得上市批准。而由瑞士白玛公司(PADMA AG)生产的藏药 Padma Circosan 胶囊是唯一获批的源于中国传统医药的中药复方产品。

二、全球医疗器械产业发展现状

(一)全球医疗器械产业发展概况

医疗器械是指直接或间接用于人体的仪器、设备、器具、体外诊断试剂及校准物、材料以及其他类似或相关的物品,包括必要的计算机软件;其效用主要通过物理等方式而非药理学、免疫学或代谢的方式获得,或者虽然有这些方式参与,但只是起辅助作用。

医疗器械主要用于:①疾病的诊断、预防、监护、治疗或缓解;②损伤的诊断、监护、治疗、缓解或功能补偿;③生理结构或生理过程的检验、替代、调节或支持;④生命的支持或维持;⑤妊娠控制;⑥对来自人体的样本进行检查,为医疗或诊断提供信息。

医疗器械产品按照安全性可分为一类、二类和三类;按照产品特性可分为低值耗材、手术类器械、体外诊断设备、影像诊断设备、家用医疗器材和高值耗材。具体划分方式如表 2-5 所示。

表 2-5 医疗器械产品分类

按照安全性分类	定义	按照产品特性分类	主要产品
一类	通过常规管理足以保证其安全性、有效性的医疗器械	低值耗材	绷带、纱布、海绵、消毒液、手术帽、口罩、医用 X 线胶片、创口贴等
		手术类器械	手术器械的大部分、听诊器等
二类	对其安全性、有效性应当加以控制的医疗器械	体外诊断设备	生化分析仪、化学发光分析仪、血细胞分析仪等
		影像诊断设备	X 光机、CT、MRI（核磁共振成像）、超声、DR、内窥镜等
		家用医疗器材	血糖仪、血压计、轮椅、按摩椅等
三类	植入人体，用于支持、维持生命，对其安全性、有效性必须严格控制的医疗器械	高值耗材	心血管：心脏支架、起搏器、人工心脏瓣膜 骨科：脊柱、人工关节等 口腔：义齿、正畸矫治材料等 眼科：晶体、眼内填充物等 神经：颅内植入物等

资料来源：火石创造。

1. 全球医疗器械产业市场规模

近年来，随着全球居民生活水平的提高和医疗保健意识的增强，医疗器械产品需求持续增长。2020 年全球医疗器械产业市场规模为 4 774 亿美元，同比增长 5.63%，预计到 2024 年全球医疗器械产业市场规模接近 6 000 亿美元，2017—2024 年复合增长率为 5.6%，行业有望保持稳定增长。

2. 全球医疗器械产业市场结构

从全球医疗器械产业细分领域来看，体外诊断是当前全球医疗器械市场中占比最大的细分领域，如图 2-13 所示，2018 年全球体外诊断市场销售额达 526 亿美元，占比高达 13%，其次是心血管、影像、骨科、眼科等。预计到 2022 年，体外诊断将以 700 亿美元的销售额继续位居各细分领域之首。

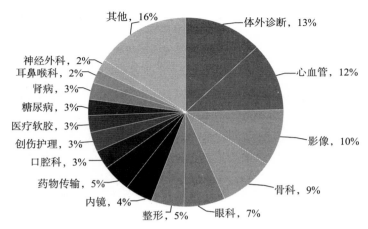

图 2-13　2018 年全球医疗器械产业细分领域占比情况

资料来源：火石创造。

从我国医疗器械产业的市场结构来看，影像诊断设备占据最大的市场份额；其次是体外诊断，占据 14% 的市场份额；低值耗材占据 13% 的市场份额；剩余的市场份额被心血管、骨科及其他类器械占据。

从医疗器械产业细分领域的市场占比来看，市场占比较大的细分领域基本上是创新性较强、研发投入高、行业壁垒也相对较高的高端医疗器械领域，例如体外诊断中的分子诊断、即时检验（POCT）的子领域产品，心血管领域的支架、起搏器等植入器械，影像领域的大型影像设备，以及骨科和眼科等领域的植入式高值耗材等。

3. 全球医疗器械产业市场融资现状

在投融资方面，海外医疗器械产业 2019 年的融资总额为 72 亿美元。其中，美国以 48.0 亿美元的总金额遥遥领先，法国以 4.4 亿美元位列第二，以色列的融资金额为 3.7 亿美元，挤入前三；国际投资机构关注的领域主要集中在骨科、心血管、神经外科、外周血管、口腔科、眼科、泌尿科、血透、皮肤病、糖尿病等。

（二）医疗器械产业：高值耗材发展现状

1. 全球及国内高值耗材产业市场规模

近年来，全球高值耗材产业发展迅速，2019 年全球市场规模达到 1 634.27 亿美元，2015—2019 年复合增长率为 14.83%。2015—2019 年全球高值耗材产业市场规模情况如图 2-14 所示。

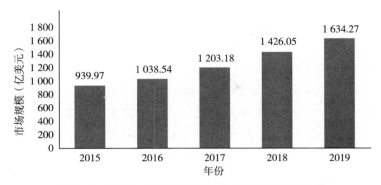

图 2-14　2015—2019 年全球高值耗材产业市场规模

资料来源：火石创造。

2015 年我国高值耗材产业市场规模为 602 亿元，到 2019 年增长至 1 292 亿元，2015—2019 年复合增长率为 21.04%，超过同期全球高值耗材产业复合增长率；2020 年受全球新冠肺炎疫情的刺激，行业需求呈爆发式增长趋势，全年市场规模突破 1 600 亿元。2015—2019 年我国高值耗材产业市场规模情况如图 2-15 所示。

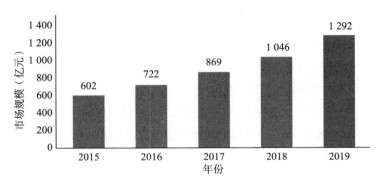

图 2-15　2015—2019 年中国高值耗材产业市场规模

资料来源：火石创造。

2. 细分领域产品结构

2019 年，我国高值耗材细分领域中，骨科植入耗材市场规模为 345 亿元，血管介入耗材为 461 亿元，神经外科耗材为 42 亿元，眼科耗材为 90 亿元，口腔科耗材为 85 亿元，血液净化耗材为 82 亿元，非血管介入耗材为 48 亿元，电生理与起搏器为 85 亿元，其他 52 亿元。国内高值耗材细分领域中的血管介入耗材和骨科植入耗材市场占比最高，分别为 35.74% 和 26.74%；血管介入耗材、口腔科耗材和血液净化耗材增速居前,超 20%。

3. 全球及国内骨科植入耗材市场规模

骨科植入耗材是高值耗材的重要细分领域之一,市场规模仅次于血管介入耗材,其安全性、有效性监管要求严格,市场准入门槛较高。

公开数据显示,2018 年全球骨科植入耗材市场规模达 512 亿美元,过去几年基本维持在 3% 左右的增长率,市场处于稳定增长状态。欧美日等发达经济体在骨科植入耗材领域具有领先技术优势,产业化程度较高,市场较为成熟。其中,北美是全球最大的骨科植入耗材市场,占据全球 53.4% 的市场份额,增速接近全球骨科市场增速;欧洲市场规模位列第二,占据全球 22.3% 的市场份额,欧洲市场的成长性较低,受财政紧缩政策及价格调降压力的影响,市场占比逐渐降低;亚太地区随着中国与印度经济的增长及国民健康意识的提升,成为全球成长最快的区域市场,市场份额达到 20.5%,而亚太地区人口占世界人口的 60% 以上,未来的市场空间广阔。

我国骨科植入耗材生产企业的发展起步于 20 世纪 80 年代,骨科理论及临床研究具备了一定的基础,但产品研发、生产工艺及市场开拓尚处于初级阶段,与国际骨科巨头存在较大差距。进入 21 世纪后,随着外资巨头进入国内抢占市场,我国企业在与跨国企业竞争和学习的过程中取得了快速成长,技术、工艺、研发和管理水平均得到了较大的提升,并开始逐渐打破被外资巨头垄断的竞争格局。国产产品占比不断提升,到 2019 年,我国骨科植入耗材市场中,国内企业占据了 40% 的市场份额。网上公开数据显示,我国骨科植入耗材市场近年来处于高速增长阶段,销售收入由 2015 年的 164 亿元增至 2019 年的 308 亿元,年复合增长率达 17.03%。预计到 2020 年,全国骨科植入耗材市场规模将达 360 亿元。

(三)医疗器械产业:体外诊断发展现状

体外诊断(In Vitro Diagnosis, IVD)是指在人体之外,通过对人体样本(血液、体液、组织等)进行检测而获取临床诊断信息,进而判断疾病或机体功能的产品和服务,IVD 产品主要由诊断设备(仪器)和诊断试剂构成。IVD 属技术密集型朝阳产业,在疾病预防、诊断、监测及指导治疗的全过程发挥着极其重要的作用,是现代疾病和健康管理不可或缺的工具。根据罗氏诊断数据统计,IVD 诊断能够影响 60% 的临床治疗方案,目前临床上超过 80% 的疾病诊断依靠它做出判断,因此 IVD 也被誉为医生的"眼睛"。

1. 全球体外诊断产业发展现状

随着全球经济的发展、居民保健意识的提高，以及全球多数国家医疗保障政策的完善，全球 IVD 产业持续发展。根据 Evaluate Medtech 的预测，全球 IVD 产业市场规模将从 2016 年的 494 亿美元以 5.9% 的年复合增长率增至 2022 年的 696 亿美元，成为全球医疗器械所有细分领域中规模最大、增速第二的子领域。健康中国的数据显示，2018 年全球 IVD 产业市场规模达到 689 亿美元，IVD 产业市场规模与增速如图 2-16 所示。对比全球 IVD 产业细分领域的市场结构，近年来，临床生化诊断的占比明显下降，从 2010 年的 25% 降至 2018 年的 13%；作为新兴技术的分子诊断和 POCT 的占比则大幅提升，分别升至 10% 与 11%；而目前主流的临床免疫诊断、微生物诊断、血液体液诊断的占比变化较小。

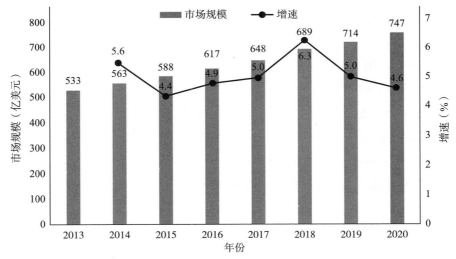

图 2-16　全球 IVD 产业市场规模与增速

资料来源：健康中国。

从国际市场来看，行业格局呈现较高的集中度，2018 年罗氏、雅培、丹纳赫、西门子和赛默飞五巨头共占据全球 IVD 市场份额超 50%，其中仅罗氏一家就占据了 20% 的市场份额，可见其在业内的龙头地位。巨头企业历史悠久、规模庞大，并且不断并购其他企业，研发最前沿的技术，其生产的诊断仪器及试剂在综合性能上有绝对的优势，同时拥有广阔的营销渠道。

2. 我国体外诊断产业发展现状

与发达国家相比，目前我国 IVD 产业市场规模尚小，但伴随着医疗健康领域的不断发展,近年来我国 IVD 行业一直保持着约 20% 的增长速度,远超全球平均水平。图 2-17 显示了 2015—2019 年我国 IVD 产业市场规模与增速。2019年,我国 IVD 产业市场规模约为 722 亿元,同比增长 19.53%,2015—2019 年复合增长率为 18.84%。

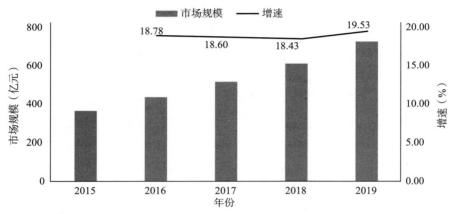

图 2-17 2015—2019 年我国 IVD 产业市场规模与增速

资料来源:火石创造。

从 IVD 产业细分领域市场占比来看,免疫诊断、生化诊断、分子诊断是目前 IVD 产业主要的三大细分领域,共占据 70% 以上的市场份额。从图 2-18 可以看出,免疫诊断是我国 IVD 产业市场规模最大的细分领域,2019 年占据 38% 的市场份额。随着技术的不断迭代,分子诊断和 POCT 迎来快速发展,市场份额不断上升。

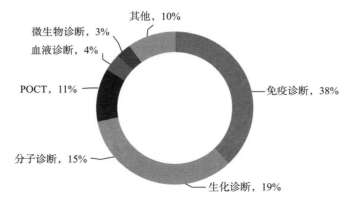

图 2-18 2019 年我国 IVD 产业细分领域市场占比情况

资料来源:火石创造。

从国内 IVD 产业市场格局来看,IVD 市场同样被罗氏、雅培、丹纳赫、西门子和赛默飞五家品牌瓜分约 56% 的市场份额,而国内最大的 IVD 企业迈瑞医疗仅占有 3.1% 左右的市场份额。随着技术的不断突破,在相同的产品功能及质量下,凭借国产产品较高的性价比,近年来本土 IVD 企业在国内市场中的占比逐渐提升,国产替代是国内企业现阶段的重要发展方向。

📖 **案例 2-6**

英国体外诊断发展现状①

在英国,慢性病流行率的上升增加了对早期和有效诊断检测的需求;POCT 技术使用的增加,也增加了市场对其的需求。此外,英国对早期诊断和治疗,特别是对传染病的早期诊断和治疗的认识日益提高,预计将有助于早期诊断市场的增长。例如,TB Alert 是英国国家结核病慈善机构,旨在提高公众和专业人士对结核病的认识。结核病预警在英国的工作重点是确保结核病患者尽快得到诊断和治疗。

而新型冠状病毒感染症大流行的出现,改变了英国国内 IVD 市场的发展前景和公众对其的认识,导致了公众对新型冠状病毒感染症诊断和治疗的 IVD 产品的高需求。在新型冠状病毒感染症的检测中,英国甚至在无症状患者中也主要使用 IVD 技术。新型冠状病毒感染症的两种主要检测方法是抗体检测和抗原检测,这些是 IVD 检测的类型。英国国家卫生服务部门与政府使用这些方法对本国的新型冠状病毒感染者进行快速和准确的检测。

由于传染病负担的加重和新型冠状病毒感染症的大流行,各方参与者正在推动英国传染病 IVD 市场的增长。而从英国面对的竞争格局来看,英国是发达地区,医疗体系完善,许多 IVD 市场的全球参与者都在该国;此外,一些英国本土企业也一直参与本国市场的竞争。这些因素使该国市场具有很强的竞争力。

（四）医疗器械产业:医学影像发展现状

医学影像是指为了医疗或医学研究,对人体或人体某部分,以非侵入方式取得内部组织影像的技术与处理过程。自 1895 年德国物理学家威廉·康拉

---

① Report Linker 报告。

德·伦琴(Wilhelm Conrad Röntgen)发现 X 射线以来,各种医学成像技术孕育而生,医学成像设备也在过去几十年里得到了长足的发展。基于产品类型对医学影像进行分类,主要包括 X 射线、超声成像、CT、MRI、核医学等。

1. 全球医学影像产业发展现状

全球医学影像市场稳步增长,2020 年市场规模达 361.9 亿美元。医学影像是医疗器械重要的组成部分,在全球范围内,医学影像占据医疗器械市场份额的10%左右。全球医学影像产业集中度高,表 2-6 中数据表明,西门子、通用电气、飞利浦和东芝四家企业市场份额约占据全球市场总额的80%。全球医学影像龙头企业都已经发展百年以上,其技术水平、市场布局和商业模式均领先于我国企业。因此,我国在医学影像的发展上面临巨大的压力。

表 2-6　全球重点医学影像企业市场情况

企业名称	简介	市场份额
西门子	德国西门子公司创立于 1847 年,是全球影像设备领域的领先企业	26.2%
通用电气	美国通用电气公司创立于 1892 年,是世界上最大的多元化服务性公司	25.3%
飞利浦	荷兰飞利浦公司在全球 28 个国家有生产基地,在 150 个国家设有销售机构。2012 年,飞利浦公司在苏州落成飞利浦医疗影像中国基地	13.1%
东芝	日本东芝公司成立于 1875 年,经过一百多年的发展,已经拥有 CT、X光机、MRI、超声、生化分析仪器等前沿医学影像系列产品	12.8%

资料来源:火石创造。

2. 我国医学影像产业发展现状

医学影像是我国医疗器械产业最大的子领域,占比约为 16%。我国医学影像发展起步相对国外龙头企业较晚,目前无论是在技术还是在商业模式上均处于跟随状态。但未来随着国家政策的扶持以及我国医学影像技术的不断突破和产业升级,我国医学影像产业将有望继续保持高速增长的良好态势,并实现从中低端市场转向高端市场的愿景。

3. 我国医学影像产业主要产品构成

国家食品药品监督管理总局数据显示,截至 2018 年,我国医学影像产品获批上市且在售的共计 2 112 种,共有 645 家企业参与医学影像设备的研发和生产。其中,X 射线和超声成像相关产品批件数较多。总体来讲,我国已经可以基本实现 X 射线和超声成像产品国产替代。但是对于 CT、MRI、核医学等高端医学影像设备来说,由于其技术壁垒较高,我国产品批件数和参与企业数都相对较少。

尽管我国医学影像产品已取得阶段性进展,但是重点产品仍被进口产品垄断。进口替代与分级诊疗将成为国产医疗器械的重要机会,助推国产影像技术水平快速提升。

案例 2-7

医学影像与人工智能①

被认为是第四次工业革命的智能化时代的到来,使得人工智能(AI)、大数据等字眼已经成为人们茶余饭后经常讨论的话题。随着各种技术的不断出现、进步、交叉与融合,许许多多的新兴学科正在不断出现,并被逐渐应用到医疗健康领域。

当我们将目光聚焦于医疗健康领域,AI 已经应用在疾病辅助诊断等许多方面,尤其是 AI 与医学影像的结合,被认为是最有可能先发展起来的领域。近年来,随着高科技在医学影像领域的渗透,以及医疗创新相关政策的鼓励,致力于提升医疗机构服务水平的医学影像新业态开始崭露头角,尤其是以 AI 医学影像产品为代表的诊断服务,以及为影像科、放射科等做整体赋能的科室运营服务,成为当前医学影像发展的热点。

AI 读片相较于人工读片具备比较优势

人工读片具有主观性高、信息利用度不足、耗时长及劳动强度大和知识经验传承困难等问题;而 AI 读片的优势体现在高效率、低成本。随着产品的成熟带动识别率的提升,AI 读片的精准度也将形成比较优势。

医生资源短缺将促进 AI 智能影像识别的应用落地

目前,我国医学影像数据的年增长率约为 30%,而放射科医师数量的年增长率为 4.1%,两者的差距是 25.9%,放射科医师数量的增长远不及医学影像数据的增长。以病理切片为例,据国家卫生健康委员会统计,我国病理注册医生为 1 万人左右,按照每百张床配备 1～2 名病理医生的标准计算,全国病理科医生缺口可能达 3 万～4 万人,目前,全国有近 40% 的手术未进行病理切片分析。所以,通过 AI 方式辅助影像科医师进行诊断将满足市场刚需。

---

① 根据火石制造内部资料整理。

AI依靠强大的图像识别和深度学习技术,能够很好地解决医学影像大数据人工处理中存在的两大问题,大大提高数据分析的效率和准确性,减轻医生的压力,同时提高诊疗的效率和准确率。

我国医学影像行业远落后于美国,主要体现在以下几个方面:

(1) 影像设备研发和创新不足,市场被外资品牌垄断;

(2) 影像信息化建设较晚且尚未完成,目前影像数据共享程度低,不能有效支持远程会诊、转诊及影像数据开发应用等;

(3) 我国第三方独立影像中心市场几乎空白,而美国已出现多个连锁品牌的独立影像中心巨头;

(4) 影像医师教育及认证制度不完善,影像医师诊断水平参差不齐;

(5) 阅片免费,影像医师收入低,医学影像作为临床科室的辅助科室,其价值不被认可现象严重。

总体来看,我国医学影像产业发展机会较多,未来产业结构也将进一步丰富。与美国医学影像行业的发展现状相比,我国第三方独立影像中心、远程影像诊断、影像设备、影像信息化等领域均有发展机会。

对于医学影像和AI的结合,国内外都有相关企业开始探究。国内如DeepCare,作为一家初创公司,DeepCare发展迅猛。它是一家将AI应用于医学影像的识别和筛查的科技公司,专注于研发医学影像检测、识别、筛查和分析技术,致力于通过融合机器视觉、深度学习和大数据挖掘技术,将医学影像识别技术提供给便携式医疗器械厂商和广大基层诊疗中心。

国外的企业起步相对较早,尤其是IBM Waston、DeepMind,还有Butterfly Network等。Arterys是一家提供SaaS(软件即服务)服务的创业公司,主营业务是为医疗机构提供精准的3D心血管影像,并提供量化分析服务。专注于心血管影像的Arterys不但于2016年获得了1 200万美元的A轮融资,还获得了GE医疗的青睐。两家公司的合作催生了颠覆现有心脏MRI的4D Flow(四维血流),它不仅能够从任意角度呈现心脏的3D结构,还加入第四个维度——时间,使得血液流动随着时间变化的情况也可以完全呈现。这款软件于2016年11月正式获得了FDA的审批,将用于心血管疾病患者核磁图像的数据分析。或许正是在AI应用于医学影像领域的专注,使得Arterys成立仅5个月就获得投资人的青睐,成功融到了600万美元的天使投资。

三、全球健康服务产业发展现状

健康服务产业的发展不是一蹴而就的,往往需要一段时间的探索才能形成,而医疗服务体系更是一个随着社会发展和医疗技术的出现而不断调整的过程。当前,全球健康服务产业经过几十年甚至几百年的改革形成了较为完善的体系,几个发达国家(美国、英国、日本)的医疗服务体系已经成为世界医疗服务体系的代表。接下来基于对这些医疗服务体系的分析,进一步对全球健康服务重点领域(康复医疗、医疗旅游)的现状进行研究。

(一)主要发达国家医疗服务体系

医疗服务体系的良性发展是一个国家健康服务产业发展的保证。无论是全民医疗制、全科医生制还是双向转诊制,都离不开医疗服务体系各个环节的协作互助。医疗服务体系的完善是提供高效果、高效益、低成本改进居民健康服务的关键。医疗服务体系的健全有助于更全面地实施医疗卫生政策,使医疗服务更具连续性、协调性和整体性。宏观上看,医疗服务体系的构建帮助医院和各级卫生管理部门之间建立起更加协调互助的关系,为各个利益相关者提供了一个方便、快捷的互动平台,使卫生活动高效对接。微观上看,医疗服务体系的构建有利于在实现跨区域的资源互动、信息共享的同时,不断促进各区域医疗技术的发展。

医疗服务体系是整个社会服务系统的一个子系统,社会大系统决定了医疗服务子系统的发展。因此,医疗服务体系的构建和发展往往与国情相适应。发达国家医疗服务体系的特点之一是内部分工相当明确,各级医疗机构具有精准的功能定位,而且相互配合协作较好,确保了医疗服务供给的效率和质量。在构建医疗服务体系时,发达国家擅长进行纵向医疗服务体系整合,发挥各级医疗机构的优势。此外,全科医生和私立医院在发达国家的医疗服务体系中扮演着重要角色。全科医生相当于卫生健康守门人,将大部分患者的病症解决在社区医疗机构,必要时再依次向上一层级医疗机构进行医疗转诊。而私立医院辅助公立医院与私立医院之间形成有效的竞争机制,逐步消除技术垄断、人才垄断,有助于促进发达国家整体健康服务产业的进步。

案例 2-8

美国：市场主导型医疗服务体系[①]

美国作为一个多民族、多文化、多人种、多宗教的国家，拥有复杂的经济体系，医疗卫生产业在经济及就业方面都占有极大的比重。据统计，美国每年的医疗卫生总支出占 GDP 的比重高达 18%，并且这个比重还在持续提升中。尽管美国每年将 GDP 的近五分之一用于医疗卫生支出，但它是唯一一个没有实现全民医保覆盖的发达国家，因此美国的医疗服务体系一直是世界各国学者争议最大的。

医疗卫生支出来源

美国医疗卫生支出主要来源之一是政府的财政支出，其中一部分来自联邦政府财政支出，另一部分来自地方各级政府（州、县等）财政支出，主要用于医疗照顾（Medicare）和医疗援助（Medicaid）计划。医疗照顾计划主要针对 65 岁以上的老年人、终身残疾的患者及其家属以及肾病晚期的患者，由联邦政府财政出资，为他们提供免费的门诊及住院医疗服务、免费的药品等。医疗援助计划主要针对低收入的居民个体或整个家庭，由联邦政府与地方政府一起出资，直接帮助受助者向医疗服务提供者支付医疗费用，而这些受助者只需为某些特殊的医疗服务支付一小部分的费用。目前美国 50 个州都参加了医疗援助计划。

医疗服务体系构成

在美国，拥有保险的患者可以自主转诊或进入任一层级的医疗机构。这种自由择医的方式也扩展了内科医生和儿科医生的角色定位，全科医生（包括全科医生、家庭医生、普通内科医生和儿科医生）不仅提供门诊服务，还提供住院类的二级医疗服务。美国的全科医生包括普通内科、儿科医生，占总执业医生数的 1/3。

在美国，按人头付费制主要与健康维护组织（HMO）规划相关，呈三级支付结构，如图 2-19 所示。HMO 不直接将费用给付私人门诊医生或小团体的全科医生；全科医生保有自己的诊所与工作室，通过联合方式组成独立执业协会（IPAs），HMO 借助该中间管理机构进行管理和支付。但与此同时，也存在全科医生为提高收入而拒绝为患者诊治或提供专科服务的问题。美国主要通过补偿

---

① 李倩.国际视野下江苏省医疗卫生服务体系及其分级诊疗制度研究[D].南京:南京中医药大学，2020.

机制的调整将压力转嫁于全科医生和医院,以控制服务数量和支出;并积极通过供方与支付方的谈判有效控制医保费用。

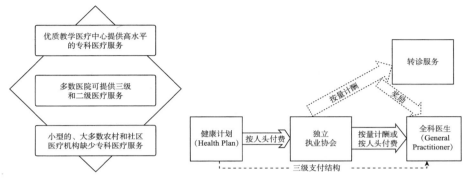

图 2-19　美国的分级医疗服务结构及按人头付费方式

案例 2-9

英国:政府福利型医疗服务体系①

英国的国家医疗服务体系(National Health System, NHS)建立于 1948 年,经历半个多世纪的发展与完善,已经成为英国福利制度的重要组成部分。英国的医院分为三个等级:初级医疗服务由社区卫生服务中心提供,主要包括对常见疾病的治疗、疫苗接种、健康宣教等;二级医疗服务主要由各地区医院提供,负责接纳从社区卫生服务中心转诊的病人,诊治社区卫生服务中心解决不了的疾病;三级医疗服务由各专科医院或教学医院提供,主要诊治各种罕见病及疑难杂症,是最高级别的医疗服务。

英国的医疗服务体系实行由国会到各级医疗机构层层自上而下的财政拨款制,同时各医疗信托机构及医院都具有自下而上的问责机制。病人必须到全科医生处首诊,若病情需要则可持全科医生的转诊单逐层向上转诊,待病情好转后,再从上级医院向下级医院转诊。由此可见,全科医生在 NHS 中担当"守门人"的角色。因此,英国将其医疗服务体系的重心放在建设基础医疗卫生事业上,培养了一大批医术精湛的全科医生,使得大部分疾病在全科医生处便可以得到医治。NHS 中也存在小部分私立医院,与公立医院形成互补,其服务对象是

---

① 廖藏宜:英国医疗保障制度的体制机制评*——基于 WHO 的"铁三角"定理[EB/OL].(2018-09-21)[2022-10-20].https://www.sohu.com/a/255199444_780159.

高收入、对医疗服务高要求的人群。

英国的医疗支出主要来源于政府财政预算,其增长幅度受到较为严格的控制。如图 2-20 所示,2010 年以后,英国医疗总支出增长率、政府医疗支出增长率和个人医疗支出增长率与 GDP 增长率趋近;到了 2014 年,英国医疗总支出增长率和政府医疗支出增长率低于 GDP 增长率,但是个人医疗支出增长率有上升趋势。2017 年,英国医疗总支出为 1 974 英镑,占 GDP 的 9.6%,与 2016 年相比增长 1.1%。统计显示,2017 年英国居民人均医疗支出为 2 989 英镑,而 2016—2017 年英国初级医疗服务的人均支出仅为 151.37 英镑。由此可见,由全科医生提供的初级医疗服务更便宜。

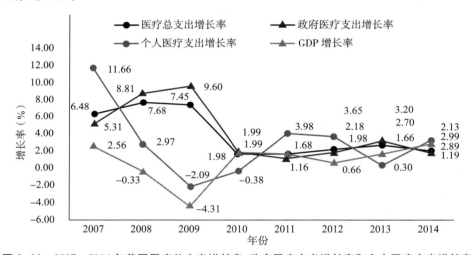

图 2-20 2007—2014 年英国医疗总支出增长率、政府医疗支出增长率和个人医疗支出增长率

案例 2-10

日本:社会保险型医疗服务体系①

日本医疗服务体系虽然与欧洲各国相比发展得较晚,但是目前已经形成完善的医疗服务体系,是世界上第一个引入社会保险制度并实现全民医疗保险全覆盖的非西方国家,其医疗服务体系在 20 世纪末就已经取得令世界瞩目的成果。2016 年世界卫生组织发布的《世界卫生报告》(World Health Report)从医疗

① 【健康医疗】医联体"进阶形态":日本地域医疗体系的特征及其启示[EB/OL].[2022-10-20]. https://zhuanlan.zhihu.com/p/355688408.

服务水平、医疗服务可及性、医疗费用负担的平等性、人口健康状况等多个方面对全球 195 个国家(地区)的医疗服务体系进行了综合比较,日本继续蝉联第一名。日本已经建成分工明确、相互协作的医疗服务体系,并建立了完善的转诊制度和医养协同机制。

日本将拥有 20 张及以上床位的医疗机构定义为医院,床位达到 200 张以上的医疗机构为大医院,未满 20 张床位的医疗机构则为诊所,根据是否拥有床位可进一步将诊所细分为有床诊所和无床诊所。根据三级医疗圈的职能定位,日本的医疗机构协同模式一般可分为两类:一是诊所与诊所间的转诊,因日本很多诊所的专科能力较强,故诊所间会在区域内根据患者需求进行转诊;二是医院与诊所间的双向转诊,一般区域医疗支援医院和特定功能医院会成立专门负责在医院与诊所间转诊的"病症转诊室"或负责上下转诊的"区域医疗转诊室",并设有传真、电话和网络平台供患者进行预约、转诊。而在医疗和长期护理协同方面,日本的长期护理服务在经过多年的发展后,已基本与医疗机构间形成了"养老—护理—医疗"无缝衔接的服务模式。

（二）健康服务重点领域:康复医疗

大多数康复设备笨重、成本高、安装复杂,患者只能在医师的指导下在康复中心使用,而康复设备和康复医师短缺且分布不均的现状给"人人享有康复服务"的目标带来了难题。云平台技术具有提供动态的、可伸缩的、虚拟化的资源的特点,有助于破解医疗机构间的信息孤岛问题,必将成为康复医疗的一大发展趋势。

"互联网+康复医疗"是以互联网为载体,以云计算、大数据、移动通信等信息技术为手段,与传统康复医疗服务深度融合形成的一种新型健康服务的总称,而云平台技术是"互联网+康复医疗"的一种实现方式。云平台技术可将分布在不同医院、康复中心或家庭的康复设备、患者和康复医师连接起来,实现三者之间的互动,在提高康复医疗效率的同时为患者提供个性化的康复服务。从发展时机来说,国外康复医疗创业浪潮始于 2011 年,具体变化趋势如图 2-21 所示。

在国外,谷歌、微软、惠普、IBM、亚马逊等大型 IT 公司都积极地开发云平台。例如,澳大利亚的 MDXD 公司研发了 MedExercise 康复管理云平台,可以把患者在家中的训练数据上传到云端,康复医师通过系统自动生成的用户电子病历对数据进行分析,并通过 App 将个性化的康复计划反馈给患者。

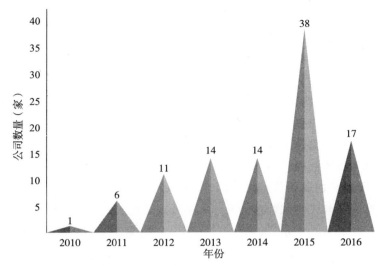

图 2-21 2010—2016 年国外互联网+康复医疗创业公司数量变化趋势

（三）健康服务重点领域：医疗旅游

医疗旅游具有轻松性、康复性、享受性、消费性、地域性等特征。实际上，从国际医疗旅游产业发展情况来看，国际医疗旅游的特征主要表现在客流反向流动、高质低价等。国际医疗旅游的客流主要是从发达国家向发展中国家流动，并且这种现象正日益加剧。以美国为例，为了获得廉价的医疗服务，仅 2007 年就有近 75 万人参加了境外医疗旅游，截至 2018 年，全球跨境医疗旅游人次已经超过 1 200 万，且其目的地多为墨西哥以及亚洲的印度、泰国、马来西亚等国家。原因之一在于消费者可以以第三世界的价格享受一流的服务。发展中国家廉价的劳动力以及低廉的仿制专利药品价格，赋予其极大的医疗旅游价格竞争力。同时，开展医疗旅游的发展中国家的医疗机构往往集中了本国最先进的设施设备，在西方受训掌握先进技术的医疗界精英也汇集于此，这些机构提供的医疗服务具有卓越品质，甚至在特定领域已经超越西方发达国家。此外，医疗旅游的产品往往是必需消费品，但客源国又无法以低价高效率地提供；同时，这种产品立足于高技术、高设备，资源消耗较低，受国际环境变化影响较小。相反，发达国家更有可能依赖发展中国家的医疗旅游，以便减轻自身医疗服务体系日益增大的压力。

现阶段，欧美地区仍是高端跨境医疗旅游的主要目的地，其以科技含量高为主要优势，服务形式以诊疗为主。亚洲地区则以特色化、高性价比的医疗美容、辅助生殖等项目吸引全球客户。具体的热门国家主要包括美国、日本、韩国、德国、泰国等，各国都在打造自己的特色和优势项目。例如，日本体检使用的精密仪器和跪式服务，韩国医疗美容的"明星"同款，美国的新药、重症治疗方案等，都极具特色与吸引力。

在医疗旅游的定义方面，不同学者从自身研究的角度给出了不同的解释。世界旅游组织将医疗旅游定义为以医疗护理、疾病与健康、康复与修养为主题的旅游服务。医疗旅游具有广义和狭义之分，医疗旅游的类别根据医疗旅游者的不同目的而划分，主要包括以疾病治愈为主的医疗旅游、以保健养生为主的医疗旅游、以美容美体为主的医疗旅游，不同的医疗旅游者可以根据自身的需求选择适合的类型。

案例 2-11

医疗旅游现状——泰国、印度、德国①

泰国：以整形美容为主的医疗旅游

整形美容的发展非常迅速，也越来越常态化，泰国是整形美容旅游发展得比较好的国家。以整形美容为主的医疗旅游主要是指在旅游的同时变得更加美丽，医疗机构会根据游客的需求制订方案来改变游客的容貌和身形，从而提升其个人气质，使其变得更加自信。

泰国是全球医疗旅游发展得最好的国家之一，被誉为全球医疗旅游的"领头羊"。从 1970 年开始，泰国凭借变性手术吸引了众多医疗游客前往。如今，曼谷和普吉岛的医疗机构提供的牙科、激光、整形外科、丰胸、变性、SPA（水疗）和面部美容等项目在外国游客中广受欢迎，普吉岛的东方水疗中心和世界级度假村也受到游客的青睐。丰富的资源、低廉的价格、优质的服务、高水平的医疗技术是许多外国游客选择泰国作为医疗旅游目的地的原因。泰国正试图打造"世界医疗旅游服务中心"，在政府出台的积极政策的引导下，泰国的医疗服务水平进一步提升，得到国际认证的医疗机构也越来越多。

印度：以综合医疗为主的医疗旅游

印度是医疗旅游的后起之秀，正在成为世界上最受欢迎的医疗旅游目的地之一。图 2-22 形象地展示了印度医疗特色，印度是一个充满神秘色彩的国家，

① 2020 中国医疗旅游前瞻报告［EB/OL］.［2022-10-20］.https://www.sgpjbg.com/baogao/62329.html.

同时拥有丰富的旅游资源,优质的医疗服务水平、低廉的医疗价格为印度的医疗旅游增添了竞争力。印度的医疗旅游项目包括外科手术、整形、关节造型、外科移植、脊椎接骨与眼科等。同时,印度还拥有自己独特的优势项目,包括印度草药、印度瑜伽、豪华水疗等医疗养生服务。丰富的医疗产品类型和传统的医疗项目是印度医疗旅游发展壮大的主要驱动力,充满异域风情的旅游胜地、种类丰富的医疗旅游产品、低廉的医疗价格和上乘的医疗服务,使印度成为医疗旅游发展大国。

印度——综合医疗资源,价格低廉,以"医"为主,以"旅"为辅

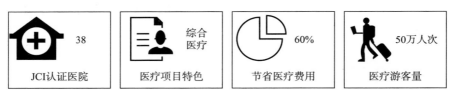

图 2-22　印度医疗特色

注:JCI,国际医疗卫生机构认证联合委员会。

德国:以顶尖技术为主的医疗旅游

德国是世界上最早发展医疗旅游的国家之一。如图 2-23 所示,德国因其高端的医疗技术水平而大受阿拉伯海湾地区国家和美国等国家游客的欢迎。德国联邦统计局的数据显示,2015 年,来自全球 169 个国家的近 68 000 名患者到德国治疗疾病。德国政府为了促进医疗旅游在本国的发展,制定了一些政策吸引全球的游客。德国主要是在服务水平、移民政策、国际医疗旅游机构、平台的构建与推广等方面下功夫,同时也考虑随行的亲人及朋友,为他们提供赏心悦目的景点。2011 年,德国为了发展医疗旅游市场,德国国家旅游局将 2011 年定为"健康与美丽之旅"主题年,在全球范围内打造德国"舒适之国"的形象,并先后推出了丰富多彩的健康医疗项目,如健身、美容、SPA、养生和保健食品等。德国大力宣传国内的温泉和疗养胜地,得到了游客的积极反响。

德国——顶尖医疗技术,价格高昂,以"医"为主,以"旅"为辅

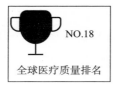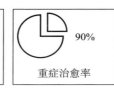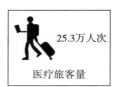

图 2-23　德国医疗特色

（四）健康服务主要模式:CDMO

合同研发生产组织(Contract Development Manufacture Organization，CDMO)模式包含从临床前研究、临床试验到商业化生产的研发、采购、生产等整个供应链体系,为制药企业提供创新性的工艺研发及规模化生产服务,以附加值较高的技术输出取代单纯的产能输出(医药制造外包)。CDMO 是一种"定制研发+定制生产"模式,其核心在于"D",即"Development",能够帮助更多的研发型企业进行实际的技术转化,缩短产品上市时间,促进商业化。

1. 全球 CDMO 市场规模现状

2019 年,全球 CDMO 市场规模近 800 亿美元(如图 2-24 所示)。2012—2021 年,全球 CDMO 市场年化增长率为 11.95%,远高于同期全球医药市场年化增长率 4.9%。

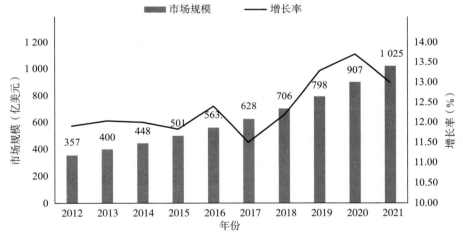

图 2-24　2012—2021 年全球 CDMO 市场规模及增长率

全球 CDMO 产业分布主要呈现从欧洲兴起,向亚太转移的特征。1996 年之前,从事 CDMO 业务的公司较少,原料药和中间体主要由药厂自己生产或由化工企业提供,主要分布在欧洲地区。1997—2007 年是 CDMO 产业兴起阶段,几家重要的 CDMO 公司均在这一阶段实现了快速发展,为其成为 CDMO 龙头企业奠定了基础:Patheon 开始进入医药研发外包领域并大力布局欧洲、北美市场;Catalent 从包材、封装业务切入口服药领域,并从母公司独立;目前的生物制药CDMO 龙头企业 Lonza 于 1996 年正式介入生物制药领域并开始一系列布局扩张,为未来发展奠定了基础。

在此阶段,CDMO 产业得以快速发展,其原因可归为大批专利药过期导致制药企业出现闲置产能,为了降低运营成本,制药企业将闲置产能出售给 CDMO 公司,使其得以壮大。同时,早期生物科技公司进入快速发展期,包括 Celgene、Gilead、Shire 等,这些公司普遍成立于 20 世纪七八十年代,进入 90 年代后陆续有产品获批上市,但有些公司尚未建立大规模生产线,由此促进了外包业务的发展。此外,Covance、Quintiles 等临床医药研发外包公司在这一阶段取得了成功,并与大型生物制药企业开始建立长期联系,使得医药外包服务这种形式逐渐被市场认可,也成为制药企业在生产、研发方面的另一选择。

2007—2018 年,新药加速获批助力产业再次快速发展,根据 Pharma-Tech 公司发布的消息,从 2013 年起 CDMO 产业增速保持在 10%~15%;根据 Evaluate Pharma 统计和预测的 2001—2017 年新药获批数量及 5 年销售情况,2010 年后新药获批数量有所增加,并在 2014—2015 年迅猛增加,分别达到 51 个和 56 个;GBI Health 发布的《2017 年新药审评总结》数据显示,2017 年进口药获批数量达到 39 个,国产 1 类新药申报数达到 174 个。

2. 全球 CDMO 公司分布

CDMO 模式最早应用于欧美市场,在先发优势下,欧美的 CDMO 市场占据了全球非常重要的市场份额。根据 Informa 统计,2017 年美国 CDMO 市场占据全球 CDMO 市场总额的 41.4%,而欧洲 CDMO 市场占据 21.2%,二者合计超过 60%。而 2017 年我国 CDMO 市场仅占全球市场总额的 8.9%。

如图 2-25 所示,全球 CDMO 公司中营业收入超过 5.00 亿美元的有 5 家,占整体公司数量的 2.6%,其营业总收入占整体市场份额的 26%;营业收入在 2.50 亿~5.00 亿美元的有 8 家,占整体公司数量的 4.1%,其营业总收入占整体市场份额的 20%;营业收入前 13 名公司营业总收入占比达到 46%。因此,虽然 CDMO 公司数量较多,但行业集中度相对较低。

从龙头企业的竞争要素来看,CDMO 行业竞争包括两个维度:一是技术能力,包括对生产工艺的优化、放大,创新药生产能力等;二是服务广度,包括客户分布广度(供应链管理能力等)以及服务项目广度,在 CDMO 服务之外,注册服务、市场咨询服务甚至临床试验服务都可能成为公司新的增长点。

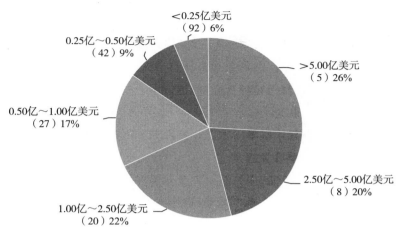

<0.25亿美元
（92）6%

0.25亿～0.50亿美元
（42）9%

>5.00亿美元
（5）26%

0.50亿～1.00亿美元
（27）17%

2.50亿～5.00亿美元
（8）20%

1.00亿～2.50亿美元
（20）22%

图2-25　按公司营业收入规模统计的CDMO市场格局

（五）健康服务主要模式：医药研发外包

医药研发外包（Contract Research Organization，CRO）成为主流趋势，全球CRO行业发展迅速，亚太地区凭借国际比较优势成为最具发展潜力的地区。研发费用投入的增加及新药研发难度的上升为CRO市场带来了巨大的增长潜力。

根据提供服务的阶段来划分，目前市场主流CRO企业主要提供临床前CRO和临床试验CRO。临床前CRO主要针对化合物研究和临床前研究，包括新药发现、先导化合物和活性药物中间体的合成及工艺开发、安全性评价、动物模型构建等；细分领域主要参与者包括康龙化成、睿智化学、新高峰、昭衍新药等。而临床试验CRO主要针对临床试验阶段的研究，涵盖临床Ⅰ—Ⅳ期技术服务、临床数据管理和统计分析、新药申请和审批等；细分领域主要参与者包括IQVIA、Covance、泰格医药、博济医药、华威医药等。上述CRO各项服务涵盖的开发流程及各模块内容具体如图2-26所示。

随着全球制药企业研发成功率降低、研发费用上升，目前全球已有超过50%的制药企业选择聘用专业的CRO公司协助新药研发，以降低自身研发费用并控制风险。如图2-27所示，2013—2019年，全球CRO产业市场规模从71亿美元稳步上升至119亿美元，年复合增长率达8.12%，呈逐年上升趋势。

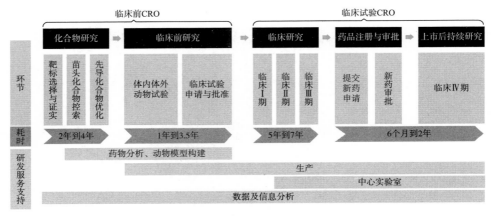

图 2-26　CRO 开发流程及各模块内容

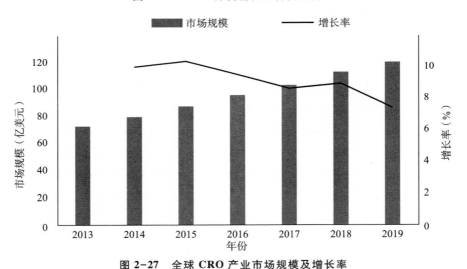

图 2-27　全球 CRO 产业市场规模及增长率

四、全球健康创新产业发展现状

（一）全球健康创新产业：技术创新

虚拟现实技术作为一种新的医疗工具，与传统疗法相比具有更高的附加价值。至于利用虚拟现实平台工作站进行脑动静脉畸形显微手术的可行性，研究证明通过对 3D 多模态成像数据进行全面的分析，有助于确定良好的手术方案，提高术中空间定位的准确率。虚拟现实技术进步快，图像质量高，能设定与刺激相关变量。在治疗焦虑症等精神疾病方面，虚拟现实技术允许治疗师通过设备控制刺激量,这是一种方便有效的治疗方式。针对焦虑相关疾病的虚拟现实暴露疗法的试验数量和多样性都在增加,其中大部分针对的是恐高、蜘蛛恐惧症等特定恐惧症,并被发现有一定疗效。

iiMedia Research 数据显示,2020 年全球虚拟现实医疗市场规模达到 26 亿美元。虽然社会反应良好,但相关学者及研究认为,虚拟现实治疗还存在两个关键问题:一是提高现有疗法的长期疗效,二是促进虚拟现实技术的临床应用。相关研究证明虚拟现实技术可以改善医疗保健效果,但是尚未转化为普通临床疗法并得到广泛应用。

📖 案例 2-12

基因技术创新[①]

随着近年来基因检测、基因编辑等技术逐渐发展,并开始应用于疾病筛查、癌症治疗、慢性病治疗等领域,以基因技术为基础的基因治疗市场在经历了二十多年的起伏后,又重新受到了广泛的关注。从 2013 年开始,基因治疗在研产品数量呈现爆发式增长趋势。

与传统药物研发相比,基因疗法和细胞疗法的研发投入更高。根据 Frost & Sullivan 分析,基因疗法和细胞疗法在临床前的研发费用为 9 亿～11 亿美元,临床阶段费用为 8 亿～12 亿美元。同时,由于基因治疗技术尚未成熟、风险大,近年来,国际大型生物制药公司纷纷通过并购或合作的方式进入基因治疗领域,如 Spark Therapeutics 公司、UniQure 公司、Sangamo Therapeutics 公司等。

Spark Therapeutics 公司

2017 年 12 月,美国公司 Spark Therapeutics 的基因疗法 Luxturna 获批上市,用于治疗儿童和成人患者的特定遗传性眼疾。这是首款在美国获批、靶向特定基因突变的"直接给药型"基因疗法。与 Novartis 公司的 Kymriah 免疫细胞疗法和 Kite Pharma 公司的 Yescarta CAR-T 细胞疗法不同,Spark Therapeutics 公司的 Luxturna 基因疗法更符合人们对基因治疗的想象——通过注射,腺相关病毒载体将健康的基因送入人体细胞内,合成具有正常功能的蛋白。Spark Therapeutics 公司成立于 2013 年 3 月,是一家专注于临床阶段基因治疗的上市公司。基于费城儿童医院二十多年积累的技术和经验,Spark Therapeutics 公司旨在通过发展

---

① 根据火石创造内部资料整理。

潜在的一次性改变生命的基因疗法治疗遗传疾病,改善患者的生活。基于对基因组和遗传异常的深入研究,这家公司能够针对特异性遗传疾病患者定制基因疗法。

成立初期,Spark Therapeutics 公司曾获得美国费城儿童医院投资的 5 000 万美元的 A 轮融资。2014 年,Spark Therapeutics 公司再次获得 Sofinnova Ventures 领投的 7 280 万美元的 B 轮融资。2015 年,Spark Therapeutics 公司走进美国纳斯达克,正式登陆公开资本市场。Spark Therapeutics 公司已经建立起一个领先的综合基因治疗平台,将遗传疾病患者的基因转化为药物,包括遗传性视网膜疾病、肝脏介导疾病、神经退行性疾病等。

UniQure 公司

以创造力著称的荷兰公司 UniQure 成立于 2012 年,致力于研发基因疗法并用于治疗各种因基因缺陷和异常而引起的疾病,如遗传病、中枢神经系统失调症等,目前在多个疾病领域都有自己的开发计划。通过与领先的学术机构与研究机构合作的方式来赞助临床前和早期临床试验的候选基因治疗产品,UniQure 公司提高了研发的成本效益而没有耗费大量的资源。模块化的技术平台保证了产品的安全性和有效性。2014 年 2 月,UniQure 公司走进美国纳斯达克,正式挂牌上市。

UniQure 公司在欧洲的主要产品是 Glybera。作为首款基因治疗药物,Glybera 于 2012 年被欧盟批准上市,用于治疗极其罕见的遗传疾病——脂蛋白脂肪酶缺乏症(LPLD),创造了单次治疗 100 万美元定价的昂贵现代医药的新纪录。获批至今,这款天价药仅被使用过一次。

Sangamo Therapeutics 公司

Sangamo Therapeutics 公司成立于 1995 年,原名为 Sangamo BioSciences,是一家通过基因编辑技术开展临床阶段药物研发的公司,专注于锌指蛋白(ZFP)技术的研究开发和商业化。可以说,这家公司是全球应用锌指蛋白技术最广泛的公司,开展了一系列临床阶段的人类疾病治疗。公司已于 2000 年 4 月在纳斯达克上市,2013 年曾完成 7 420 万美元的 Post-IPO 融资。

基于基因技术的多平台方法,包括基因治疗、基因编辑、细胞疗法、基因调控等,Sangamo Therapeutics 公司在血友病、血红蛋白病、中枢神经系统疾病、艾滋病等领域布局产品管线。2017 年 11 月,Sangamo Therapeutics 公司宣布其在研 SB-913 疗法完成了首例患者给药。与已经获批的三款基因疗法不同,这款疗法引入健康基因,直接作用于患者体内的生命源代码。换句话说,当这款基因疗法生效的那一刻,这名患者的基因将发生改变。这是生物技术史上的重要一步。

如前所述,基因治疗对研发和生产的要求远远大于传统药物。例如 CAR-T 细胞疗法具有不同于传统化学药和生物药的诸多特点,包括对细胞培养和基因稳定要求高,对环境极其敏感,易受多种因素(温度、二氧化碳浓度、湿度)的影响等。因此,具备成熟技术的专业 CDMO 公司对基因治疗的研发与生产具有重要推动作用。

（二）全球健康创新产业:物联网技术

物联网是一种依托于当代信息通信技术和互联网技术的发展而兴起的一种互联网络,通过在实物上安装和设置的智能识别标识及处理工具,进而利用红外传感、激光识别、射频识别等技术协议对实物进行识别、解读、操作及管理,实现终端设备间的互联互通。

物联网技术能够赋予实物特定的身份和活性,使其从孤立的状态转变为一种可监督、可控制的状态。物联网主要有三类特征:首先,物联网是感知技术的综合应用,物联网技术通过部署多种传感器设备进行信息采集,其中传感器会周期性地采集数据并不断地进行更新;其次,物联网是以互联网为基础而建立的一种泛在网络,通过有线和无线网络与互联网的结合,在适应各种异构网络和协议的基础上,将实物的信息实时、准确地传递出去;最后,物联网能够将传感器和智能处理技术相结合,对从传感器中获得的大量信息进行挖掘,发现新的应用领域及服务模式,以适应不同用户的需求。

物联网技术在居家养老领域得到了广泛的应用。

一是网络物理增强型安全无线传感器网络集成体系在医疗监护和决策支持系统中的应用。该体系由通信核心、计算核心以及资源调度和管理核心三部分组成,通过详细分析和解释相关模型(如云计算、实时调度和安全模型),最后模拟出此架构在居家养老领域的应用场景。

二是业务技术协同设计方法在家庭医疗保健设备和服务的跨境集成方面的应用。在此框架中,解决方案的三个关键要素(业务模型、设备和服务集成架构、信息系统集成架构)是有机集成和并立的,形成了一个合作生态系统,相关者的信息系统都集成在一个合作型健康云中,并通过家庭医疗保健站扩展至患者。

除此之外,基于 Hadoop 的智能护理系统实现了医疗保健系统中所有设备之间基于物联网的信息资源共享,能够有效、实时地处理大量患者的传感数据。在使用物联网技术对患者进行健康监测方面,智能医疗监控架构通过临床决策支持系统实现对患者的监测,以便从无线医疗传感器和患者的电子医疗记录中高质量地采集患者的生命体征数据,为患者做出医疗决策提供更便利的条件。

总体来说,物联网技术在医疗领域具有很高的价值,而且有很大的潜力。目前物联网产品和服务不断增多,业内人士对物联网也十分重视,随着新技术的发展,未来医疗行业将呈现新的面貌。

(三) 全球健康创新产业:综合应用

随着新一代信息通信技术与医疗领域的交汇融合,全球健康创新产业基于互联网、物联网、大数据、智能传感技术等应用将得到快速发展。一种是医疗信息化与在线医疗结合的互联网医疗模式。在这种模式下,"虚拟医院"将走进人们的生活,这不仅提升了医疗服务的效率,而且降低了诊疗错误发生的概率,能够提供更好的健康医疗服务。此外,通过建立跨区域、跨医院的医疗资源共享机制,医疗机构之间能够实现信息传输和整合,对此应建立跨医院的医疗数据共享交换标准体系。另一种是依托互联网技术的智慧医疗,具有心率监测功能的智能手环等可穿戴设备借助智能传感技术有效地测量和传输健康数据,使物联网技术在医疗领域常态化。总之,物联网技术已经逐渐被应用在健康管理、医疗诊断和护理照护等健康创新产业的不同层面,有助于提高工作效率和降低医疗成本。

参考文献

[1] 陈多,李芬,王常颖,等.日本整合型医疗服务体系的构建及对我国的启示[J].卫生软科学,2019,33(10):64-69.

[2] 瘳藏宜:英国医疗保障制度的体制机制评*——基于WHO的"铁三角"定理[EB/OL].(2018-09-21)[2022-10-20].https://www.sohu.com/a/255199444_780159.

[3] 独思静,周思远,梁宁,等.中医药在美国的发展现状与分析[J].中国中医中药杂志,2021,43(5):422-428.

[4] 傅勘.基于物联网技术的医养结合型智慧居家养老服务模式研究[D].秦皇岛:燕山大学,2020.

[5] 高静,刘春济.国际医疗旅游产业发展及其对我国的启示[J].旅游学刊,2010,25(7):88-94.

[6] 顾小军,蒋兆媛,张子隽,等.中医药在德国、法国、英国及荷兰的发展现状及合作策略分

析[J].国际中医中药杂志,2021,43(7):630-633.

[7] 黄奕然,沈远东."一带一路"背景下阿拉伯国家中医药发展现状[J].国际中医中药杂志,2017,39(9):769-772.

[8]【健康医疗】医联体"进阶形态":日本地域医疗体系的特征及其启示[EB/OL].[2022-10-20].https://zhuanlan.zhihu.com/p/355688408.

[9] 李倩.国际视野下江苏省医疗卫生服务体系及其分级治疗制度研究[D].南京:南京中医药大学,2020.

[10] 唐心宇.基于云平台的情景交互式康复训练及评估系统[D].南京:东南大学,2019.

[11] 吴晶晶,高山."一带一路"背景下中医药企业的国际化发展研究[J].中国研究型医院,2019,6(1):6-12.

[12] 许珂.【康知了】互联网+康复:互联网医疗新的切入[EB/OL].(2017-12-07)[2022-07-05].https://www.sohu.com/a/208996302_554602.

[13] 许维青.H公司"互联网+"医疗健康业务的商业模式创新研究[D].杭州:浙江工业大学,2019.

[14] 杨青,钟书华.国外"虚拟现实技术发展及演化趋势"研究综述[J].自然辩证法通讯,2021,43(3):97-106.

[15] 杨燕绥,廖藏宜.健康医疗保险与医疗体制改革[M].北京:中国财政经济出版社,2018.

[16] 医药研发外包服务(CXO)行业深度研究[R/OL].(2020-11-07)[2022-07-05].http://www.360doc.com/content/20/1107/22/71912023_944657869.shtml.

[17] 张蓝月.泰国医疗旅游发展模式对云南省医疗旅游的启示[D].昆明:云南财经大学,2019.

[18] 中国产业研究院.2021—2026年中国医药行业市场发展现状调查及未来趋势预测研究报告[R/OL].(2021-07-11)[2022-07-05].https://www.chinairn.com/scfx/20210711/130916372.shtml.

[19] 2020中国医疗旅游前瞻报告[EB/OL].[2022-10-20].https://www.sgpjbg.com/baogao/62329.html.

[20] 邹晓旭,姚瑶,方鹏骞,等.分级医疗服务体系构建:国外经验与启示[J].中国卫生经济,2015,34(2):32-36.

第三章

大健康产业价值链重构

案例 3-1

石药集团——创新引领价值链提升①

　　1997 年 8 月，河北省内四家医药龙头企业强强联合，成立了石家庄制药集团有限公司(以下简称"石药")。考虑到全球原料药业务转移成为石药发展的大好机会，石药成立后，即确定以维生素 C 和 β-内酰胺类抗生素为两大战略性产品。以当初的产能计，石药位列国内原料药"四大家族"之一，成为国内最大的原料药生产基地。得益于此，石药成为石家庄市首个利税超过十亿元的企业。然而，受 2008 年金融危机的影响，全球市场特别是东南亚市场，需求端方面，国际买家资金紧张、购买力下降、购买周期延长，不仅影响了中国原料药的销售，而且增大了出口企业的经营风险；供给端方面，金融危机促使国际贸易保护主义抬头，中国出口市场环境进一步恶化，印度等传统医药原料药大国对中国原料药的生产挤压也愈发加剧。从国内原料药市场来看，受到原材料价格上涨、环境保护压力增大、人工成本逐年上升等诸多因素影响，原料药生产利润逐年下滑。长远来看，在制药产业链条上，原料药生产是价值链最末端的环节。中国的原料药生产企业相较于那些擅长创新、生产高科技药物的欧美企业毫无竞争优势，市场规模将持续走低。

　　有鉴于此，1999 年，石药做出了一个惊人的决定：以 5 000 万元的高价从中国医学科学院买下国家一类新药恩必普的专利。恩必普是石药研发的一种针对脑卒中的国家一类新药，也是中国第一个自主创新的化学药。由于当时中国的

---

　　① 中国管理案例共享中心案例库。

医药企业主要停留在原料药生产的价值链末端,基本没有新药开发和产业化的经验可以借鉴,石药和恩必普的研发团队必须自己探索,摸着石头过河。为了恩必普的顺利"出生",石药耗费了大量的时间和资金。除此之外,建厂房、修实验室,所有都从头开始。1999—2005 年,石药几乎拿出全部利润用于恩必普的开发,短短 6 年时间,石药前后投入了 3.5 亿元。另外,为了充分保证恩必普的产业化和市场化,石药成立了新的子公司恩必普药业,新公司充分与市场对接,解决了内部机制问题。到 2004 年,蛰伏了 5 年的恩必普作为中国自主研发的世界上第一个治疗缺血性脑卒中的全新化学药物正式问世。

　　然而,时运不齐,命途多舛。2004 年,国家修改医药名录,恩必普未能进入新名录。2005 年恩必普上市时,由于国家对原创药的界定尚不清晰,招标时恩必普被列入仿制药行业,价格又被拉了下来。2005 年,石药亏损 3 000 多万元,到 2008 年已经累计亏损 1 亿元。当公司管理层一筹莫展的时候,CEO(首席执行官)蔡东晨只说了八个字"见山铺路,遇水架桥",要求往价值链高端走,研发已经做好了,接下来首先需要考虑的是营销问题。为此,管理层对全集团的营销资源进行了大力整合。一是优化统一各子公司的销售队伍,根据产品目标市场的特点,分别组建了新药、外贸、制剂 3 个专业销售公司,对集团主要产品实行统一销售。二是构建产供销一体化的市场竞争主体,形成一个拳头,一致对外闯市场,按照价值链进行重新划分,再造和完善了原料药、普药、新药、外贸销售的格局。三是根据市场形势,增设了市场部,强化了对全集团市场营销的总体策划和协调作用。

　　在注重搭建自身营销体系的同时,石药继续坚持推进恩必普原创药的产业化,对现有产品进行二次开发。2005 年恩必普软胶囊上市之后,石药的研发团队并未停止对其适应症及疗效的探索和研究;2010 年石药推出恩必普注射液剂型,在临床使用中推荐的治疗方案由口服变为先使用注射液 14 天,然后继续使用软胶囊 76 天,以达到最佳的治疗效果。这个序贯治疗方案在有效提高患者治愈率的前提下,提高了产品市场份额。另外,恩必普家族系列产品的二次开发仍在继续:2005 年 8 月,恩必普完成 IV 期临床试验,样本量达 2 050 例,这是中国神经内科领域当时最大规模、最高标准的临床试验;2010 年,丁苯酞氯化钠注射液取得新药证书和注册批件,恩必普片剂完成 I 期临床,左旋恩必普片和注射液完成临床前研究,恩必普静脉乳剂即将完成临床前研究。2013 年,石药业绩突出,实现营业收入 182.82 亿元,同比增长 11.50%;实现利税 16.00 亿元,同比增长 38.00%。与此同时,石药在香港联合交易所的上市公司市值从徘徊多年的四五十亿港元一举升至近 400 亿港元,成为香港联合交易所最大的医药上市公司之一。尤其是在药物市场持续低迷的背景下,短短一年时间,恩必普利润就达到了 10 亿元!之后连续两年,恩必普为石药带来的利润均突破 10 亿元。2014 年,石药恩必普获得被誉为中国工业"奥斯卡"的"中国工业大奖"。这也是该奖项创立 9 年来第一次颁发给制药企业。与之同时获奖的还有"蛟龙号"载人潜水器、青藏电力联网工程等项目。

综上所述,石药在发展过程中,其创新价值链类型演变主要经历了四个阶段(见图 3-1)。

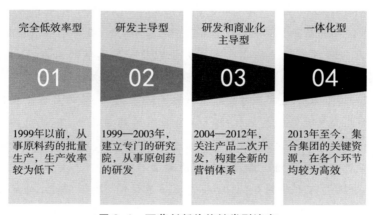

图 3-1　石药创新价值链类型演变

今后,创新升级仍将是石药发展的主线,曾经那个毅然决然踏上独木桥的勇者,一转身,已成为一个英雄。整合优势资源,坚持突破式创新战略,走全球化道路,跃居全球价值链高端,是石药越做越大的关键。目前,中国多数传统制药企业依然在走低端生产的老路,缺乏核心竞争力,容易陷入"低端锁定"的困境,石药的创新战略和全球化战略为本土传统制药企业实现价值链转型升级提供了很好的借鉴。

价值链转型升级是提高我国大健康产业全球竞争力,实现产业高质量发展的必由之路。那么,我国大健康产业价值链的现状如何?主要存在什么问题?未来大健康产业价值链重构的路径是什么?本章将回答这些问题。

一、我国大健康产业价值链现状

大健康产业价值链主要是指在与人的健康有内在联系的产业集合中,围绕服务于人的健康需求进行的健康产品研发、生产(及提供服务)、流通、消费等价值增值活动。根据大健康产业的分类,医药、医疗器械和设备、营养保健品等制造业存在前向关联关系,将会带动工业原材料、药材及其他农产品种植等有关产业的发展,同时其自身存在大量研发和生产活动;而在产品流通环节,随着现代物流的发展,仓储、加工、包装、配送、信息处理等活动频繁,是整个大健康产业价值链有序运转的重要支撑;在最终的健康消费环节,医疗卫生、健康养老、健康管理等相关服务业分别满足人们的不同健康需求,如医院、疗养院、休闲健身娱乐中心等,将在有形产品形态的基础上附加其他服务内容提供给人们,而营养保健品直接以产品形态供人们健康消费。

从我国大健康产业价值链现状来看,首先,近年来大健康产业价值链中的流通企业集中度低,且流通和营销环节成本高。例如,OTC(非处方药)、处方药、医疗器械等构成的药品流通产业,包括 5 000 多家医药生产企业、10 000 多家医药流通企业、40 多万家医药零售终端企业。

其次,大健康产业价值链中的终端健康消费环节市场规模持续增长。随着我国居民收入水平的提升以及健康意识的提高,人们对大健康产业的需求将进一步增长。国家统计局资料显示,近年来,居民健康诉求上升明显,具体表现为人均医疗保健消费支出上升。如图 3-2 所示,2016—2018 年,我国人均医疗保健消费支出逐年递增,人均医疗保健消费支出增长率更是呈直线上升趋势。进一步,从《2019 年中国大健康消费发展白皮书》中可以发现,从 2018 年和 2019 年电商平台保健类产品销售的成交规模来看,随着网购习惯的成熟以及消费者对健康消费的日益重视,主流电商平台的保健类产品消费增长稳定。以 2019 年为例,当年度主流电商平台保健类产品成交额突破 450 亿元,达到 452.6 亿元,同比增长 26.4%。

再次,从微观个体或居民的健康消费次数来看,其数值也得到显著提升。从图 3-3 可以看出,伴随医疗水平的提高以及人们对健康状况的重视,我国每年诊疗人次与人均诊疗次数均在稳步提升,2018 年我国诊疗人次达到 83.1 亿人次,平均每个人会看病 6 次,说明中国人的健康消费诉求正在持续提高。

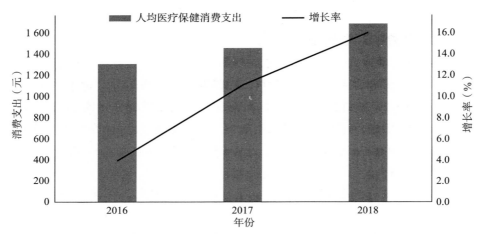

图 3-2　2016—2018 年我国人均医疗保健消费支出相关统计量

资料来源：国家统计局。

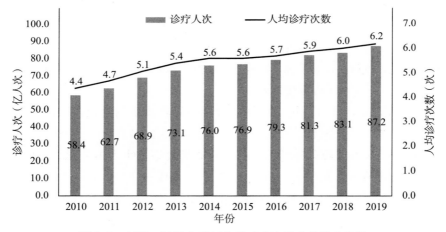

图 3-3　2010—2019 年我国年诊疗人次及人均诊疗次数

资料来源：《2019 年中国大健康消费发展白皮书》。

　　最后，从大健康产业的细分领域来看，我国大健康产业价值链主要以医药产业价值链和健康养老产业价值链为主导，且各子产业价值链不断延伸。根据前瞻产业研究院报告，2019 年我国医药产业市场规模占比为 50.04%，处于第一位；其次是健康养老产业，其市场规模占比为 33.04%。除此之外，医疗产业、保健品产业和健康管理产业的市场规模占比分别为 9.49%、4.72%、2.71%。由此可见，目前我国大健康产业价值链主要以医药产业价值链和健康养老产业价值链为主导。另外，大健康子产业价值链均呈现向上下游环节延伸的趋势。例如，健康保险公司多延伸至医疗、健康管理、健康养老等上下游产业的价值链环节。同时，各地区也非常注重发挥资源、区位、生态等优势，以优势特色产业或资源为核心，推进全产业链协同发展。例如，泰州医药城以医药制造为核心，延伸形成了集预防、治疗、保健、康复于一体的高端医疗和特色医疗产业链；云南省依托当地生物多样性和中（民族）医药集聚优势，以生物医药产业为核心，延伸至中药材种植养殖业和健康食品加工制造业。

二、五大基本产业价值链分析

目前，我国大健康产业主要由五大基本产业群体组成，分别为医药产业、医疗产业、健康养老产业、健康管理服务产业、保健品产业。接下来，我们将重点介绍和分析这五大基本产业价值链。

（一）医药产业价值链

医药产业在生产制造、流通药品的过程中，不仅包含物质流、资金流和信息流，而且包含价值的增值活动。与其他产业一样，医药产业链上也并存着价值链。医药产业价值链主要由医药原材料供应商、医药生产企业、医药流通企业、医院或零售药店和顾客等共同组成（如图3-4所示）。此外，医药市场规范机制、技术研究与开发、医药物流服务以及医药人力资源管理构成了医药产业价值链辅助活动。

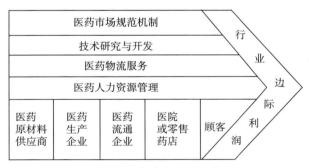

图3-4 医药产业价值链模型

资料来源：刘南，段璐璐，干华栋.基于行业价值链模型分析的我国医药流通行业发展对策研究[J].现代管理科学，2013(10)：21-23.

医药产业价值链的整体目标是追求整个产业或行业的边际利润，即产业价值链整体的盈利能力和竞争能力，而不再是单独一个企业的盈利能力或竞争能力。从价值增值的角度来看,医药产业价值链可以分为三个主要环节,即医药产品制造环节、医药产品流通环节和医药产品消费环节。其中,医药产品制造环节主要完成新药的研发、药品的生产和制造,主要由医药生产商或制造商来完成。医药产品制造环节是整个产业价值链的前端,是整个医药产业价值的发端和来源。医药产品流通环节主要完成药品及医疗器械的批量销售业务,主要由医药批发商、医药零售商等主体来完成。医药产品流通环节是整个产业价值链的中端,它们组成了医药产品的输出链,通过输出链,医药产品的价值得到进一步放大。医药产品消费环节主要完成医药产品的消费分工,主要由各类病患以及其他一般消费者来完成。医药产品消费环节是整个产业价值链的终端,它们组成了医药产品的消费链,通过消费链,医药产品的价值最终得以实现。在医药产业价值链中,医药生产企业、医药流通企业和医院或零售药店相对来说起着重要作用,而医药原材料供应商主要是为医药生产企业提供原材料,顾客则更多的是产品和价格的接受者。

接下来,根据相关资料和数据,对现有的医药产业价值链分析如下:

1. 处于产业价值链前端的医药产品制造环节利润率持续上升

医药制造业具有高投入、高产出、高风险、高技术密集型的特点,世界各国都把医药制造业作为重点产业。改革开放以来,随着人民生活水平的提高和对医疗保健需求的不断增长,医药制造业成为我国国民经济中发展最快的行业之一。如图 3-5 所示,纵观 2012—2020 年,我国医药生产企业数量不断增加,9 年间共增加了 1 590 家,平均每年增加企业约 177 家,呈现持续增长趋势。截至 2020 年,我国医药生产企业数量已达到 7 665 家,同比增长 3.8%。

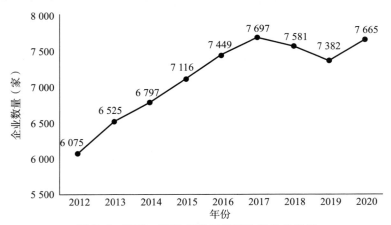

图 3-5　2012—2020 年我国医药生产企业数量

资料来源:中商产业研究院数据库。

从医药制造业主营业务收入和利润情况来看,如图 3-6 所示,2018 年,医药制造业主营业务收入同比下降 14.90%,利润总额同比下降 6.64%;相反,其行业利润率为 12.90%,较上年提高 1.14 个百分点。这表明在医药产业价值链中,相较于其他节点企业,医药生产企业有着较高的利润率。

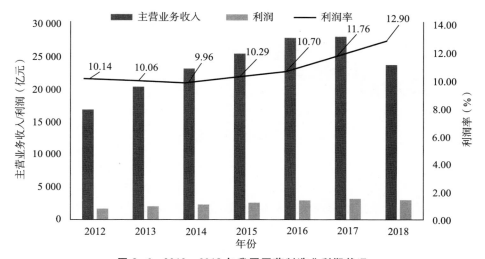

图 3-6 2012—2018 年我国医药制造业利润状况

资料来源:中商产业研究院数据库。

2. 医药产业内细分产业价值链间存在明显差异

根据药品的不同,可以将医药产业区分为化学制药、生物制药、中药制药等子产业。由于药品制造工艺、技术路线等差异较大,因而其价值、适用范围、生产方式、产业链布局等大相径庭。

首先,在化学制药产业价值链中,化学制药产业的附加值分布呈现典型的微笑曲线特征,制剂药/原料药生产环节附加值最低,处于微笑曲线的底端;药物研发和销售、品牌建设环节附加值最高,处于微笑曲线的两端。另外,制剂药的附加值>特色原料药的附加值>大宗原料药的附加值。如图 3-7 所示,技术含量从低到高依次为大宗原料药、特色原料药、仿制药、专利药,相应地,其附加值也逐次提高。当前,我国化学制药企业主要以提供大宗原料药和生产仿制药为主,每年向欧美和日本等经济体出口大量的维生素类、抗生素类、解热镇痛类的大宗原料药。从产业价值链的角度来看,相对处于化学制药产业价值链的低端,产品附加值低。当然,也有很多药企布局利润更高的特色原料药领域,比如提供普利类和沙坦类的华海药业。

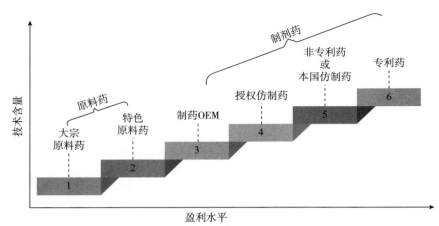

图 3-7 化学制药产业盈利水平

其次,在生物制药产业价值链中,对价值链贡献最大的是药物发现环节,是典型的生产者驱动的价值链,其价值链的核心推动力是研发。每次生物技术的重大突破都会带来生物制药产业的跨越式发展。产业参与者主要有两种类型:一类是大型生物制药企业,另一类是小型制药企业。大型生物制药企业是大型垂直一体化的制药公司,具有涵盖从生物药物发现到销售的整条价值链的能力,专注于国际或全球的处方药市场。小型制药企业包括小规模到中等规模的公司,它们主要专注于国内或区域市场的非处方药和通用药的制造与销售。除了这两类商业化的参与者,还包括大学和研究机构——补充和支持着大型生物制药企业在药物发现和部分药物开发中的研发活动,以及生物技术公司和合约组织。其中,生物技术公司以药物发现与开发为导向,包括使用核心生物技术的药物发现公司和提供技术平台的公司;合约组织包括合约研究组织、合约制造组织和合约销售组织,它们通过合约关系承担着药物开发、制造和销售阶段或其中某些环节的专业化功能活动,并以此寻求提高价值链中的附加值。整体来看,整个生物制药产业的规模都很小,不管是疫苗、血液制品还是体外诊断行业,企业营业收入规模最多也就几十亿元。也许正是因为体量小,发展还不成熟,行业竞争强度不大,所以该行业的利润水平比较高。如图 3-8 所示,在生物制药产业中,重组蛋白的毛利率最高(超过 80%),其次是疫苗(超过 60%)、血液制品、体外诊断;血液制品的净利率和净资产收益率都是最高的。

最后,在中药制药产业价值链中,前端产业包括中药材种植业、采集业以及初级加工业等,主要主体是为中药行业提供原材料及相关生产设备的企业等,例如中药材培育基地、中药材加工研发基地等。中药行业的原材料来自各种中药材的培育及交易等行业,这类供应商规模大小不等、数量较多。中药制药产业价值链是典型的购买者驱动的价值链,其中涉及的市场营销和品牌建设是中药制造企业最大的利润来源与最重要的价值链环节。其中,中成药的利润率大于中药饮片。在毛利率方面,有些中成药制造企业的毛利率最高者可达90%,比其他类型的中药制造企业高很多。

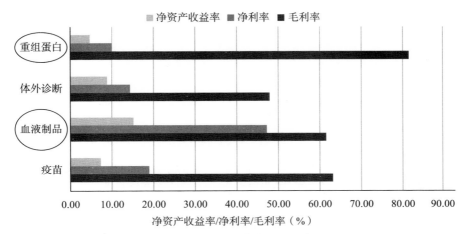

图 3-8　生物制药产业毛利率

资料来源:前瞻数据库。

3. 产业价值链的核心是医药产品流通环节,且该环节上的企业集中度持续上升

医药流通企业是连接医药产业价值链前后环节的关键节点,医药流通产业的发展对于医药产业有着举足轻重的意义。对产业链上游的药品来源渠道管理和对下游的营销网络控制是医药流通企业的核心业务。近年来,针对医药流通行业的改革政策正处于不断调整阶段,带量采购、两票制①等政策的落实,提高了医药流通行业的集中度,对于医药企业、流通企业、行业结构而言,国家组织药品集中采购(简称"国采")本身是一个自上而下的巨大的颠覆性政策,而在国采的基础上进行的省级药品集中带量采购势必促进地方医药流通的整合。根据商务部统计数据,国华、华润、上药、九州通四家全国性医药流通企业合计主营业务

---

① 带量采购是指国家向药企直接招标,招标公告中会公示所需的采购量,投标过程中,药企除了要考虑价格,还要考虑能否承担起相应的生产能力。这就使得中标的药企往往会以低价换取更大的销售量,期望薄利多销。两票制是指在药品流通过程中,药品从生产企业到流通企业开一次发票,流通企业到医疗机构开一次发票。这项始于2016年4月的医药行业的改革,旨在压缩药品流通层级,减少药品层层加价情况,从而挤掉药价虚高成分。2018年,两票制在医药流通行业全面推行。

收入占比一直稳步上升,2018 年,前 100 位药品流通企业主营业务收入占同期全国医药产业市场总规模的 72%(如图 3-9 所示)。规模较小、渠道单一、资金实力不足的药品流通企业可能面临被市场淘汰的风险。

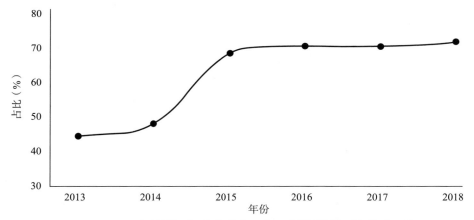

图 3-9　2013—2018 年前 100 位医药流通企业主营业务收入同期全国占比

资料来源:商务部。

4. 产业价值链终端的医药产品消费环节中品牌价值凸显,尤其是在中药产品消费环节

根据天风证券研究所 2018 年发起的针对医疗消费升级的问卷调查数据,可以发现民众对医药产品的品牌在意度高(见图 3-10)。其中,超过一半的被调查者(55.14%)在选择药品时会适当考虑品牌,有 7.31% 的被调查者是品牌粉丝。这意味着民众对品牌的重视程度已经凸显。因此,对于医药产品的消费而言,可以预见在医疗消费升级背景下,消费者会逐步倾向于向优势品牌集聚。

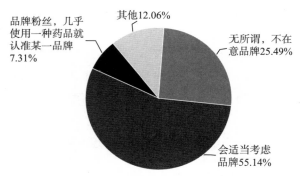

图 3-10　民众对药品品牌的在意度情况

资料来源:天风证券研究所调查问卷。

相较于医疗保险体系的化学药品去品牌化,中药特别是消费类中药的品牌在终端消费环节显得尤为重要。部分药企在早些年轮番做了一波广告攻势,其中云南白药、华润三九、修正、哈药、葵花、江中等品牌,依靠高频率的电视广告,在消费者心中刻下了品牌印象。如表 3-1 所示,行业第一梯队的中药企业均为知名品牌药企,其经营情况如下:2019 年云南白药营业收入为 296.0 亿元,净利润为 41.0 亿元,毛利率接近 61.0%;同样,片仔癀营业收入为 57.0 亿元,净利润为 13.7 亿元,毛利率达到 79.5%;华润三九营业收入为 147.0 亿元,净利润为 21.0 亿元,毛利率接近 69.0%。然而,相比较而言,品牌知名度低的第二梯队和第三梯队企业的经营情况如下:2019 年贵州百灵营业收入为 28.5 亿元,净利润为 2.9 亿元,毛利率达到 67.0%,但净利润相较于第一梯队企业明显下降;太龙药业营业收入为 13.0 亿元,净利润为 0.4 亿元,毛利率为 37.0%,与行业品牌头部企业相差太多。中药行业的利润分布说明了品牌价值在中药产品的消费环节中具有重要的影响力。

表 3-1 2019 年中药行业主要上市公司经营情况

市值梯队排行	企业名称	营业收入（亿元）	净利润（亿元）	毛利率（%）
第一梯队:市值大于 200 亿元	云南白药	296.0	41.0	61.0
	片仔癀	57.0	13.7	79.5
	华润三九	147.0	21.0	69.0
第二梯队:市值 100 亿～200 亿元	贵州百灵	28.5	2.9	67.0
第三梯队:市值小于 100 亿元	太龙药业	13.0	0.4	37.0

资料来源:根据上市公司公开资料整理。

（二）医疗产业价值链

医疗产业涉及人的生命健康,其研发与制造是集合生物医药基础研究与现代加工制造等多种技术和多个环节的复杂过程,是由多个价值增值环节相互衔接而成的,特别是高端医疗产品需要兼顾产品的安全质量和创新技术的应用。医疗器械是指直接或间接用于人体的仪器、设备、器具、体外诊断试剂及校准物、材料以及其他类似或相关的物品,包括必要的计算机软件,其使用旨在实现对疾病的预防、诊断、治疗、监护、缓解,以及对损伤或残疾的诊断、治疗、监护、缓解、补偿等目的。

医疗产业发展水平代表了一个国家的科学技术发展水平和综合实力。这是因为医疗产品通常涉及医药、机械、电子、化工、材料等众多学科的交叉技术,目前生物材料、传感器、计算机、物联网等新兴技术及行业的崛起,也正在为医疗产业注入新鲜活力。作为大健康产业的基础支撑产业,医疗产业已经初步形成专业门类齐全、基础稳固、链条完善的产业体系,展现出巨大的发展潜力和市场容量。虽然现代医疗产业已逐步从传统制造业转型为高端制造业,但是医疗产业仍旧具备制造业的一些基本特点,因此医疗产业价值链架构在一定程度上可以参考其他制造业。

如图 3-11 所示,医疗产业价值链主要包括产品研究与开发、组件生产、设备集成、分销、营销/销售、售后服务等环节。具体而言,医疗产业价值链的前端环节包括产品研究与开发,中端环节包括组件生产和设备集成,终端环节包括分销、营销/销售、售后服务。其中,产品研究与开发、分销与营销/销售是医疗产业主要利润的关键环节。

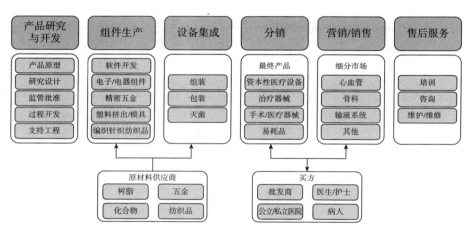

图 3-11 医疗产业价值链模型

资料来源:产业信息网。

目前,我国的医疗产业正处于转型阶段,该阶段的显著特点一是市场发展空间大,二是企业多而散,三是技术能力较弱。根据相关研究对医疗产业价值链结构的分析,我国医疗产业价值链存在的主要问题如下:

1. 产业价值链条短,营销和服务环节薄弱

随着医疗器械产品承载的技术日益复杂,其效用的发挥更加依赖于专业技能和知识,售前宣传、培训和售后服务是医疗器械产品实现价值的重要环节。对

于医疗器械产品,用户凭借自己的知识能力很难做到使用无误,尤其是基层医疗机构需求的设备和家用设备,更需要生产厂商为使用者提供一定的培训来保证产品的正确使用。所以,售后服务能力逐渐成为企业建立竞争力的重要环节之一。但是,国内大多数生产企业或经营企业在这方面所提供的服务无法满足使用者的需求,企业没有重视营销和服务环节,对产品售后服务的管理不到位。例如,2015 年 7 月有新闻报道:河南新乡一家医院购买了一台国产彩超机,机器探头在使用一年后出现故障,但一直没有售后服务来解决医院的设备维护需求,结果直接导致该医院不愿再花钱购置国产医疗设备。

2. 产品以中低端为主,研发增值环节薄弱

从企业角度来看,我国医疗器械中小型企业多,研发投入不足。如表 3-2 所示,2019 年我国研发投入前 10 名 A 股医疗器械企业研发投入总额为 42.0 亿元,排名第一的是迈瑞医疗,研发投入为 14.7 亿元,但与国外医疗器械巨头相比差距依旧明显。我国医疗器械行业研发投入严重不足,影响了我国医疗器械行业的创新发展。

表 3-2 2019 年国内外研发投入前 10 名医疗器械企业对比

排名	国外企业	研发投入 （亿美元）	研发强度 （%）	国内企业	研发投入 （亿元）	研发强度 （%）
1	美敦力	23.3	81.0	迈瑞医疗	14.7	8.9
2	飞利浦	21.0	9.7	乐普医疗	5.4	7.0
3	强生	20.0	7.8	华大智造	3.4	31.5
4	西门子	15.0	9.3	金城医学	3.2	6.1
5	雅培	12.0	9.8	华大基因	3.2	11.3
6	波科	11.7	10.9	安图生物	3.1	11.6
7	通用电气	10.0	5.0	开立医疗	2.4	20.3
8	史赛克	9.7	6.5	鱼跃医疗	2.4	5.1
9	爱德华	7.5	17.3	迪安诊断	2.1	2.5
10	富士	6.6	14.4	蓝帆医疗	2.0	5.7

资料来源:众城医械大数据平台。

研发投入不足直接导致我国企业缺乏相关的高端医疗器械产品和技术,难以拓宽产品品种和提高产品功能。目前,发达国家能够生产的医疗器械我国基本上都能够生产,但我国高端医疗器械在总体质量和技术水平上与发达国家的

同类产品相比还有不小的差距,赶超发达国家高端医疗器械技术水平,还需要付出巨大的努力。另外,国内有些产品同质化现象严重。例如,我国仅生产输液器、注射器的企业就有 200 多家,不同企业之间的产品质量和性能没有明显差别。

目前,我国医疗器械产业高端产品的软件技术还很难满足临床和患者治疗需求,核心技术更是以引进国外的为主。医疗器械市场中,高端医疗器械仅占比25%左右,且绝大部分被国外厂商把持。国内多数企业仍处于中低端医疗器械领域,中低端医疗器械市场规模在中国整个医疗器械市场中的占比高达 75%(见图 3-12)。

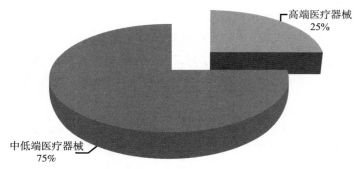

图 3-12 我国医疗器械产业细分领域格局

资料来源:国家统计局,前瞻产业研究院。

3. 从技术创新成果到产业化的创新链尚未形成

医疗器械已经发展成为集多种高科技于一体的行业,一个企业难以应对如此复杂的产业链。例如,从小型的心脏起搏器到大型的医疗设备(如 X 射线、超声设备),一系列的产品设计都需要电子元器件和软件开发,同时这些组件也可能需要涂层、电镀或抛光前组装,以防止产品被化学、电气和环境腐蚀。生产过程的复杂性决定了企业需要在产业链的基础上建立合作关系,增加产品价值。

近年来,随着国家对医药产业的重视,医疗器械产业得到了很好的发展机遇。我国医疗器械产业已经形成几个产业聚集区,涌现出大量的自主创新型小微企业。但整体来看,医疗器械产业价值链内的合作主要靠利益驱动,各个主体之间分工不明确、联系不密切,从技术成果到产业化的创新链尚未形成,大中小企业在产业价值链中没有得到合理分工,无法发挥彼此的优势;上下游企业之间合作网络机制也没有建立。因此,尽管我国医疗器械产业现阶段呈现快速发展态势,但在产品研发、服务以及品牌建设等高附加值环节还存在很大的发展空间,迫切需要将价值链向两端延伸,补齐研发创新能力与服务发展能力等"短板"。

（三）健康养老产业价值链

健康养老产业是随着老龄化进程的加快而不断发展的,2000 年,我国 65 岁及以上人口的比重达到 7%,表明我国已经踏入老龄化社会;2017 年,我国 60 岁及以上人口的比重达到 17.3%,其中 65 岁及以上人口的比重为 11.4%,老龄人口占比持续增长;截至 2020 年 11 月 1 日,全国 60 岁及以上人口达 26 402 万人,占总人口的 18.70%;全国 65 岁及以上人口达 19 064 万人,占总人口的 13.50%,老龄化程度进一步加深,相关健康养老需求不断增长。

健康养老产业价值链覆盖了老年人的基本生活需求、娱乐享受需求和理财规划需求及其关联领域等,健康养老产业能否长效发展取决于健康养老产业价值链中各参与主体能否合理衔接。如图 3-13 所示,健康养老产业价值链的构成主体主要包括原材料和能源等资源供应商,提供养老用品和提供养老场所的养老用品供应商、养老房地产商,养老服务提供商,以及个人和机构消费者,其中养老机构通常与养老服务提供商重叠,为个人消费者提供服务。此外,养老支持产业(如老年金融服务业、社会公共服务业和信息技术服务业)则通过提供各种养

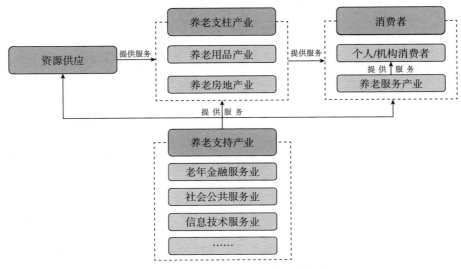

图 3-13　健康养老产业价值链模型

老服务项目,保障健康养老产业价值链中辅助环节活动的开展。养老支持产业在健康养老产业价值链各部分都起着辅助作用,为养老房地产、养老用品和养老服务提供有效支持。养老支柱产业覆盖范围较广,包括养老用品产业上游的农林牧副渔业及下游的批发零售业,养老房地产业上游的建筑业和资源供应业等。

如图 3-14 所示,健康养老产业价值链中的三大主体产业分别是养老房地产业、养老用品产业和养老支持产业,这些产业通过提供诸如日常生活服务、经济理财服务、健康管理服务、医疗服务、旅游交往服务、精神文化服务、法律服务、临终关怀服务及长期护理服务等养老服务项目,共同支撑健康养老服务。

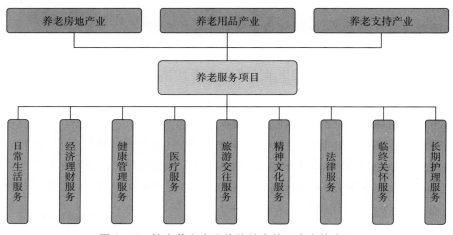

图 3-14 健康养老产业价值链中的三大主体产业

然而,与日益加快的老龄化趋势相对应的是,我国健康养老产业尚处于起步阶段,当前养老制度的保障水平、服务能力、服务质量等与老年人的需求仍有较大差距,社会养老服务供需矛盾尤为突出。我国健康养老产业价值链主要呈现以下特点:

1. 产业价值链中的参与主体数量增长较慢

面对中国市场存在的巨大养老需求,健康养老产业价值链中的养老服务机构数量增长较慢,供不应求。国家卫健委公报显示,2012 年至今,中国养老服务机构和设施数量不断增加,但是增速从 2014 年开始逐年下滑。2017 年,全国养老服务机构数量增至 15.5 万家,同比增长 10.7%,增速较 2016 年的 20.7%下滑了 10 个百分点(见图 3-15)。

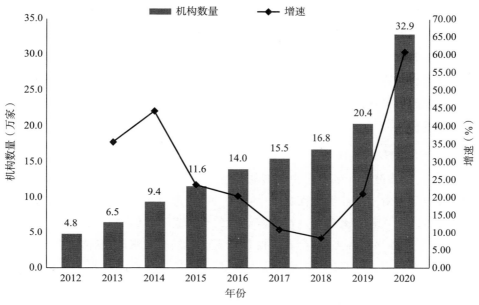

图 3-15　2012—2020 年中国养老服务机构数量及增速

资料来源：根据公开资料整理。

2. 健康养老产业价值链进一步融合拓展

养老产业链主要包括养老保险、养老地产、养老医药和老年人日常消费。其中，较为确定的潜在盈利机会主要集中于养老保险、养老地产和养老医药。保险行业可以参与分享整个养老产业链的蛋糕：保险公司既可以通过保险业务参与养老资金端的金融服务，又可以直接参与养老消费端市场，业务线纵向贯穿整个养老产业链，可享受整个产业链条的税收优惠和政策红利。目前，医养健康产业是在医疗产业和养老产业结合甚至融合的基础上催生出的一个新概念产业。根据庞大的老年人群体需求，"医"解决老年人健康保障问题，"养"解决老年人生活起居问题，从而达到身体、生活、心理和精神多方面健康状态，并将衍生的养老地产、旅游养老、老年护理、老年康复医院等新项目涵盖其中。"医养结合"是指医疗资源与养老资源相结合，实现社会资源利用的最大化。其中，"医"包括医疗康复保健服务，具体有医疗服务、健康咨询服务、健康检查服务、疾病诊治和护理服务、大病康复服务及临终关怀服务等；"养"包括生活照护服务、精神心理服务、文化活动服务。自 2015 年国务院转发《关于推进医疗卫生与养老服务相结合的指导意见》以来，"医养结合"甚至"医养融合"的话题日趋升温,医养健康产业也被确定为各省(市、区)的重点发展产业之一。

我国是世界上老年人口最多的国家,老龄化速度较快,已进入老龄化社会,而且人口老龄化速度仍在不断加快。国家信息中心预计,2050年前后,我国老年人口数将接近5亿。当前养老产业供给严重不足,需求量大,养老服务机构也迫切需要面向市场加快推行医养结合,从而不断丰富养老服务内容,持续提升养老服务质量。

3. 健康养老产业价值链多元化

目前,我国健康养老产业主要有居家养老、社区养老和机构养老三种模式。居家养老是相对于社会养老而言的,本质上说,居家养老是由家庭成员提供养老资源的养老方式和养老制度。在医养结合的大背景下,居家养老具有轻资产、需求大、可复制性强的优点,契合我国的传统观念和国家政策,盈利能力较好,为当前最好的养老模式。目前,中国居家养老和社区养老服务提供者主要是一些中小型企业,比较有代表性的包括二毛照护、颐佳等。这类企业的主要商业模式有B2B和B2C两种。B2B模式的付费方主要是政府,由政府出资委托或资助专业养老服务机构在社区承办居家养老服务站点,并负责建成后的管理和运营,为辖区内的老年人提供居家养老服务。而B2C模式则直接面对老年人群体进行服务,付费主要是个人或商业保险。

近年来,机构养老的发展速度相对较快,众多来自不同领域的市场主体纷纷参与其中。居家养老和社区养老由于盈利能力较差及市场渗透难度较高,发展相对缓慢。而居家和社区医养结合的重点是通过对医疗资源的整合来提升医疗服务能力,目前出现的一些模式主要集中于以下三个维度:首先是社区嵌入养老部分,这部分与机构养老类似,需要将社区养老服务中心和社区卫生服务中心的功能进行整合,统一运营管理,充分发挥社区养老日间照料的作用。其次是居家上门服务部分,一些养老服务机构开始增设医疗相关服务,通过与辐射区域的医疗机构合作获取专业人才资源,从而向老年人提供助药、康复指导和训练、体检等服务。最后,部分居家养老服务机构致力于对专业医养服务人才的培训。一些商业化居家、社区养老服务机构将此三种模式结合起来,引入移动互联网技术及远程医疗技术,逐渐提升医疗服务质量和医疗服务能力,给老年人带去高效、便捷的服务,有效地实现了居家养老专业化。比如,最近流行的虚拟养老院概念,就是建立一个区域化养老信息服务云平台,老年人将服务需求通过电话或网络告知云平台,平台便会按照需求派企业员工上门为老年人提供服务,同时对服务质量进行监督。以优护万家为例,它既有针对医疗护理、养老照护经验的复合型服务人才的培训,又开设养老照料中心,还提供居家上门服务,其中 80% 的医护资源来自北京各大三甲医院。此外,百汇吉、慈爱嘉等机构也是集社区、居家、培训于一体的医养结合机构。

(四)健康管理产业价值链

健康管理是指一种对个人或人群的健康危险因素进行全面管理的过程。健康管理的宗旨是调动个人及集体的积极性,以最小的成本实现最大的健康效果。健康管理产业属于大健康产业的五大基本产业之一,由三个大的基本服务模块构成,即健康检测与监测、健康评估与指导、健康干预与维护,并在同一个信息平台上运行,通过不断地跟踪服务形成健康管理服务的封闭循环。如图 3-16 所示,健康管理产业价值链构成主体主要有医疗诊断试剂、耗材和医疗设备供应商,信息技术平台企业,参与产业价值链的前端环节;健康管理服务公司、健康体检公司,参与产业价值链的中端环节;客户群体(包含单位客户和个人客户),参与产业价值链的终端环节。

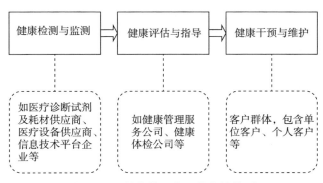

图 3-16　健康管理产业价值链模型

在我国,健康管理产业于 2000 年年初才开始出现,经过二十多年的发展,已经初具规模。然而,当前我国健康管理产业价值链仍然存在以下问题:

1. 产业价值链单一,各环节专业化程度低

我国现今的健康管理机构主要以开展健康体检业务为主,健康管理服务专业化程度较低。健康管理产业价值链模式以健康体检为主要价值增值环节,体检后的健康咨询与就医服务作为价值活动的附加值。在这一模式下,体检中心为了吸引客户,挖掘客户的消费潜力,在原有的健康体检服务的基础上引入健康

管理服务,其中多数体检中心提供的咨询服务以健康教育和讲座为主,少数体检中心开展了健康风险评估与干预服务。此外,许多健康管理机构由于没有能力自建体检中心,从而选择与体检中心合作,体检中心从中获得大量客户,健康管理机构也能够以此为基础提供健康咨询服务。除此之外,健康管理产业价值链中没有其他价值增值环节。

2. 产业价值链中辅助环节的保障机制不完善

目前,我国绝大多数健康管理机构还不具备既有健康管理知识背景又有数据分析能力的复合型人才,这是我国健康管理产业发展的重要制约因素。例如,健康管理师在欧美一些发达国家早已家喻户晓。以美国为例,截至 2012 年,美国已有 31 万专业健康管理师,他们在不同的机构中(如社区、养老院、康复中心、医院等)工作;预计至 2022 年,美国健康管理师数量将增加 7.3 万多人。大约每 10 个美国人就有 7 人享有健康管理服务。此外,截至 2021 年年底,日本有营养师 40 万人,美国有注册营养师超过 6 万人,而我国营养专业人员还不到 1 万人,健康管理服务比率低至 1/150 000,即我国每 150 000 人仅配有 1 名健康管理人员。另外,国家统计局统计数据显示,截至 2018 年年末,我国 0~15 岁(含不满 16 周岁)人口达到 2.49 亿人,但每 36 万人仅拥有一名儿童健康管理师,这与发达国家差距极大。据不完全统计,我国亚健康管理师、儿童健康管理师的人才供需缺口接近 2 000 万人。

(五) 保健品产业价值链

我国保健品产业市场规模近年来一直保持稳步增长。2019 年,我国保健品产业市场规模达 2 227 亿元,同比增长 18.5%,2021 年已达到 2 708 亿元。保健品产业价值链的构成主体主要包括原材料供应商、生产及品牌商、保健品消费者等。从价值增值流程的角度来看,保健品产业价值链可以分为四个主要环节,即原材料采购、保健品生产与制造、保健品市场运营、保健品渠道流通。在原材料采购环节,一般是由原材料生产商或采购代理商通过直接提供或代理商转交的方式,将保健品生产所需的各类原材料交由生产商。在保健品生产与制造环节,生产商或代工商、品牌商将各种原材料制作成粉状、片剂、胶囊、液态等,然后进行包装,这一环节一般通过自有工厂完成生产,或者委托代工厂按要求代工。接下来进入市场运营环节,保健品品牌商或营销商对产品进行市场营销。最后进入渠道流通环节,通过下游渠道将产成品出售给消费者。目前,保健品产业渠道端主要由直销、药店、电商平台等组成。其中,直销主要依靠密集地铺开销售代理人员直接对接消费者。对于其他非直销渠道,品牌商通过直接或者找对应经销商进行供货(见图3-17)。

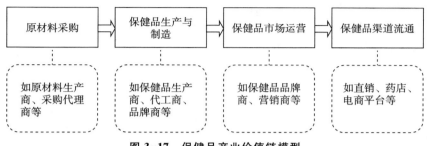

图 3-17　保健品产业价值链模型

近年来,保健品产业新政不断出台,推动产业规范化发展。保健品产业价值链主要呈现以下变化:

1. 流通端享受高溢价,未来会逐步向产品端转移

从原材料到消费者的整个链条中,价值最薄弱的是原材料端,价值最集中的是流通端,价值曲线随产业链往下游延伸而上行。在保健品产业价值链中,上游原材料占比较小,主要利润集中在流通环节和生产与制造环节,渠道商和品牌商在产业链中地位较高。上游原材料供应商较为分散,同质化严重。由于保健品在我国的认知度还低于发达国家,渠道商承载普及和宣传作用,享受高溢价。未来随着消费者认知水平的提升,渠道越来越扁平化,高溢价将由流通端向产品端转移。

2. 产业价值链进一步融合优化

随着互联网技术的发展,保健品产业近年来逐步从传统模式转化为互联网融合模式。随着行业各大平台挖掘并下沉三四线城市,保健品产业从供应环节到生产再到售后环节全环节整合,并以产业赋能为纽带,为众多优质的公司提供品牌、设计、系统、供应链等全方位支持。互联网的出现对保健品产业生产环节和流通环节产生了重要影响:一方面,在研发设计、运营维护、生产等环节,互联网促进了链条中的信息交互和集成协作,提高了生产效率,进而使得保健品产业价值链进一步延伸;另一方面,互联网的出现砍掉了不少流通环节,使得产业价值链中的价值增值环节更加优化。

3. 产业价值链中价值分布发生变化

过去由于大众健康意识薄弱且存在信息不对称等问题,直接联通消费者的渠道商成为影响市场发展的最关键因素,也由此在产业价值链中享有较高的价

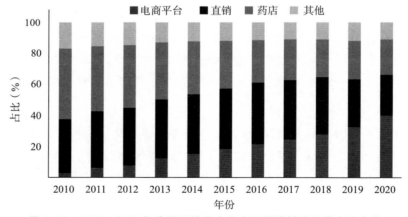

值分配,从而成为保健品产业价值链的核心环节。然而,随着行业监管趋严,品牌商因资质壁垒而更具稀缺性。与此同时,信息技术的发展让线上渠道加速扩张,挤占了传统渠道的份额。目前,我国保健品渠道分布相对集中,直销、药店、电商平台共占 89% 的市场份额。根据欧睿数据(oIBP)公司发布的报告,2020 年我国保健品主要渠道销售规模占比分布为直销 25%、药店 23%、电商平台 40%(见图 3-18)。2016—2020 年,各渠道销售规模增速分别为直销 -4.11%、药店1.48%、电商平台 24.49%,直销和药店市场份额被电商平台挤占。如前所述,相较于美国、澳大利亚等成熟市场,我国消费者对保健品的认知还不够成熟,所以渠道商承载了比较多的消费者教育功能,直销、药店等具备推广功能的传统渠道占比较大。随着保健品消费逐渐作为日常消费品得到普及,更多的消费者对其有了更全面的了解,线上电商将迎来红利。同时,对比日本、澳大利亚等渠道发展情况,叠加产品品类、消费群体逐渐多元化,未来母婴、专业商超、药妆店等新兴渠道发展潜力大。长期来看,渠道将多元化发展,单一渠道的议价能力将趋弱。综合比较发现,品牌商在产业价值链中的价值趋于上升,而渠道商的价值呈现下降趋势。

图 3-18　2010—2020 年我国保健品产业主要渠道销售规模占比变化

尽管"权健事件"①极大地影响了消费者对保健品行业的信任,但头部品牌企业却"因祸得福"。一方面,行业信任缺失会促使消费者更加青睐合规经营的优质品牌企业,有助于品牌企业提升用户忠诚度;另一方面,行业洗牌在提升行

———————————

①　权健事件是指 2018 年 12 月 25 日,丁香医生发布《百亿保健帝国权健,和它阴影下的中国家庭》,以小女孩周洋之死,控诉权健。事情一出,天津市相关部门对此展开调查,权健公司的相关负责人以涉嫌组织、领导传销活动等罪被刑事拘留,从此权健帝国由辉煌走向没落。

业集中度的同时,也为保健品企业带来转型升级的契机,头部品牌企业优势凸显。为了获取更多的价值分配,一些头部品牌企业开始自建渠道或与渠道商进行深度合作。因此,保健品产业价值链中的价值增值活动将会更多地集中在品牌运营环节。

三、我国大健康产业价值链存在的主要问题

1. 产业价值链低端供给过剩、中高端供给不足

近年来,我国大健康产业发展势头良好,与新一代信息技术的结合创造了许多新产品、新业态。但由于部分地区局限于对已有资源的利用,不注重研发创新、品牌创造,所生产的产品或提供的服务仍处于价值链低端,由此造成我国大健康产业存在低端供给过剩和中高端供给不足的双重矛盾。一方面,行业内部产品粗制滥造、低端复制仿制,造成低端供给过剩;另一方面,缺乏核心关键技术,阻碍了高端产品供给和创新,影响了大健康产业核心竞争力的形成。例如医疗机器人产业,虽然我国已经生产出很多医疗机器人产品,但是在实际使用过程中仍然不被国内零售商和消费者认可。其主要原因在于关键技术缺乏以及部分关键零部件所需的特殊材料(如医疗机器人所需要的伺服驱动器)国内没有能力生产,影响了产业价值链的衔接。此外,还有部分产品只是简单进口国外的零部件,国内组装后再进行销售,产业链低端化现象严重。5G、大数据、物联网、人工智能等新一代信息技术与大健康产业融合应用不足,虽然形成了一定的产业链条,但尚未形成产业优势。

2. 产业融合处于初级阶段

大健康产业横跨一、二、三产业,涉及产业多,融合扩展性强。但当前我国大健康产业深度融合发展仍处于初级阶段,产业价值链条上下游协同作用不明显。当前我国大健康产业融合发展还停留在"健康+其他产业"的层面,尚未形成产业深度融合发展机制。比如健康小镇、养老地产等业态,由于融合程度不够,尚没有形成真正融入大健康产业价值链的新业态。造成这种现象的原因有:一是产业信息共享性较差,出现较为严重的"信息孤岛"现象,这种共享性差不仅体现在产业链上下游、不同产业之间,还体现在大健康产业企业之间;二是产业资源整合不足,降低了资源的利用效率。大健康产业涵盖范围广、产业链条长、产业要素资源需求大,当前我国大健康产业整合的资源还很有限,通过资源整合促进大健康产业发展的动力不足。

3. 产业配套成熟度不高

大健康产业价值链的辅助环节往往需要相关产业人才、资金等要素的支撑，但目前存在诸多短板。一是高端人才供给不足。大健康产业是典型的知识和技术密集型产业，虽然目前我国拥有一定的人才队伍，但大健康产业所需的高端医疗保健人才、复合型管理人才和专业技能人才的有效供给不足。二是资金要素支撑不足。大健康产业项目投资周期长、资金需求大，尤其是高技术含量的大健康产业项目，技术的快速更新导致项目对资金的需求更大，融资问题成为大健康产业价值链顺利运转的瓶颈之一。三是数据要素配置不足。数据要素是中国经济全球竞争力提升的根本，也是产业发展的关键要素。在当前我国要素市场市场化配置程度低的情况下，大健康产业数据要素资源明显配置不足。数据要素的非排他性和无限复制性导致数据不敢共享、不能共享，大健康产业存在"数据孤岛"现象。

4. 不同地区产业价值链呈现同质化

现阶段，我国大健康产业价值链尚不完善，走的是以模仿为主的传统同质化竞争道路。由于缺少国家层面的顶层设计，很多地方政府没有清晰的规划思路，呈现同质竞争态势。部分地方政府盲目照搬既有大健康产业发展模式，未充分利用地区资源形成独特的产业价值链优势，使得当前我国大健康产业发展同质化问题严重，不利于各地区产业价值链和空间链的构建。同质化的产业价值链布局导致产业内部竞争异常激烈，但因缺乏核心技术而导致对外缺乏竞争力。在涉及大健康领域的企业中，产业代表性企业缺乏核心技术和核心竞争力，大健康产业慢慢走向了竞争性的"群马模式"。另外，还有一些地方大健康产业整体发展方向和产业价值链体系设计并不明晰，出现目标客源趋同、重复建设、同质竞争等问题，同时还导致部分领域极易形成新的结构性问题，不利于组团发展、形成合力。

四、我国大健康产业价值链重构方向

1. 基于数字经济的价值链重构

随着数字经济的快速发展，我国大健康产业领域的数字化变革正在加速推进，大健康产业价值链中的生产、研发、制造及消费等不同环节的数字化水平显著提高。数字化的生产和生活方式能够在一定程度上加速大健康产业价值链分工形态的调整，改变要素参与价值创造的方式，催生新的商业发展模式。数字技术可以赋能大健康产业,搭建可视化的全产业链互联网平台,如处方信息流转共享平台、大健康慢性病用户管理平台、药品电子监管码服务平台等,有助于追溯整个大健康产品的流转环节,更好地承接等级医院外流的药品,提供数字化用户健康管理服务,降低等级医院用药占比,提升社会化零售和健康管理服务的市场份额,持续优化大健康产业价值链分工。除此之外,通过大健康产业互联网平台,可以连接上游药品生产商和下游零售终端及消费者,提升药品流通和交易的效率,使更多质优价廉的大健康服务直达消费者。

国家"十四五"规划也强调,要聚焦医疗、养老等重点领域,推动数字化服务普惠应用,持续提升群众获得感,推进医院、养老院等公共服务机构资源数字化,加大开放共享和应用力度。大数据、云存储及人工智能等数字技术的进步和广泛应用,已从本质上改变健康产品及服务的提供方式。数字化大健康市场主要包括在线零售药房、在线问诊、线上医疗健康服务、线上企业服务及数字化医疗健康基础设施等。

目前,我国大健康产业仍处于数字化初期阶段。2019 年,我国仅有 2.4% 的药品通过院外在线零售药房分销。同年,就我国门诊量而言,在线问诊占总咨询量的 6.0%。此外,2019 年我国数字化大健康市场规模为 2 180 亿元,占医疗健康支出总额的 3.3%(见图 3-19)。

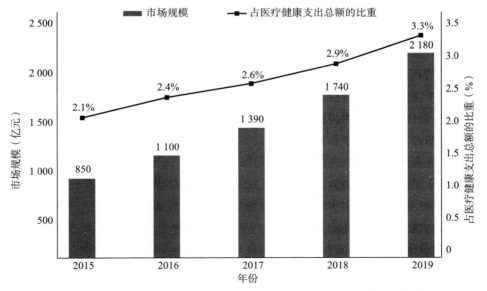

图 3-19　2015—2019 年我国数字化大健康市场规模及其占医疗健康支出总额的比重

资料来源:Frost & Sullivan,前瞻产业研究院。

　　进一步分析发现,2019 年在数字化大健康市场中,在线零售药房和数字化医疗健康基础设施市场为主要力量,二者的市场规模分别为 2 180 亿元和 1 050 亿元,占比分别为 48.17% 和 27.98%(见图 3-20)。

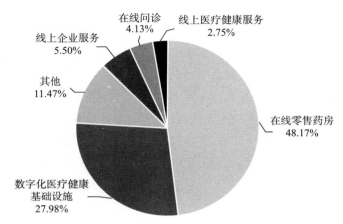

图 3-20　2019 年我国数字化大健康市场结构

资料来源:Frost & Sullivan,前瞻产业研究院。

　　以人工智能、大数据、5G、工业互联网等为代表的新一代信息技术的蓬勃发展,为大健康产业的技术创新及产业发展提供了原动力。如 5G、大数据、云计算等新一代信息技术与医疗健康领域融合,催生了智慧医疗、健康数据云计算等新业态;此外,大健康产业是知识和技术密集型产业,我国拥有一批高效的研发团队和专业人才。2019 年年末,我国卫生技术人员达到 1 010 万人,其中执业医师和执业助理医师 382 万人、注册护士 443 万人;全国共有 39 所医科大学,且全部是本科院校,这些医科大学和科研院所与大健康产业的发展密切相关,能够为大健康产业培养和集聚高端人才,为数字经济发展背景下的大健康产业技术研发提供强有力的支持。因此,未来数字经济的发展有助于加速重构大健康产业价值链。

　　2. 基于互联网融合的价值链重构

　　除了人工智能,与互联网的融合也是大健康产业价值链重构的方向之一。近年来,我国政府对互联网医疗健康发展高度关注与重视。2018 年 4 月,国务院办公厅印发《关于促进"互联网+医疗健康"发展的意见》,对促进互联网与医疗健康深度融合发展做出部署。从 2019 年开始,"互联网+医疗健康"发展已经连续多年写入政府工作报告。此外,各互联网企业也积极参与,如百度布局"平台+大数据",阿里建设未来医院,腾讯以微信为入口打造 O2O(在线离线/线上到线下)闭环,新浪、金蝶等知名企业着手打造基于"互联网+大健康产业"的大数据平台。而且,工业互联网与大健康产业领域的融合渗透也有力地推动了移动健康管理、可穿戴医疗器械、智能化居家养老等产业领域的快速发展。目前,互联网大健康产业迅速崛起,2021 年我国互联网大健康产业市场规模达 4 674.0亿元,同比增长 36%(见图 3-21),未来将继续保持增长。

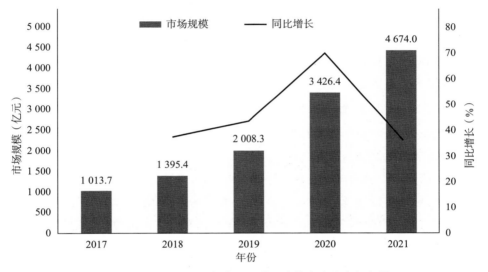

图 3-21　2017—2021 年我国互联网大健康产业市场规模

资料来源:网经社电子商务研究中心,智研咨询。

　　从细分领域来看,2020 年我国互联网医疗产业市场规模占互联网大健康产业市场规模的 45.24%,占比较大;医药电商产业市场规模占互联网大健康产业市场规模的 28.14%;其他领域市场规模占互联网大健康产业市场规模的 26.62%。2020 年新冠肺炎疫情也助推了互联网医疗产业的快速发展,在线下诊疗受阻时,互联网医疗的及时介入缓解了医疗系统的压力,也让"互联网+医、药、保"这一生态闭环初现雏形。"十四五"规划进一步明确健全全民医保制度,并且将符合条件的互联网医疗服务纳入医保支付范围。实际上,随着国家集采常态化、制度化时代开启,多款落标药物从院内转为院外市场,也给医药行业带来了持续冲击,推动行业加速营销模式变革与创新转型步伐。例如,我国互联网医疗赴美上市第一股——1 药网——公布的财报显示,2020 年第四季度,公司实现营业收入26.40 亿元,同比增长 96.1%,实现连续 10 个季度营业收入接近 100.0%强劲增长;同期毛利额创下新高,达到 1.04 亿元,同比增长 143.7%。2020 年全年营业收入达 82.00 亿元,同比增长 107.6%,三年收入规模激增近 9 倍。医疗行业内的企业已经开始(或寻求)与包括 1 药网在内的互联网平台深度合作。截至 2020 年年底,1 药网的合作药店总数超过了 30 万家。近期,又有多家药企与 1 药网达成战略合作,如百济神州与 1 药网达成战略合作,双方将围绕"互联网+医药健康"展开合作,借力互联网医院、智能供应链网络和数字化推广等,在肿瘤疾病领域深化合作,共建互联网医院肿瘤疾病管理平台,为我国的肿瘤患者打造包括医患沟通、病程管理和线上线下 DTP(Direct to Patient,直接面向病人)送药上门等在内的全流程数字化"医+药"服务模式。综上,与互联网产业高效融合是重构我国大健康产业价值链的必然趋势。

3. 基于构建国际化链条的价值链重构

尽管大健康产业在我国有很大的发展空间和发展潜力,但我国大健康产业价值链发展与完善显然不能完全脱离国际市场。这是因为从国际竞争环境来看,一方面随着大健康产业在各国受到重视,西方发达国家纷纷将大健康产业作为战略发展产业,以此促进本国经济增长,并纷纷进军国外市场巩固国际竞争地位。比如,全球生物制药巨头阿斯利康中国东部总部和西部总部分别落户杭州、成都,全球营养和体重管理巨头康宝莱已经在上海、长沙、南京和苏州设立了 4 个研发中心,全球医疗健康行业巨头诺华集团早在 20 世纪 80 年代就开始在中国布局。除此之外,新兴市场国家也在迎头赶上,以印度、泰国等为代表的新兴市场国家,虽然大健康产业起步较晚,但发展速度较快,在全球产业转移中凭借劳动力成本优势承接发达国家的产业转移。激烈的国际竞争环境挤压了我国大健康产业的发展空间,成为阻碍大健康产业价值链现代化的一大挑战;另外,以美国为首的西方发达国家对我国采取的技术封锁和经济制裁措施,破坏了我国大健康产业中的部分关键产业价值链。因此,我国大健康产业要发展壮大就必须走国际化道路,构建具有国际化链条的产业价值链体系,提升国际竞争优势。具体路径建议如下:一是运用国际化战略,积极参与国际产业链、价值链建设,有效抢占国际市场份额,确保企业在国际产业价值链高端环节占据一定地位,同时对价值链进行合理延伸与拓展,扩大影响范围;二是充分整合国外优质资源,加强国际合作,拓宽研发与销售渠道,学习先进技术与管理经验;三是利用全球廉价劳动力资源,推动以低技术含量、低附加价值环节为主的产业转移,有效节约成本,为本国大健康产业技术研发与高端环节的发展提供有利条件;四是构建全球网络信息管理平台,全面掌握国际市场实时资讯,促进信息化发展;五是优化进出口结构,加大高品质、高技术含量健康产品的出口力度。例如,我国上市公司复星医药现已形成近 5 600 人的营销队伍,其中包括超过 1 000 人的海外营销队伍。复星医药在美国、欧洲建立海外子公司以培育运营能力,同时在非洲、印度等新兴市场培育并形成市场及生产能力。如今,在非洲,复星医药已建立成熟的药品销售网络,取得上下游客户资源,并借助 Tridem Pharma 在非洲法语区国家及地区的营销资源,进一步巩固在非洲的竞争力,完善国际营销平台。值得一提的是,2016 年 7 月 28 日,复星医药宣布拟通过旗下全资子公司复星实业斥资 14 亿美元(约合人民币 93 亿元)收购印度注射药品制造商 Gland Pharma 96% 的股权,创下中国药企最大手笔海外并购的纪录。2019 年上半年,Gland Pharma 运营良好,依诺肝素钠注射液等核心产品实现稳定增长,共计 4 个仿制药产品获得美国 FDA 上市批准。随着与 Gland Pharma 整合的深入,复星医药将不断强化在国际市场的药品注册申报能力,建设并推动产品线的供应链整合及协同。作为我国领先的医疗健康产业集团之一,复星医药始终坚定走国际化道路,通过布局国际化高水平且具成本优势的研发及制造体系,提升国际竞争力。

📖 **案例 3-2**

做正确的事,正确地做事:天士力的战略决策[①]

天津天使力联合制药公司成立于 1994 年年初(2002 年更名为天士力控股集团有限公司,以下简称"天士力"),它建成了一条生产性能稳定的第一代滴丸剂生产线。1996 年国家科学技术委员会提出中药国际化战略,准备遴选一批较大的中药企业承担这一重任,那时几乎无人敢应。原国家科学技术委员会的一位女局长在复方丹参滴丸通过 FDA 二期临床试验的一次报告会上回忆说,1996 年年底她遇到天士力董事长闫希军,向他提出是否可以将复方丹参滴丸拿到美国去试试,看一看能否经得住 FDA 试验。闫希军当时就爽快地答应了她的这一要求,并且说:"不就是扛炸药包吗?我是军人出身,我来试。"

在国家中医药管理局的带领下,闫希军和其他 13 位企业家背着一箱箱药,来到美国 FDA 投石问路。而令他们万万没有想到的是,当时在美国中药没有获

---

① 中国管理案例共享中心案例库。

得药品身份,而只能以保健品、食品或食品补充剂的形式出现,甚至不允许标明疗效、不准广告宣传。去了美国之后,所有企业都感觉被泼了一盆凉水,天士力惨遭"滑铁卢"。这次重挫让天士力意识到不完善的产业链与落后的技术指标体系是企业国际化进程中最大的障碍。天士力提出了"走上去,走进去,走出去"的国际化具体战略方针。其中,"走出去"是从国内走向国际的初步阶段。"走进去"是一个将技术、标准与监管融合的过程。通过将中药融入目标国家的医疗卫生体系并实现技术、标准接轨的方式,使中药真正成为具备药用资格的药品。"走上去"是技术体系、标准体系、制度体系、法规体系高度融合的系统,中药成为全球临床的一线用药,深受消费者青睐。在接下来的十年时间里,天士力暂停了 FDA 的申报,而是选择练就内功,完善自身产业链。

西药组成明确,化合物均一且稳定,可以严格控制生产质量。而中药与此迥异,药材品种、种植过程都可能使同一种药品发生改变,想确保稳定性就必须实现全程控制。闫希军看明白了这一点,开始将目光聚焦于产业链。逐渐地,天士力建立起涵盖药物研发、药材种植、药品生产、药品销售和售后服务的完整中药产业链(见图 3-22)。

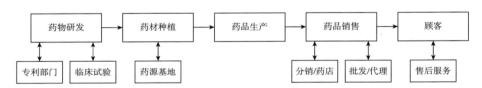

图 3-22　中药产业链简易图

(1)药物研发。在研发环节,天士力将现代中药研发与国际接轨,与世界知名科研机构建立起跨地域、跨行业的没有围墙的研究组织,同时按照美国 FDA 的科研要求投入大量资金对复方丹参滴丸进行更深入、广泛的临床研究,与日本庆应义塾大学、德国吕贝克大学等展开国际科研合作,在国内与众多高校、科研院所及临床医院展开广泛的合作研究,取得了大量的科研成果。

(2)药材种植。1998 年,天士力选中了享有"天然药库"美誉的陕西省商洛市作为第一个中药材 GAP 种植基地,主攻丹参种植。就是这个种植基地,在后来被称为"中药现代化的第一车间"。该基地首次制定了有关基地管理、基地选址条件、人员条件和药材质量监控等内容的管理规范。

(3)药品生产。天士力逐步将信息技术、大数据分析和应用技术与中药先进制造技术进行有效融合,开发了植物药在线工艺分析技术平台,创新运用了国际领先的植物药过程控制技术,建立了中药生产过程一致性评价方法,实现了中药生产的数字化和智能化。"高速磁悬浮滴丸机"是天士力自行研制的第五代滴丸机,采用工控机/触摸屏人机界面及 PLC(可编程逻辑控制器)全自动控制系统,实现了数据总控、智能化制造。

(4)药品销售。在国内市场方面,天士力营销系统辐射 29 个大区,成立了 782 个办事处,形成了完整的营销网络。天士力通过资源整合、规范管理和创新营销模式,利用电子商务等方式,已基本实现营销个性化、专业化和知识化,形成了对公司产品熟悉和认可的专家、顾问、处方医生群体,与 200 余家一级商业经销商、2 000 余家二级商业分销商建立了长期合作伙伴关系,覆盖包括 6 万余家药店、6 万余家基层医疗机构、近 2 万家医院在内的销售终端。为了合理规划产业链各环节资源与时间的分配,天士力建立了从原材料采购到药材种植再到产品销售三环节的企业资源计划(ERP),它在天士力分销业务中发挥着举足轻重的作用。ERP 使销售代表与客户紧密地联系在一起,从而使药品的生产根据订单顺序井然有序地稳步推进。

(5)售后服务。天士力建立了严格的售后服务体系。例如,天士力专设了一个健康服务呼叫中心,可以同时接通国内外 90 部电话,以接受消费者的咨询和意见建议,指导患者正确使用公司产品,介绍最新的医学进展和保健知识,向患者提供个性化的健康服务。所有通话都会被自动录音,并以最快的速度把相关信息传达给市场一线工作人员,使销售代表能够在 24 小时之内面对面地处理患者的疑问。此外,天士力的营销系统还获得了药品经营质量管理规范(GSP)认证,把产业链延伸到了消费者终端。

通过建立并完善"药物研发—药材种植—药品生产—药品销售—售后服务"产业链,天士力实现了生产与提取过程的标准化。2006 年,沉寂十年后的天士力重新向 FDA 申请临床研究,2010 年复方丹参滴丸顺利完成 FDA 二期临床试验。2016 年 3 月,复方丹参滴丸进入数据统计和新药申报准备阶段。2016 年 12 月,天士力公布其生产的心血管药物复方丹参滴丸已圆满完成 FDA 三期临床试验,成为全球首例完成美国 FDA 三期临床试验的复方中药制剂。截至 2016 年年底,天士力先后承担并完成了国家"863 项目""973 项目""重大新药创制专项"等近百项,国际化研发项目达到 13 项。截至 2016 年年底天士力已获得传统药国际批件 58 个,处方药国际批件 9 个,植物药国际批件 14 个,产品进入了 23 个国家与地区。柴胡滴丸、芪参益气滴丸、藿香正气滴丸、穿心莲内酯滴丸等多种中药产品已经注册批准成为加拿大天然保健品。丹参胶囊顺利获得欧盟植物药品注册批件,成功以药品身份进入欧洲市场。

参考文献

［1］何志辉.数字经济推动大健康产业转型升级研究［J］.营销界，2019（51）：4-5.

［2］刘南，段璐璐，干华栋.基于行业价值链模型分析的我国医药流通行业发展对策研究［J］.现代管理科学,2013(10):21-23.

［3］茅宁莹，孙妍.基于产业价值链视角的我国医疗器械产业升级路径［J］.工程研究——跨学科视野中的工程，2018，10(2)：117-123.

［4］王荣荣，张毓辉，王秀峰，等.我国健康产业发展现状、问题与建议［J］.卫生软科学，2018，32(6)：3-6.

第四章

大健康产业战略布局

 案例 4-1

中国的"口罩之乡"——湖北仙桃[①]

　　湖北省仙桃市作为我国最大的无纺布制品加工出口基地,拥有无纺布及其制品企业 1 000 余家,规模以上企业 100 余家,被誉为"无纺布之乡"。在新冠肺炎疫情初发时,我国口罩、防护服供应面临极大的短缺,仙桃医疗物资出口企业纷纷申请复产,并将出口转为内销;当地政府亦发布号令,将所有防护物资由政府统一调配,全面保障国内医疗物资生产供应。

　　2020 年 2 月中旬,仙桃市鑫日防护用品有限公司附近,街道两侧依旧人影难觅,工厂内却热火朝天,忙碌正当时。工厂总经理陈荣表示:"工厂主要从事各类口罩的生产,产品原本 100% 出口,但为了保证疫情防控的需要,目前工厂已停止出口,全力供给国内调配,工厂为此推掉了诸多海外订单。"此外,政府的大力帮扶,也让复工复产企业信心更足。在企业提交复工复产申请后,当地政府协调各部门服务企业,并专门驻厂指导,落实生产情况。为了提高医用防护用品的输送效率,当地政府与湖北交通投资集团联防联控,将孝仙嘉高速公路的仙桃南服务区作为全国医用防护用品临时交易点,逾百家疫情防控物资生产企业的医用防护用品均在此交易。据统计,中转站设立仅 6 天,就累计向全国各地供应口罩 1 亿多片,日均进出车辆达 5 000 辆,很大程度上缓解了湖北乃至全国的医疗物资供需紧张形势。但在企业开足马力、加班加点保障供应的同时,也出现了诸多问题。

---

　　① 中国新闻网. 访中国口罩主产地湖北仙桃:停出口、保内需［EB/OL］. (2020-02-16)［2021-10-27］.https://www.chinanews.com.cn/cj/2020/02-16/9093690.shtml.

首先是生产效率问题。疫情期间,工厂员工大都被隔离在家,造成了严重的人员不足问题。健鼎科技股份有限公司是仙桃市最大的外贸企业,2019 年出口额达 1.4 亿美元,尽管已有 3 500 名员工投入生产,但是依然"喊渴"。早在 2020 年 2 月 17 日,该公司就组织留厂员工投入防控保供战,生产红外体温检测仪配件。3 月 11 日,公司正式复工复产,产能已恢复 50% 以上。但公司经理仍表示:"加班加点也生产不过来!现在是订单不愁,就愁人。"

其次是生产质量问题。口罩质量关系到人的生命安全,虽然口罩生产占据很大的市场份额,但是其中也有很多小作坊式工厂生产着三无产品。自疫情暴发以来,仙桃市公安局、市场监督管理局等部门共取缔非法小作坊 273 家,扣押不合格口罩多达 4 600 多万片,直接涉案金额高达 1 亿元。据市场监督管理局的工作人员介绍,在疫情期间,口罩原料熔喷布极为紧张,不良商家无法买到,于是就使用卫生纸等材料生产假冒口罩。卫生纸充当口罩防护,与没有佩戴口罩几乎没有区别,这样的伪劣产品一旦流入市场,就会造成极为恶劣的影响。

最后是产能过剩问题。伴随疫情在全球蔓延,口罩需求"量价齐升"。世界卫生组织总干事谭德塞表示,全球市场已经被严重扰乱,口罩等个人防护用品的需求量是正常水平的 100 倍,价格则是正常水平的 20 倍。在此背景下,企业纷纷转型生产防疫所需原料和制成品,可能最终导致口罩生产供过于求。国内外一些大型企业也投入口罩生产,如汽车生产商克莱斯勒,以及中国石油、中国石化等。

湖北仙桃在大健康产业的布局仅是我国大健康产业的一个缩影,疫情期间暴露出许多问题。究其原因,口罩生产空间布局过于集中可能是导致上述问题出现的关键所在。近年来,为优化我国大健康产业布局,国家出台了多项政策,如《"健康中国 2030"规划纲要》明确提出"县和市域内基本医疗卫生资源按常住人口和服务半径合理布局,实现人人享有均等化的基本医疗卫生服务;省级及以上分区域统筹配置,整合推进区域医疗资源共享,基本实现优质医疗卫生资源配置均衡化,省域内人人享有均质化的危急重症、疑难病症诊疗和专科医疗服务;依托现有机构,建设一批引领国内、具有全球影响力的国家级医学中心,建设一批区域医学中心和国家临床重点专科群,推进京津冀、长江经济带等区域医疗卫生协同发展,带动医疗服务区域发展和整体水平提升"。

那么,产业布局的主要规律是什么?目前我国大健康产业战略布局的总体特征如何?趋势如何?主要空间分布如何?重点布局的行业又有哪些?本章将回答这些问题。

一、我国大健康产业空间分布特征

（一）空间分布现状

从我国大健康产业空间分布现状来看,近年来,大健康产业空间分布较为集聚,企业主要集中在京津冀地区、长三角地区、珠三角地区,该地区企业占全国大健康产业上市公司数量的 60% 左右。2019 年,大健康产业上市公司分布超 20 家以上的省(市、区)有北京、山东、上海、江苏、浙江、广东、湖北、湖南、福建,其占全国大健康产业上市公司数量的 69%;上市公司分布在 10～20 家的省(市、区)主要有吉林、四川、天津、新疆、江西、河南、重庆和和黑龙江,其占全国大健康产业上市公司数量的 16%;上市公司分布在 10 家以下的主要位于我国西部和北部地区,其大健康产业上市公司数量不到全国大健康产业上市公司数量的 15%。

从 2019 年各省(市、区)大健康产业产值占全国大健康产业产值比重的分布来看,处于第一梯队的省(市、区)只有广东和北京,其大健康产业产值占比高达 25% 以上;处于第二梯队的省(市、区)只有上海,占比在 10%～15%;处于第三梯队的省(市、区)主要有浙江、湖北、江苏、福建、辽宁、山东、湖南、重庆、四川、河南,占比在 1%～5%,空间分布大都位于东部沿海或中部地区;处于第四梯队的主要是西部地区的省份,其大健康产业产值占比很小,在 1% 以下。东、中、西部地区大健康产业发展差距较大,东部沿海地区大健康产业产值占比优势明显,占全国大健康产业产值的近 51.4%;而从京津冀、长三角和珠三角三大经济集群来看,长三角地区的大健康产业产值占比最大,高达近 27%。

（二）大健康产业空间布局的演变趋势

随着近年来我国大健康产业的快速发展,相关企业的规模也不断加速扩张,特别是一些主流企业,正逐步建立覆盖全国的产业布局。如上海医药(集团)有限公司以上海总部为中心,企业遍布华东、东北、华中、华南、西南和西北地区。

从 2000 年起,我国大健康产业上市公司数量呈快速增长态势,具体如图 4-1 所示。为探析我国大健康产业空间布局的主要规律,本部分选取了 2000 年、2010 年、2014 年和 2019 年四个时间点的大健康产业上市公司作为研究样本,并根据所处地域不同进行了统计和研究。

初创发展期:2000—2008 年。该时期我国大健康产业上市公司平均数量在 190 家左右。以 2000 年为例,当年共有 153 家大健康产业上市公司,产业年营业总收入约为82.82亿元,主要分布在医疗卫生服务、医药制造、药品及其他健康产品流通,以及健康事务、健康环境管理与科研技术服务等行业。2000年,我国大部分地区大健康产业均处在点状、点轴布局阶段。比如,河南、湖北、陕西、安徽、四川等中西部地区呈现明显的点状布局特征;江浙沪和粤港澳地区呈现明显的点轴布局特征,并向网状布局发展。在一些偏远地区,如西藏、内蒙古、云南、青海以及东北三省等,大健康产业布局较少,还没有形成一定的规模。

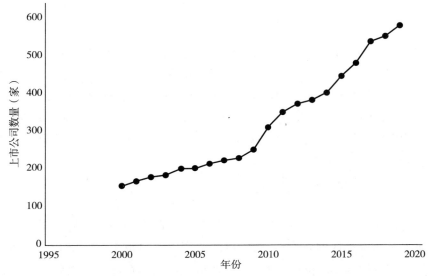

图4-1 2000—2019年我国大健康产业上市公司数量增长趋势

快速发展期:2009—2012年。该时期我国大健康产业取得了长足的发展,上市公司数量年平均增幅约为31家。以2010年为例,该年共有306家大健康产业上市公司,产业年营业总收入约为1 066.97亿元,主要分布在医疗卫生服务、医药制造、药品及其他健康产品流通、健康用品、器材与智能设备制造和医疗卫生机构设施建设等行业。相较于初创发展期,该时期我国大健康产业在企业数量、营业总收入和行业分布方面都有大幅改善。2010年,虽然我国大部分地区大健康产业仍处于点状、点轴布局阶段,但企业数量有了明显的增加,特别是长三角地区和珠三角地区实现了质的飞跃,呈现网络布局特征。然而,像西藏、内蒙古、新疆、云南、青海、黑龙江等偏远地区的大健康产业布局依然较少。

稳步发展期:2013—2016年。该时期我国大健康产业的发展稳中有进,上市公司数量年平均增幅约为24家。以2014年为例,当年共有397家大健康产业上市公司,产业年营业总收入进一步增长,约为2 045.57亿元,在医疗卫生服务、医药制造、药品及其他健康产品流通、健康用品、智慧健康技术服务、健康人才教育与健康知识普及和医疗卫生机构设施建设等行业均有一定程度的布局。2014年,我国大健康产业呈现遍地开花的态势,沿海地区(如长三角、珠三角等)呈现密集的网络布局特征,中部大部分地区呈现点轴布局的特征,并且一些偏远地区如西藏、云南、新疆和东北三省等,企业数量也有了明显的增长。

成熟稳定期:2017—2019年。该时期我国大健康产业的发展已趋向成熟。以2019年为例,当年共有574家大健康产业上市公司,产业年营业总收入约为5 650.52亿元,行业分布更加均质。相较于2014年,2019年逐渐形成了京津冀、长三角、珠三角三大地区网络布局的新态势;并且,中部个别地区已呈现由点轴布局向小规模网络布局发展的趋势,偏远地区点状布局更加明显,并逐渐向点轴布局发展。

二、我国大健康产业细分领域分布特征

《"健康中国2030"规划纲要》明确将发展健康产业作为"健康中国"建设五大任务之一,并提出将健康产业发展成为国民经济支柱性产业的战略目标。按照《"健康中国2030"规划纲要》的要求,为了科学界定健康产业的范围,全面反映健康产业的发展态势,国家卫生健康委联合国家发展改革委、国家统计局等多部门,以《国民经济行业分类》(GB/T 4754—2017)为基础,制定了《健康产业统计分类(2019)》。该分类根据健康产业概念、范围及统计分类编制原则,将健康产业划分为包括中药材种植、养殖和采集(第一产业),医药制造,医疗仪器设备及器械制造,健康用品,器材与智能设备制造等(第二产业),医疗卫生服务,健康人才教育与健康知识普及,健康促进服务,智慧健康技术服务等(第三产业)在内的13个大类。

医药、医疗、健康养老、健康管理和保健品等细分领域在整个大健康产业中占有很大的比重,本部分将重点从这五大细分领域详细描述大健康产业分布情况。

（一）医药行业

随着我国医药行业的迅速发展,各地区政府纷纷鼓励并引进医药企业。国泰安数据显示,目前在我国,包括西藏、宁夏、青海等地区在内分布逾300家原料药及制剂、中药材、生物制品、生化药品、医疗器械、卫生材料、制药机械、药用包装材料及医药商业等上市公司,但大部分市场份额来自排名前10的医药企业。

经过近十年的发展,我国医药行业上市公司数量从 2010 年的 145 家增至 2019 年的 305 家,平均每年以 16% 的速度增长。从 2010 年和 2019 年我国各省(市、区)的医药行业上市公司数量对比来看,2010—2019 年,广东一直占据上市公司数量第一的宝座,是全国最大的医药生产、销售中心,2019 年浙江逐步接近广东,成为除广东外全国最大的医药生产、销售中心,其后是上海、江苏、北京等地。全国医药行业生产布局逐渐向东部沿海、南部沿海、北部沿海地区扩散,形成京津冀地区、长三角地区、珠三角地区三大医药生产、销售集群。2019 年,这三大地区医药行业上市公司数量占全国医药行业上市公司总数的 53.44%,构成了医药行业的基本生产格局。其中,京津冀地区医药行业上市公司数量在全国医药行业的占比为 11.14%,长三角地区和珠三角地区医药行业上市公司数量占比分别为 23.70%、18.60%。另外,华中地区以湖北、河南、湖南为中心的医药产业集群,上市公司数量占比约为 10%;西南地区则主要形成了以云南、重庆、成都为中心的医药产业集群,上市公司数量占比约为 11%。

从 2019 年各省(市、区)医药行业产值占全国医药行业产值的比重来看,产值比重在 5% 以上的省(市、区)有广东、北京、上海、浙江、湖北、江苏、山东,其医药行业产值之和占全国医药行业产值的近 72.07%。这 7 个省(市、区)也分别是广州白云山医药集团股份有限公司、国药集团药业股份有限公司、上海医药集团股份有限公司、华东医药股份有限公司、九州通医药集团股份有限公司、南京医药股份有限公司和瑞康医药集团股份有限公司的总部所在地,相关的医药子公司遍布全国各地。其余大部分省(市、区)医药行业产值占比集中在 1%～5%,这些省(市、区)医药行业产值之和约占全国医药行业产值的 22.09%,不到前 7 名省(市、区)医药行业产值的 1/3。这表明地区之间医药行业发展差距较大,医药企业主要集中在少数经济发达地区。

（二）医疗行业

近年来,我国医疗行业发展已经取得很大的成就,这从图 4-2、图 4-3 所示的全国医疗机构数量变化和全国每万人医疗人员数量变化可以明显地看出。具体来说,自 2009 年 3 月 17 日中共中央、国务院公布《关于深化医药卫生体制改革的意见》后,全国医疗机构数量呈现井喷式增长,由 2008 年的 278 337 家迅速增至 2009 年的 916 571 家,增长幅度约为 229%。不过,同期全国每万人医疗人员数量虽有所改善,但变化不明显。举例来说,在每万人拥有卫生技术人员数、每万人拥有执业(助理)医师数、每万人拥有注册护士数三项指标中,只有每万人拥有卫生技术人员数和每万人拥有注册护士数两项指标在 2008—2019 年增长幅度较大,增幅分别约为 71.30%和 122.57%,每万人拥有执业(助理)医师数增长幅度较小,由 552 人增至 866 人,增长幅度约为 56.88%。由此可见,我国医疗行业发展还不够充分,每万人医疗人员数量总体上还比较低,尤其是在医疗服务中占据主导地位的专业医师数量。

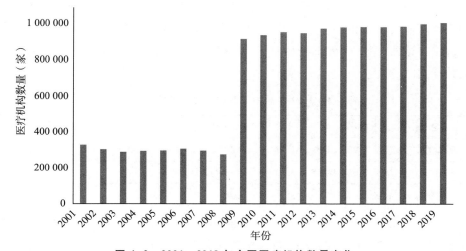

图 4-2　2001—2019 年全国医疗机构数量变化

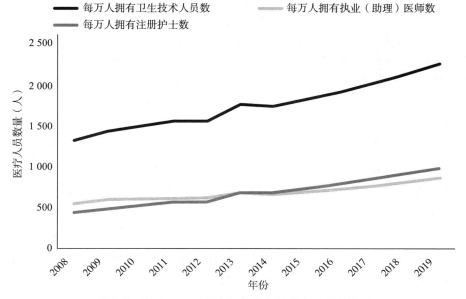

图 4-3　2008—2019 年全国每万人医疗人员数量变化

根据世界发展指标数据库（WDI）提供的数据（如表4-1所示），2017年我国每千人医生数仅为1.98人，虽然略高于同期的世界平均水平1.57人，与中等偏上收入国家的平均水平（1.97人）持平，却远不及经济合作与发展组织（OECD）成员的平均水平（2.92人）和按世界银行划分的高收入国家的平均水平（3.06人）。而我国每千人护士数仅为2.66人，不仅远低于高收入国家的10.91人和OECD成员的9.64人，而且低于中等偏上收入国家的3.51人和世界平均水平的3.82人。需要特别指出的是，在医疗服务中医生和护士人数起主导性作用，而我国恰恰在这两个方面，无论是相对于OECD成员还是高收入国家都还有较大的提升空间。

表4-1　2017年每千人医疗人员数量的国际比较

指标	中国	美国	世界	OECD 成员	中等偏上收入国家	高收入国家
医生数（人）	1.98	2.61	1.57	2.92	1.97	3.06
护士数（人）	2.66	14.55	3.82	9.64	3.51	10.91

资料来源：WDI。

我国各地区之间医疗资源的分布差距是非常明显的。其中，医疗卫生机构数量最多的为河北省（84 651家），最少的为宁夏回族自治区（4 397家），两地之比达到19.25倍。每万人拥有卫生技术人员数最多的为北京市（126人），最少的为安徽省（57人），两地之比为2.21倍。每万人拥有执业医师数最多的北京市（49人）与最少的江西省（21人）之比达到2.33倍，即使不考虑具有首都效应的北京，选择次多水平的浙江省（35人），其与江西省之比亦达到1.67倍。每万人拥有注册护士数最多的仍然是北京市，为53人，最少的是西藏自治区，只有17人，两地之比达到3.12倍；若撇开这两个特殊的地区，则次多的陕西省（39人）与次少的河北省（24人）之比亦达到1.63倍。

我国医学影像产业集聚明显，企业主要分布在北京（10%）、长三角（43%）、珠三角（22%）等发达地区（见图4-4）。产业集聚发展主要是因为医疗器械产品技术涉及光学、电磁学、机械学、材料学等众多学科，技术壁垒极高，对人才、资源和经济环境的依赖程度相对较高，所以其主要分布在我国东南沿海等经济发达地区。

上述这些反映医疗行业发展不充分、不平衡等的数据，既未反映出医疗服务质量的差异，又未考虑患者的跨地区就医状况。而跨地区就医情况，更能说明地区间医疗服务水平与质量不平衡问题。

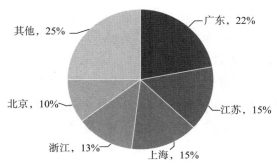

图 4-4 我国医学影像企业地域分布情况
资料来源:火石创造。

(三)健康养老行业

社会养老产业的发展密切关系到我国社会养老保障问题。我国人口基数大,人口老龄化速度加快,养老产业消费群体和市场需求都在急速扩大。《中国统计年鉴2020》中的数据显示,2019年我国的人口总数为140 005万人,从人口的年龄构成来看,16—59周岁的劳动年龄人口为89 640万人,占总人口的比重为64%;60周岁及以上人口为25 388万人,占总人口的比重为18.1%,其中65周岁及以上人口为17 603万人,占总人口的比重为12.6%,已经达到联合国定义的老龄化社会标准,并且我国老年人口占比一直呈递增态势(见图4-5)。老年人口规模总量扩张、增量提速,社会养老保障负担加重,老年人群体对养老服务的需求越来越大,社会养老保障的压力也越来越大。

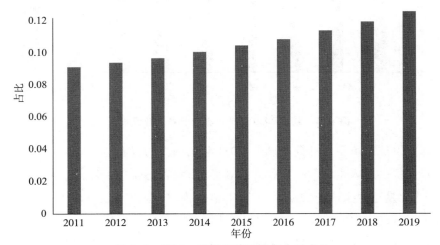

图 4-5 2011—2019年我国老年人口占比
资料来源:国家统计局。

当前,我国的养老产业发展尚处于初级阶段,没有完全成熟的模式。作为一个新兴产业,少有上市公司或大型企业以养老产业为主业。我国养老产业的市场布局仍然处于进一步发展的过程当中,并没有完全构成良好的供需平衡关系。整体行业体现出养老产品与服务相关人才稀少、质量效益低下、有效供给缺乏的特点,产业发展呈现水平低、供给不足状态。目前,我国养老机构以社会福利型的公办养老机构为主,养老产业供给远远跟不上需求。

人口老龄化严重,意味着养老服务存在较大的需求市场,以需求为导向发展养老产业是应对老龄化、提升老年人群体生活质量的重要办法。但是我国养老服务企业区域分布与老年人口区域分布并不匹配。截至 2020 年 7 月,据统计我国养老服务企业主要分布在老年人口大省,如广东、江苏、山东等地(见图 4-6)。但是,从图 4-7 中可以发现,上海、辽宁、重庆等存在深度老龄化的地区并不在我国养老服务企业占比较大的省份当中,这些地区养老服务供给可能相对匮乏。

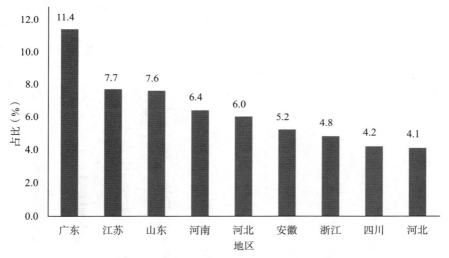

图 4-6 截至 2020 年 7 月养老服务企业区域分布

国家发展改革委统计数据显示,2021 年国内大约有养老机构 3.4 万个,可以为老年人提供的床位约 761 万张。也就是说,我国每 1 000 名老年人只拥有 30 张床位,而发达国家这一数据则是平均 40 张左右,差距明显。即使近年来我国加大了对养老机构的建设,也仍然无法满足大幅上升的养老需求。

我国各地区养老产业发展差异巨大,产业发展良好的分布在东部沿海及中部地区,如江苏、浙江、河南、山东、四川。另外,养老产业发展目前还表现出主要

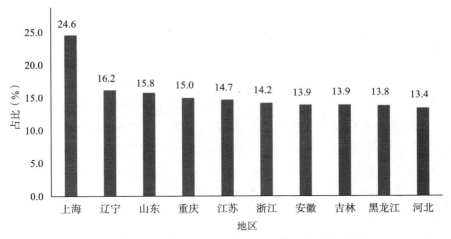

图 4-7　2019 年 65 周岁以上人口占总人口比重前十地区

依靠政府力量,产业布局实施难度大,养老市场呈现床位"一半空置"与"一床难求"并存的两极分化现象。民政部最新数据显示,2021 年我国养老机构床位数为 503.6 万张,收住老年人 238.1 万人,近一半床位空置。与此相对应,部分养老机构却"一床难求"。这背后当然还涉及我国传统养老观念等文化因素。

2019 年,我国养老机构数量排在前三位的分别为河南省(3 168 个)、四川省(2 531 个)和江苏省(2 469 个),机构数量最少的为西藏自治区,仅有 24 个。但是,老年人人均(万人)养老机构数量最多的为吉林省(4.2 个),最少的为海南省(0.6 个)。

2019 年,我国养老床位数量排在前三位的分别为江苏省(440 698 张)、山东省(363 536 张)和安徽省(358 518 张),床位数量最少的为西藏自治区,仅有 2 616 张。但是,老年人人均(万人)养老床位数量最多的为北京市(0.05 张),最少的为海南省(0.008 张)。

(四) 健康管理行业

健康管理是对一个人的健康进行全面监测、分析和评估,提供健康咨询和指导,以及对健康危险因素进行干预的全过程。健康管理概念是 20 世纪 50 年代末最先在美国提出的,逐步发展并催生区别于医院等传统医疗机构的专业健康管理公司,并作为第三方的服务机构和医疗保险机构直接面向个体需求,提供系统专业的健康管理服务。

　　培养居民健康管理意识是非常重要的。《柳叶刀》的一篇报告显示,2017年,全球范围内因传染性疾病、孕产妇、新生儿和营养导致的死亡人数占全球总死亡人数的18.6%(1 040万人),而慢性非传染性疾病占73.4%(4 110万人),伤害占8.0%(448万人)。因慢性病导致的死亡人数占全球总死亡人数的比重达70%以上,已然成为全球范围内过早死亡最为主要的原因。从国内来看,近年来,我国慢性病发病率呈井喷式上升,其中一个很重要的原因就在于人们薄弱的健康素养。生活中饮食不加节制、不重视运动、不注意心理状态调节、对体检不达标结果无动于衷等不良行为,导致慢性病高发,且患病群体日渐年轻化。《中国卫生健康统计年鉴2018》统计数据显示,2017年心脑血管病、癌症和慢性呼吸系统疾病是我国城乡居民的主要死因,占比超过80%,慢性病出院病人数和人均医疗费用持续上升。慢性病已成为危害我国居民健康的头号杀手。

　　国家统计局统计数据显示,2013年我国健康管理产业市场规模为3.74万亿元,2018年增至7.27万亿元(见图4-8),2009—2018年年复合增长率为18.73%。目前,我国大约有各类健康管理(主要是健康体检)企业1万多家,大致分为三大类:一是公立医院开办的健康体检机构,如上海瑞金医院体检中心,此类机构大约占整个健康体检市场份额的90%;二是民营专业连锁体检机构,如

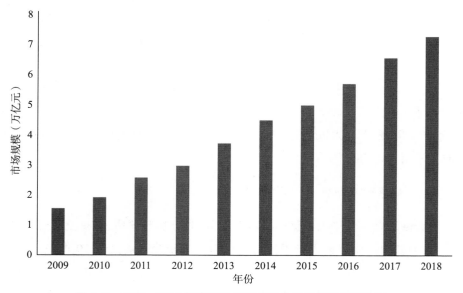

图4-8　2009—2018年我国健康管理产业市场规模增长趋势

慈铭体检、爱康国宾等,此类机构建有独立的健康体检中心,并配有专业的体检人员;三是众多的健康服务机构,此类机构往往没有独立的体检中心实体,通过与等级医院建立紧密的联系,为体检者提供从体检到诊疗、康复、家庭医生等一系列服务,如国康网。三类机构各有优势与劣势,公立医院健康体检机构的优势在于垄断的医疗资源和良好的硬件设施,医院体检结果认可度高;劣势在于经营机制不灵活,服务水平一般。民营专业连锁体检机构的优势在于经营机制灵活,服务态度好,硬件设施一流,网络覆盖广;劣势在于政策受限,跨地区审批耗时费力,并且体检结果经常不能被主流医院认可。

健康管理企业在我国的分布也很不均匀(见图 4-9)。截至 2019 年,广东占比 14%,是我国健康管理产业最发达的地区。作为一线城市的北京、上海,分别占比 7% 和 9%。北方地区只有山东占比较大,为 7%。

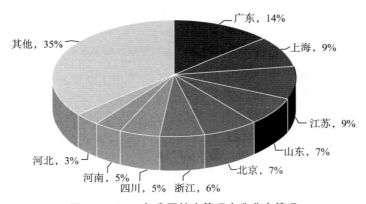

图 4-9　2019 年我国健康管理企业分布情况

资料来源:前瞻产业研究院。

（五）保健品行业

保健品是指具有保健功能或者以补充维生素、矿物质等营养物质为目的的一种特殊食品,适用于特定人群,具有调节机体功能,不以治疗疾病为目的,并且对人体不产生任何急性、亚急性或慢性危害的食品。当前,受新冠肺炎疫情影响,中国人的健康需求大增,民众对保健品关注度持续提升。我国有着庞大的消费群体,加之老年人口比重不断上升,国人健康意识不断增强,保健品需求呈现持续上升态势。早在 2009 年,我国保健品产业市场规模就已达到 638 亿元,保健品行业开始进入繁荣发展的成长阶段。在这之后,受人们健康生活趋势

的推动,保健品领域在我国实现了强劲的增长,2018 年保健品产业市场规模增
至 1 627 亿元,较 2010 年增长 1.55 倍(见图 4-10)。

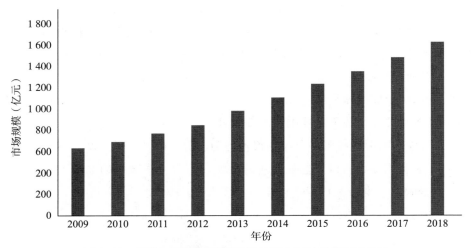

图 4-10　2009—2018 年我国保健品产业市场规模增长趋势

　　根据欧睿信息咨询公司分类,保健品行业可以分为非处方药(OTC)、维生
素和膳食补充剂(VMS)、体重管理即代餐(Meals)及运动营养(Sports Nutrition)
四大类。其中,OTC 产品包括止痛药、消化药、止咳药、感冒药、抗过敏药(花粉
症)、皮肤病药及助眠药。目前,我国保健品行业主要以膳食补充剂为主,市场
占有率达 55.21%。膳食补充剂为补充膳食的产品(而非烟草),可能含有一种
或多种膳食成分,如维生素、矿物质及草本(草药)等食物成分。除 OTC 产品
外,其他保健品产品(包括维生素和膳食补充剂、运动营养及体重管理)普遍
被中国消费者视为有疾病预防及增强免疫力等功效,仍持续快速增长。从规
模占比来看,维生素和膳食补充剂占据绝对主导位置,而体重管理及运动营养
的占比相对较小,2018 年三者规模占比分别为 91.3%、7.4%、1.3%。从趋势上
看,维生素和膳食补充剂占比呈逐年下降趋势,但依然占据 90% 以上的市场
份额。

　　整体来看,我国保健品行业竞争格局较为分散,行业集中度不高,2019 年我
国保健品行业排名前五的企业分别为无限极、汤臣倍健、安利、东阿阿胶和完美,
市场占有率分别为 6%、5%、3%、3% 和 2%,合计占比约为 19%。具体来看,我国
排名前十的保健品企业仍以直销企业占主导。无限极凭借成熟且优异的直销模
式和营销战略,2015 年以来,市场占有率首超安利(中国),稳坐我国保健品行业

龙头。而安利(中国)和完美(中国)新产品开发缓慢,对市场日益变化的需求把握较为欠缺,电商渠道开拓不足,市场份额分别有不同程度的下滑。东阿阿胶则由于产品种类独特、品牌效应好,增长态势显著,行业排名攀升至第四。汤臣倍健致力于促进渠道多元化,实施大单品战略以及电商2.0计划,近年来通过海外收购LSG、Penta-vite等,拓宽覆盖品类,市场占有率逐年稳步提升,非直销龙头企业地位稳固。而康宝莱通过定位细分市场——体重管理,在前十名企业中取得一席之地,市场份额较为稳定。

三、我国大健康产业空间分布特征分析

1. 在经济发达地区的集聚特征较为明显

从上述我国大健康产业的五大细分领域(医药、医疗、健康养老、健康管理和保健品)分布概况可以看出,我国大健康产业比较发达的地区主要是北京、山东、江苏、上海、浙江、湖北、重庆、广东、四川,逐渐形成了以这些大健康产业发达地区为中心的产业集群。2019年,这9个地区大健康产业产值之和占全国大健康产业总产值的70.57%,其大健康产业上市公司数量之和占全国大健康产业企业总数的69.32%。出现这一现象的原因,一方面在于当地政府政策的扶持,另一方面在于经济发达地区集聚效应较强。改革开放后,东部沿海地区经济迅速发展,各种资源要素纷纷流入,为东部沿海地区大健康产业的发展创造了良好的条件。例如,广州白云山医药集团股份有限公司、北京国药集团药业股份有限公司和上海医药集团股份有限公司在一定程度上推动了东部地区大健康产业的发展,经过多年的发展,逐渐形成了环渤海地区产业集群、长三角地区产业集群、珠三角地区产业集群。

2. 细分领域的区域集聚有明显差异

从上述我国大健康产业细分领域的区域分布状况分析可知,各个细分领域的区域集聚有明显差异。例如,医药行业主要集聚在广东、上海、江苏、北京等地。医疗行业主要集聚在北京、河北、四川、浙江等地。而健康养老行业发展良好的省市均分布在东部沿海及中部地区,如江苏、浙江、河南、山东、四川等。而在北京、上海、广州、深圳、浙江等一线城市,健康管理行业发展状况良好。中国保健品企业主要分布在华南和华东等地区,特别以广东、山东和江苏为代表。但从整体来看,上海、江苏和浙江等地在大健康产业的各个细分领域中依然占有绝

对优势,区域集中度较高,且从我国医药行业的百强企业数量分布来看,长三角地区优势明显。

3. 呈现逐步向中西部地区转移的态势

从上述我国大健康产业细分领域区域分布状况来看,除经济比较发达的地区入围外,还有四川、河北、河南等中西部地区入围。近年来,中西部地区大健康产业发展迅速,成为大健康产业发展的中坚力量。促成这一现象的主要原因在于人民生活质量逐渐提高,健康知识和健康意识逐渐普及,沿海地区健康消费市场的增长趋于饱和,同时各地方政府也开始重视当地大健康产业的发展,这在一定程度上会影响中西部地区大健康产业的发展。例如,从健康险保费收入情况来看,2020年上半年,我国健康险保费收入超过300亿元的区域有四个,分别为广东、山东、江苏和河南。另外,受新冠肺炎疫情影响,我国居民的健康管理意识普遍增强,2020年复旦大学联合腾讯微保发布的《后疫情时期中国保险需求的18大发现》显示,疫情期间湖北省的互联网保险转化率超过20%,居于全国首位,云南、海南和重庆等地紧随其后,转化率接近20%。

4. 演变规律呈现"均质布局→点状布局→点轴布局→网络布局"的发展特征

大健康产业的布局与各地区经济发展息息相关,由不同阶段全国大健康产业企业布局可以看出,大健康产业发展与产业布局的一般演变规律一样,呈现"均质布局→点状布局→点轴布局→网络布局"的发展特征。在初期阶段,由于产业发展水平不高,这一时期的大健康产业布局基本处于自由发展状态,总体上呈均质布局特征。随后,在点状布局阶段,大健康产业的基本特征是沿海地区快速发展。沿海地区是大健康产业高度集聚的空间实体,随着大健康产业的不断发展,大健康产业的形式不断增多,集聚性也不断增强,相关生产要素和产业不断向特定区域空间集聚,从而形成了大健康相关产业的集聚性区域。接下来,在点轴布局阶段,大健康产业的过度集聚会产生集聚不经济,因而会引起大健康产业向外扩散。随着沿海地区大健康产业的发育,不同地区之间、产业之间的信息、资源流动不断增强,这也促进了相互连接的各种线形基础设施线路的形成,而这些线路一旦形成,便会不断吸引其他相关产业集聚,从而促使大健康产业布局形态逐步由点状布局向点轴布局转变。最终,点和轴的规模不断扩大,形成网络布局。

📚 **产业布局的一般演变规律**

（1）均质布局：产业布局以分散为主，表现为地区差异不明显的均质模式。

（2）点状布局：产业布局由以分散为主转变为以集中为主，适用于经济技术力量有限的地区。

（3）点轴布局：点轴布局是在点状布局的基础上发展起来的，产业布局转变为以线路集中为主，从而形成点轴布局，适用于经济发展水平较高的地区。

（4）网络布局：网络布局是点轴布局发展的结果，产业布局表现出集中与分散的良好结合，适用于经济发达地区的产业布局。

5. 地理分布呈现"东部沿海地区集聚，中西部地区扩散"的特点

从整体来看，结合我国的地理特征，2000—2019年，我国大健康产业的演变规律还呈现"东部沿海地区集聚，中西部地区扩散"的特点。2000年，我国大健康产业呈较为分散的状态，并逐步进入黄金发展期，东部沿海地区大健康产业集聚效应明显，但近年来受大众健康意识提升等要素的影响，大健康产业开始向中西部地区转移，产业区域布局不断延伸，逐步形成以京津冀、长三角、珠三角为主的三大大健康产业空间集群。2014年以来，布局大健康产业的地区逐渐增多，逐渐从东部地区向中西部地区转移，且产业重心不断发生变化。2014年大健康产业企业数量占比最大的地区是广东、浙江，占比分别为14.63%、12.71%，2019年大健康产业企业数量占比在10%以上的地区只有广东。相较于东部地区，中西部地区大健康产业的增长速度在稳步提升。

四、我国典型大健康产业园区分布

2016年《"健康中国2030"规划纲要》提出，要"发展专业医药园区，支持组建产业联盟或联合体，构建创新驱动、绿色低碳、智能高效的先进制造体系，提高产业集中度，增强中高端产品供给能力"，大健康产业园区建设得到了国家规划支持，逐渐形成了具有不同驱动力和区位选择的大健康产业园区发展格局。为了详细阐述我国大健康产业园区的特征及其空间分布，本部分选取四个有代表性的大健康产业园区进行重点介绍。

1. 北戴河生命健康产业创新示范区

提起北戴河,"疗养"和"度假"也许是许多人的第一印象。由于拥有得天独厚的自然条件,又紧靠京津冀城市群核心区,北戴河既成为京津冀产业转移的承接平台,又成为大健康产业创新示范区。

2016 年 9 月,北戴河生命健康产业创新示范区正式设立。示范区规划控制面积 520 平方千米,包含休疗度假区、综合配套区、空港贸易区等五大区域。其中,40 平方千米的核心区位于北戴河新区,由综合医疗、孵化创新、健身休闲等七大功能板块组成,重点发展生命健康服务业、生命健康制造业和绿色健康农业。独特的区位优势为示范区带来了承接北京医疗资源的机会,也给建设完成的示范区带来了辐射更多人口的机遇。由于位居环渤海经济圈中心地带,铁路线路发散式通向周围的主要城市,示范区可以服务京津冀和辽西的患者,满足其健康需求。在建设规划中,示范区还将同时沟通北戴河国际机场和秦皇岛港,便捷多元的交通也为示范区发展生命健康制造业提供了物流基础,由此形成"医、药、养、健、游"五位一体的生命健康产业集群。

示范区的"先行先试"为国内尚未普及的医疗技术带来了新机会。在医疗机构方面,自示范区建成以来,主打尖端技术的医院在示范区内不断投入使用。普拉德拉医院背靠古巴医疗服务公司,引入来自古巴的医疗资源。在迁入北戴河生命健康产业创新示范区后,这家原为癌症晚期病人提供赴境外医疗服务的医疗机构,已经扩张成为一所拥有 52 张床位的综合性医院。除此之外,为成为国家级区域医疗中心,北戴河肿瘤医院、北戴河心血管病医院和北医三院秦皇岛分院的建设项目也在稳步推进。

在示范区统筹布局下,生命科学园项目完成一期 15 万平方米建设,重点从事抗体药、生物制剂等研发,旨在打造世界前沿医疗技术研究及应用平台。在示范区发展的未来规划中,医疗健康产业支持政策继续实现突破。在国家层面,示范区创新型医疗器械和药品审评、审批被纳入绿色通道,医疗器械注册制度试点获国务院批复,可以实现跨地区、跨省委托生产;在省级层面,河北省政府办公厅印发了《关于支持生物医药产业高质量发展的若干政策》,颁布了支持示范区干细胞应用研究、专业化服务平台建设等 5 项政策,同时河北省卫生健康委员会将中外合资医疗机构和三级综合医院的设置审批、执业登记权限下放至北戴河新区,河北省药品监督管理局出台政策,为落户示范区的药械企业开辟审批绿色通道。《河北省关于打好新型冠状病毒感染的肺炎疫情防控阻击战促进经济社会平稳健康发展的若干措施》《河北省 2020 年扩大消费十大专项行动实施方案》

将北戴河生命健康产业创新示范区列为重点发展园区。

2. 成都国际医学城

成都国际医学城于2008年6月20日由成都市人民政府正式批准建设。医学城坐落于四川省成都市温江区现代服务业园区内,紧邻高新西区、青羊区,清水河穿流而过,"198"生态带位于其中,区位优势明显、生态环境优越、交通条件较好。医学城以健康医疗为产业发展核心,以健康旅游为产业发展动力,以健康商务为产业发展配套,目前是亚洲规模最大、功能布局最完善的现代医疗健康产业园区。

成都国际医学城是成都市26个现代服务业重点建设项目之一,2011年国家首批服务业综合改革试点区域,总投资为350亿元人民币。发展目标是到2012年初步建成中西部医疗及健康服务核心基地,到2016年建成为国家健康管理产业示范区,到2020年初步建成为国际医疗旅游目的地。最终,医学城将建成为世界健康产业品牌新高地。

从发展规划来看,成都国际医学城将整合医疗健康产业上下游资源,从生物研发、健康预防、医学检测、高端治疗、综合康复到医疗旅游,整个医疗健康产业链在这里融合互补,发挥产业集群效应;从项目规划布局来看,以高端机构、高端消费者和高端品牌为支撑,整合高端医疗健康产业上下游资源,构建高端健康产业链。各个板块之间相辅相成,健康医疗板块以高端治疗、医学检测、综合康复、生物研发为主,健康旅游板块聚集旅游观光、健康养生、中药材种植等方面,健康商务板块则提供相关的培训、中介、高端居住、餐饮娱乐等服务。

2012年,成都国际医学城进入新的发展阶段。同年,成都国际医学城聘请国内顶级医疗健康专业领域的16位院士、教授为医学城顾问团的成员,借助院士专家顾问团对医学城产业定位、项目规划、产业发展、人才资源、专业技术等进行深入研究。

近年来,成都国际医学城集聚创新资源,创造性实施"政府、高校、企业"协同创新模式,2020年已与电子科技大学等高校共建大学科技园3个,与上海交通大学等20所知名高校共建新型研发机构5家;先后引进专家人才183名,累计拥有国家级研发中心7个、省级研发平台170个,建成创新载体140万平方米。2020年,医学城实现在研药械879个(进入临床阶段的Ⅰ类新药25个)、在产药械199个的成果。

目前,医学城拥有华西医院、八一康复中心等高端医疗机构,聚集了博奥生物、新生命干细胞等前沿性医学研发与应用机构,建成了省级以上生物医药类工程技术中心 3 个,拥有省部级生物医药类重点实验室 7 个;通过自主研发、专利购买,形成了包括银杏内酯注射液、小金丸等拥有自主知识产权产品在内的产品体系,涵盖了新药研发、化学药生产、中药材种植与中药生产、动物药生产、药品流通全产业链。产业链条日趋完整,主导产业逐渐成型,品牌效应逐步呈现。

3. 上海新虹桥国际医学园区

作为原卫生部和上海市政府的合作项目,新虹桥国际医学园区从规划到招商,从建设到运营,经过十多年的发展,截至 2020 年 1 月已引入 1 家公立医院——华山医院(虹桥院区,或称西院)、2 家国际综合医院、8 家高端专科医院、7 家综合或专科诊疗中心、医学检验所、独立影像诊断中心等,床位规模达 3 750 张,已形成规模大、学科齐、多元化的优质医疗服务集群。

以"集约、共享、发展"为核心理念的医学园区在医技共享上进行了创新,对园区内影像、检验、药品供应等实行集中共享,并为影像、检验、药品独立第三方机构提供专业化服务。截至 2020 年 1 月,医技中心入驻率已达 80%,检测项目涵盖病理诊断、影像诊断和眼科诊断。2020 年上半年,园区打通了共享血库这一医疗服务的关键环节,并将在 3 年内推进园区中心血库建设,发挥集约化优势。在我国首个用于胶质母细胞瘤的创新疗法获批后,园区积极协调,第一时间将进口肿瘤电场治疗设备落户园区共享药品中心,为华山医院(西院)神经外科脑胶质瘤临床专家团队提供新的治疗手段。

除此以外,医学园区还在生物医药研发领域获得突破性进展,在引入生物医药研发企业的同时大力发展总部经济。2020 年,致力于开发、生产和销售用于治疗肿瘤等重大疾病的创新药物的信达生物制药入驻医学园区,并将研发中心和销售总部迁入上海。依托新虹桥国际医学园区,上海市将进一步发展智慧医疗高端产品及国际医疗高端服务等领域,打造南虹桥智慧医疗创新试验区。依托虹桥综合交通枢纽地位,医学园区未来将通过高铁网络形成"3 小时都市圈"服务半径,覆盖长三角 16 个中心城市、55 个中等城市和 1 000 多个小城镇,辐射3 亿人群,建设成为江浙皖地区智慧医疗产业高地。

以华山医院这所代表国内治疗神经疾病最高水准的医院为例。据统计,自2018 年 6 月开业至 2020 年,坐落于上海新虹桥国际医学园区的华山医院(西院)已经接待病人 15 万人次,出院病人数已达 1.1 万人,手术超过 1 万次,其中超 50%的病人为非上海常住人口(不少来自苏浙皖三省),远远高于上海市三甲医院非上海常住人口的就医比例平均值(约为 37.8%)。

医学园区发展思路具体如图 4-11 所示。

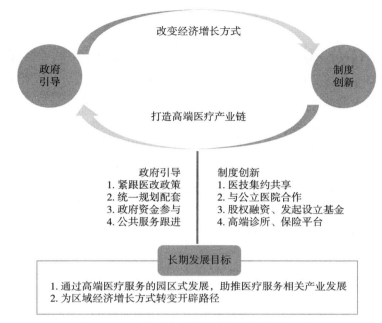

图 4-11　上海新虹桥国际医学园区发展思路
资料来源:前瞻产业研究院。

4. 乌镇雅达国际健康生态产业园

2021 年五一小长假,乌镇雅达国际健康生态产业园举办了一系列民俗文化活动,在园区内欢度"五一生活节"。依托乌镇举办互联网大会的配套设施,雅达国际健康生态产业园在两大商业地产开发商的合作下成为商业康养项目的成功案例。雅达国际健康生态产业园聚焦于健康养老,采用复合型及全产业链发展模式,是一个以老年人的"医、养、护"为核心体系、配备完善的基础设施、提供丰富的文娱生活的养老主题社区。

在针对老年人的全产业链中,医疗和护理占据着重要地位。为了满足老年人的医疗需求,园区设置了一所专注于康复治疗和健康体检服务的医院;而在护理方面,则携手香港松龄护老集团共同打造园区内的专业养老护理机构,为生活自理能力较弱的老年人提供护理服务。此外,园区内还为自理能力较强的老年人规划了公寓式的自助养老区,覆盖了有养老需求的大部分老年人群体。围绕老年人的晚年生活,园区在日常生活方面提供了多种选择。例如,"颐乐学园"是园区内的老年大学,不仅设有教学楼,还建有门球场、恒温泳池和小农场。在课程设置上,老年大学与附近高校对接,开发了一系列适合老年人的课程。此外,通过配置一些专门面向老年人的体验式商店,老年人的购物需求也可以在园区内得到满足。

　　尽管雅达国际健康生态产业园配备了完善的健康养老全产业链,但它不仅仅是一个养老机构。依靠园区的自然环境和基础设施,开发商在园区内建设了综合高端度假区和度假酒店,既满足了子女探望老人的需求,又可以为希望度假的游客提供服务。值得注意的是,这种养老全产业链+健康旅游的模式在国内被不断复制,除乌镇外,高淳、湖州、宜兴都布局有相似的健康产业园。这些产业园都位于江浙沪二省一市的交汇点,紧靠公路交通枢纽,同时拥有较为优美的自然环境,不仅交通便利,还享有自然环境上的区位优势,能够辐射来自江浙沪经济发达地区的大量潜在客户。在如今健康养老重要性逐渐凸显的背景下,这种可以复制的区位选择和园区建设模式也许将带来更大的成功。

参考文献

[1] 杜本峰,郝昕,刘林曦.健康中国背景下构建高质量健康管理体系发展路径[J].河南社会科学,2021,29(05):109-117.

[2] 胡安俊.中国的产业布局:演变逻辑、成就经验与未来方向[J].中国软科学,2020(12):45-55.

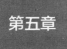

第五章

大健康产业数字创新

案例 5-1

药明明码：基因大数据平台保驾护航精准医疗①

自"健康中国"战略提出以来，国家高度重视精准医疗发展，在"十三五"发展规划中明确将精准医疗列入战略新兴行业。基因测序是精准医疗的重要组成部分，其核心业务流程包含对海量的基因组学数据进行计算、存储和大数据分析。因此，要实现精准医疗，基因大数据平台建设是"必经之路"。

2015 年 1 月，药明康德以 6 500 万美元现金收购业界领先的冰岛基因分析和生物信息公司 NextCODE Health，该公司拥有世界领先的基因测序分析平台和高效数据库，可帮助临床医生和研究人员有效地利用新一代基因测序数据，更好地诊断和治疗疾病。2016 年 5 月，药明康德及旗下明码（上海）生物科技有限公司（WuXi NextCODE，以下简称"药明明码"）联合华为，发布了中国首个精准医疗大数据云平台——明码云。明码云平台集中了华为在业界领先的云计算能力及其遍布全国的网络基础设施，药明康德世界一流的医药研发能力，以及药明明码在分析、挖掘、共享基因组学及精准医疗大数据方面端到端的丰富技术经验。药明康德董事长兼首席执行官李革博士表示："此次合作旨在推动基因组医疗以一个前所未有的规模服务广大患者，我们将结合双方各自领域世界领先的技

① 金晓玲，王昶茹，张淼，等.药明明码：大数据时代下"精准医疗"战略布局［EB/OL］.（2019-09-29）［2021-11-12］. https：//www.chinacases.org/km/doc/km_doc_knowledge/kmDocKnowledge.do？method＝view&fdId＝16b87e02544a5187d72be49418180285&lang＝zh-CN；顾延.明码生物科技顾延：基因的本质是把人和生命数字化，最大的价值是共享［EB/OL］.（2018-12-13）［2021-11-12］. https：//www.jnexpert.com/article/detail？id＝832；药明明码.药明明码宣布成功完成 2 亿美元 C 轮融资［EB/OL］.（2018-11-27）［2021-11-12］. https：//www.prnasia.com/story/230656-1.shtml.

术和能力,共同推动这一宏伟目标早日实现。"

明码云平台针对全球科研工作人员、临床医生、健康机构及个人消费者等不同客户群体提供基因解读服务。在明码云平台上,用户将数据上传后,平台的NextCODE 大数据分析及解读系统即对基因序列数据进行分析,为用户提供基因组学数据解读的全面服务。其收费模式为:需要服务的用户先付款给药明明码,公司为用户明码云账户充值,用户使用服务会发生计算费用、存储费用和数据下载费用。明码云平台按量收费,服务一个样本只收一个样本的服务费用。明码云平台为用户提供了便捷、快速和专业的基因分析服务,但为了保证数据安全和用户隐私,用户上传数据仅限于获得基因分析服务而不能进行共享。因此,如何解决数据共享成为建设基因大数据平台的痛点问题。

2017 年,随着区块链技术的兴起和逐渐普及,基因大数据平台建设迎来新的发展机遇。区块链具有去中心化、不可篡改、可追溯和匿名性的特点。利用联盟链分布式搜索技术可以实现数据完全本地化处理,使数据不离开提供者,避免数据在提供者不知情的情况下被滥用的问题。2018 年 7 月,药明明码发布了基于区块链技术的大数据银行——LifeCODE.ai,并同步上线用户端 App——来因健康。药明明码首席数字官顾延表示:"LifeCODE.ai 的整个逻辑是把患者的基因数据汇集在一起,制药企业、医疗机构等数据应用方通过分析这些数据,探讨更加个性化和精准的治疗方案,进而惠及患者,实现共赢,让每个人都更好地生活。"

药明明码的使命是"赋能每个人使用基因并从中受益"。顾延提出这一使命包含三个层次的含义:一是每个人掌握与支配自己的基因信息,并从基因数据的使用中受益;二是共享,让基因数据发挥更大的价值;三是加速世界范围内人们利用基因以造福人类。早期的明码云平台实现了第一层次的赋能目标,使缺少基因分析能力或设备的个体及单位、部门能够方便地获得基因数据分析和解读服务并从中受益。而 LifeCODE.ai 平台进一步结合人工智能、区块链等技术,创造性地解决了基因数据流转涉及的数据共享、数据安全和数据隐私等痛点问题,推动第二层次赋能目标的实现。依托 LifeCODE.ai 平台,数据合作方、能力提供方及个人数据提供者共同建立互惠互利的联盟,进一步丰富了健康数据应用场景,比如利用专项大样本的疾病诊疗数据帮助人工智能辅助诊断系统不断升级,帮助研究机构申请课题、设计实验,促进医疗产业化落地等。

在实现更高层次赋能目标的指引下,药明明码步履不停,继续深耕医疗大数据产业。2018 年 5 月,药明明码与成都温江区政府合作,投资建设国家基因检测应用示范中心,要建立拥有国家认证资质的医学检验所,打造一体化、开放式的精准医疗基因检测平台,建成西南地区基因大数据中心,以期为民众开展精准医疗、基因检测、伴随诊断、基因科学研究和健康大数据等业务。2018 年 10 月,药明康德和中电数据服务有限公司成立合资公司"中电药明",双方将基于诊疗和处方数据,面向制药企业、生物科技公司、保险公司、政府机关、科研院所和其他生命科学行业机构等合作伙伴,提供从药品研发、上市后药效评估到流通销售的全产业链、一体化医疗健康大数据分析产品和解决方案。

与此同时,药明明码也积极在全球范围内寻找合作伙伴。2018 年 11 月,药明明码完成对爱尔兰基因组医学公司(GMI)的收购。GMI 作为药明明码全资子公司及欧洲运营中心,将实施一项爱尔兰国家级别的精准医疗的重要计划,包括与当地一流医院和医疗机构合作在爱尔兰打造世界一流的优质数据库,并建设一个能与临床应用整合的大数据平台以推动基因驱动的新药发现,开发针对常见疾病和肿瘤的疾病风险模型及诊断方法,最终惠及全球患者,造福人类健康。

人工智能、大数据、区块链等数字技术的快速普及与应用为大健康产业高水平发展带来了重要机遇。数字技术如何催生大健康产业创新?大健康产业数字创新为企业带来了哪些新机遇,又带来了哪些新挑战?本章将结合全球大健康产业涌现的数字创新实践,探讨大健康产业数字创新的内涵、路径和发展方向。

一、数字经济时代的大健康产业

数字经济作为引领未来的新经济形态,已成为产业升级转型的重要驱动力,也是新一轮全球竞争的主战场。数字经济是指以数据资源为关键生产要素、以现代信息网络为重要载体、以信息通信技术的有效使用为效率提升和经济结构优化的重要推动力的一系列经济活动,其产业包含数字产品制造业、数字产品服务业、数字技术应用业、数字要素驱动业和数字化效率提升业五大范畴。

我国现已成为全球数字经济领头羊,特别是零售、娱乐和休闲等消费行业的数字化水平跻身世界领先梯队。在一些实体经济领域,我国企业的数字化发展正处于赶超态势。伴随着数字化进程的推进,我国数字经济发展将从消费侧向产业侧深入。

我国大健康产业拥有得天独厚的数字创新土壤,有望在新一轮全球产业竞争中抢占制高点。首先,我国是全球消费领域数字技术的主要投资国以及领先的数字技术应用国,在虚拟现实、3D 打印、机器人、无人机和人工智能等领域的风险投资规模位居世界前三。前沿数字技术发展的巨大潜力将为大健康产业数字化转型提供源源不断的物质基础。其次,多家互联网巨头已在 B2B、B2C 领域建立起用户基础庞大的数字生态系统,并正在不断拓展其边界。与大型数字化平台合作或打造新的生态圈将助力大健康产业实现价值转化和发现价值创造新路径。最后,我国政府积极推进大健康产业数字化发展,国务院办公厅、国家发展改革委、国家卫生健康委、国家医疗保障局等相关部门近年来颁布了多项政策(见附表 5-1),支持和引导医药、医疗器械、医疗健康等领域的数字化发展。新冠肺炎疫情的暴发更是唤起了政府部门对数字化医疗的重视,人工智能辅助系统、互联网医院、远程医疗在辅助疫情研判、诊疗、服务效率等方面发挥了重要的支撑作用。

二、数字创新:内涵和特征

数字创新(Digital Innovation)从广义而言,是指利用数字技术进行产品创新、工艺创新、技术创新、市场创新、组织创新和商业模式创新,其核心特征是在创新过程中利用数字技术。

数字技术(Digital Technology, DT)是传统信息技术(Information Technology, IT)的演进和升级。在传统信息技术的应用场景中,通常由人工将企业生产过程、物料移动、事务处理、现金流动、客户交易等业务过程产生的信息输入计算机,经由企业资源计划(ERP)、办公自动化(OA)、客户关系管理(CRM)、商业智能(IB)等信息化系统进行整合,实现企业对业务流程的统一管控。而以 5G 通信、人工智能、云计算、大数据、区块链、物联网、虚拟现实等为代表的新一代数字技术,利用智能终端、中央信息处理和互联网等底层技术,使数据能够自动生产并被集中处理。数字技术不仅能够实现业务流程和管理流程自动化,更能进一步实现运营自动化和智能化。

数字技术具有可迭代、可编程的特性,从而基于数字技术的数字创新具有自生长性、收敛性和开放性的特征。

自生长性(Generativity)是指数字创新可以沿着动态的、自我参照的、可延展的方向不断改进变化,生成迭代式的衍生创新。例如,新冠肺炎疫情期间,数坤科技快速研发出新冠肺炎人工智能辅助诊断系统,该系统利用人工智能技术极速识别 CT 影像信息,对病变特征进行量化评估。随着一线诊断数据不断累积,诊断系统的准确率随之提升。又如,在医疗保险行业,多家保险公司和保险经纪平台近年来推出"智能保顾"服务,利用人工智能技术分析客户基本情况、收入状况和保障配置状态,为客户提供长期、动态的财务规划和保障需求分析。

收敛性(Convergence)是指数字创新可以打破原有的产品、部门、组织乃至产业的边界。以产品为例,整合数字技术和传统物理实体产品的智能产品突破了原有产品的使用范围。近年来,可穿戴设备在国内外移动医疗市场掀起热潮。可穿戴设备是指能直接穿在人身上或能被整合进衣服、配件并记录人体数据的移动智能设备。在实体产品的基础上,可穿戴设备可链接互联网,通过软件支持以及数据交互、云端交互,使用户能够感知和监测自身生理状况与周边环境状况。在全球范围内,华为、小米、苹果等科技公司纷纷推出智能手表、智能手环、智能眼镜等消费级产品。此外,越来越多的医疗器械企业也进入移动医疗市场,推出用于疾病诊断和辅助治疗的可穿戴医疗设备。

开放性(Openness)是指数字创新由于创新主体分散,具有去中心化和平台化的特征。传统创新模式的特征是以单一实体企业为中心,政产学研多主体参与。而数字创新的主体则更加开放多元,特别是通过数字化平台,外部的用户、供应商乃至竞争对手都将成为数字创新的重要参与者。通过数字化基础设施和数字化平台,企业能够更加高效地获取互补性资源,减少对专有性资产和价值链中介的依赖。例如,在案例5-1中,药明康德及药明明码联合华为跨界合作,打造了精准医疗大数据云平台"明码云"。科研工作人员、临床医生、健康机构以及个人消费者等外部用户通过使用明码云平台的服务,也成为数字创新的重要贡献者。此外,云技术也在革新CRO(Contract Research Organization,合同研究组织)和药企之间的关系。利用云技术优化数据管理系统,能够促进CRO和药企之间的沟通与协作,增进双方信任,有利于CRO和药企在创新药研发过程中建立战略联盟关系。

三、大健康产业数字创新路径

数字产业化和产业数字化是数字经济发展的两条路径。数字产业化的目的是将数字化的知识和信息转化为生产要素,不断催生新业态、新模式,最终形成数字产业链和产业集群。产业数字化则是利用数字技术对传统产业进行全方位、全角度、全链条的优化升级,通过数字技术和实体经济的深度融合,提高全要素生产率。

大健康产业数字创新同样依托数字产业化和产业数字化两条路径。

（一）数字创新路径一：数字产业化

大健康产业数字产业化是指将医药、医疗、健康服务产业链上产生的数据进行采集、清洗、存储、挖掘和分析，激活数据要素潜能，形成数字产品或数字服务并投向市场，从而实现产业增值（见图5-1）。在数字经济时代，数据成为与劳动、资本、土地、知识、技术、管理并列的新生产要素，是基础性资源和战略性资源，也是重要的生产力。大数据不仅自身能够催生诸如数据交易、数据租赁、分析预测、决策外包等相关新兴业态，其与大健康产业应用领域的深度融合和创新，也在推动大健康产业的传统经营模式、盈利模式和服务模式等发生根本性变革。

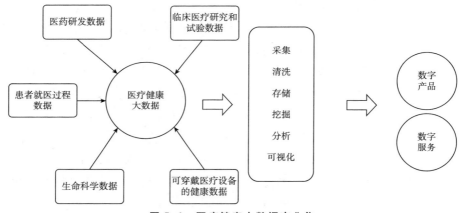

图5-1 医疗健康大数据产业化

资料来源：笔者整理。

信息数字化已经成为大健康产业的常态，医疗健康大数据具有高度多源异构的特点。以医疗行业为例，我国拥有丰富的临床资源，病种全、病例多、样本量大，患者就医过程产生的信息是构成医疗健康大数据最基础的数据来源。例如，从挂号环节开始，患者的姓名、年龄、住址、电话等个人信息均被录入系统；随后在面诊过程中，患者的身体状况、健康体检、医学影像等信息也会被录入电子健康档案和电子病历；就诊环节结束后，费用、报销、医保使用情况等信息也被汇入医院的大数据库。此外，行业监管信息、移动医疗设备检测信息、患者自我报告信息也是医疗健康大数据的重要组成部分，多样来源的信息集成为数据库，能够反映患者健康和疾病过程的总体情况。

医疗健康大数据的深度利用和价值挖掘是大健康产业数字创新的重要突破点。在医疗领域,大数据医疗是智慧医疗的新探索,使个性化、精准化的医疗服务成为可能。智慧医疗通过院前疾病咨询及健康监测、院中诊疗服务与医患管理、院后慢性疾病康复和医疗保险等环节的信息化、智能化,实现个体疾病与健康的智能化管理。大数据分析在其中发挥的作用堪比经验丰富的临床医生。在传统的医疗诊断中,医生仅可依靠目标患者的信息以及自己的经验和知识储备,具有一定的局限性。而大数据技术可以将患者的体检信息、病历数据、影像数据、检验检查结果等各类数据录入大数据系统,获得类似症状的疾病机理、病因及治疗方案,助力医生进行疾病诊断和临床治疗。

案例 5-2

零氪科技:医疗大数据的应用探索[①]

零氪科技成立于 2014 年年底,是一家专注于肿瘤领域的医疗大数据公司。零氪科技通过临床数据融合系统,帮助医院和科室建立了结构化病历数据库,提高了诊断、随访、科研等各环节的效率;同时建立了结构化电子病历,覆盖 3 000 余种疾病,帮助医生进行临床研究和决策。成立 4 年后,公司拥有近 1 100 人,大数据平台的肿瘤单病种渗透率达到 60%,超越了美国;获得了 4 轮融资,其中 D 轮融资额达 10 亿元,是目前国内医疗人工智能领域单轮融资额最高的医疗人工智能公司。

基于个人早期创业经历,零氪科技创始人张天泽及其团队凭借沉淀的顶级医院数据资源以及对医疗领域的理解,认定发展医疗数据应用将具有巨大的市场价值,尤其是在肿瘤领域。零氪科技由此成立,并聚焦于建立医疗大数据平台,旨在通过人工智能和大数据技术为病人、医生、医院及药企赋能,在临床诊疗、科研、药品研发以及医疗支付、保险等领域创造新的价值,提高各环节的效率。

第一步:获取数据

如果能将沉睡在医院的最有价值、最核心的临床肿瘤数据,通过人工智能和

---

① 张华,钱文颖,李抒洋.零氪科技:医疗大数据的商业化探索[EB/OL].(2020-06-30)[2021-11-12].https://www.chinacases.org/km/doc/km_doc_knowledge/kmDocKnowledge.do? method=view&fdId=172175bc186cf4b76261d934b788a57c&lang=zh-CN;李喆.零氪科技创始人张天泽:医疗大数据难点重重,高质量数据就是壁垒[EB/OL].(2017-07-14)[2021-11-12].https://zhuanlan.zhihu.com/p/27880970.

大数据技术进行结构化,那么其市场空间将是巨大的。零氪科技战略性地将数据获取目标定位于金字塔顶端的三甲医院。顶级三甲医院掌握着绝大多数优质的患者数据,特别是一些肿瘤癌症病例,一家医院很可能掌握着全国90%的某种癌症患者数据,并且三甲医院对创新的态度更开放,包容性更强。

在尝试与医院院长沟通获取数据但失败后,零氪科技将目光转向离临床数据更近的科室主任和医生。这一群体不仅与病患直接接触,更理解临床数据,并且科研需求旺盛,需要不断产生有质量的学术成果和学术文章。但由于工作负荷大,他们难以集中时间去整理数据用于撰写学术论文。针对这一痛点,零氪科技果断聚焦于帮助这些学科专家做科研级临床数据的结构化,把医院方从客户转变为合作伙伴,免费为他们提供服务。通过这种合作方式,零氪科技取得了更全面的临床数据,并用于训练人工智能。

第二步:探索数据结构化

在零氪科技之前,传统的数据结构化方式是企业外派工作人员到医院现场协助医生,在线下手工录入数据,一般每个地方需要两名人员,录完之后再由研究者人工翻看病历并与录入的结构进行比对,通过一层一层专业人员的监督去保证质量,因此价格非常高昂。零氪科技通过模式创新和技术创新双轮驱动,经过三个阶段的技术迭代,大幅降低了数据结构化的成本,提高了数据结构化的效率。

第一阶段:数据采集中心化。零氪科技认为,如果将病历分散在各个医院进行录入,对派出人员的专业要求就特别高,且差旅成本很高。如果一开始就把分散在各个医院的数据集中到后台进行中心化处理,首先就能省下巨额的差旅费用。因此,在数据采集模式上,零氪科技采用直接接入医院信息系统的方式获取数据。在获取原始数据后,为了提高录入效率、降低对录入人员专业性的依赖,零氪科技将病历数据进行脱敏处理后分拆成十几个单元,进行模块化处理。每一模块由一人将手术记录以结构化形式录入。

第二阶段:"流水线式"作业。为了提高录入的质量,零氪科技自主研发了一种基于云端的双阅读/录入系统。通过该系统,一份病历导入进来会随即分配给两个录入人员各自录入,若出现内容差异,则会传递给第三个人抽查;此外,该系统还引入了录入规范智能提示、参考病历自动推送、自动化质检等辅助技术。零氪科技还自主开发了Fellow-X智能系统,对导入的电子信息进行自动解析、标准化录入及质量校验:纸本信息会被扫描成图片格式,然后由光学字符识别(OCR)技术识别成文本信息。

第三阶段：人工智能处理。首先由人工构建相对完善的医学知识图谱，再对医疗数据进行人工标注，计算机通过深度学习技术处理标注后的病历。通过不断迭代升级数据库系统，零氪科技将录入一份完整病历的时间从 120 分钟缩短到了 5 分钟，数据结构化的效率是传统的临床试验电子数据采集系统结构化效率的 7 倍，数据结构化的成本从原先的每份几千元下降到每份几十元。

第三步：通过随访完善数据

患者病历记录中缺少后续患者疗效的反馈数据，而零氪科技为医院临床医生和专家提供电话随访服务，帮助医院与诊治后的患者保持联系，形成对患者数据的更新、迭代。通过病历数据结构化和电话随访，零氪科技将院后患者的康复数据与其临床数据整体拼接，形成价值巨大的、完整的结构化数据。

截至 2018 年年底，零氪科技已与超过 500 家综合医院及专科三甲医院合作，覆盖 900 多个科室，实现日处理病历数据超 625 000 页，累计结构化病历超 300 000 例，帮助集成及清洗区域医疗数据超千万份，处理医学影像数据超千万份。

第四步：探索商业化

在完成数据"底座"搭建后，零氪科技面向医院、药企、患者等不同客户群体开发了多元的商业化产品。

面向医院，零氪科技针对医生的科研痛点推出了 HUBBLE 系统，辅助医生进行临床研究。HUBBLE 系统能够针对肿瘤领域进行专业的定制，为医生提供可视化、场景化、智能化的系统解决方案。此外，在辅助临床诊疗方面，零氪科技自主研发的 AI 肺结节智能诊断系统，通过辅助医生诊疗，比知名三甲医院胸外科医师的平均诊断准确率提升了 20%，让医生的平均诊断准确率提升了 60%～80%、诊断时间缩短了 25%。

面向药企，零氪科技针对药企面临的新药上市效率低下、新药上市后市场信息不透明、医生对新药缺乏认知等诸多痛点，推出了数据洞察咨询服务业务和患者招募业务。通过数据洞察咨询服务，零氪科技帮助药企更清晰地认识市场，了解产品相关患者的分布比例和市场潜力，并根据不同地区的情况制订不同的市场营销计划、投入不同的资源。通过大数据高效、精准地赋能招募患者，零氪科技帮助药企大幅提高了研发效率、降低了研发成本，使新的治疗药物更快地应用于临床。

面向患者，在医药分开和分级诊疗的发展大趋势下，零氪科技利用医疗大数据能力，推出了 DTP 药房业务和互联网医院业务。零氪科技推出的 DTP 药房"邻客·智慧药房"能够为患者提供药事、智慧随访、医疗金融、电子处方增值、物流增值、慈善赠药、患者教育等服务。此外，零氪科技在银川全国首个互联网医院基地成立了零氪（银川）互联网医院，并获得了第一批国家互联网医院牌照。零氪互联网医院探索了一套以患者为中心的精准诊疗和康复服务体系，形成了包括从癌症科普到精准的患者教育再到便捷的线上诊疗服务，一站式的专业药事服务，智能化、立体化的随访服务，以及专业的不良反应管理等服务的零氪模式。在互联网医院建立后，零氪科技开拓了"DTP 药房＋日间门诊"新型连锁模式，通过加强日间门诊建设，进一步打造药房的智能化运营，落地药事服务线上全流程解决方案。

除患者就医数据外，海量医学信息的数字化与商业应用是医疗健康大数据的另一座价值金矿。医学文献、医学会议、临床研究库等海量医学信息分散于不同的信息渠道，将海量信息集成并为从业者提供业务洞见，正成为大健康产业涌现的新业态。

📖 案例 5-3

火石数智：医学大数据的应用探索[①]

火石数智是国内领先的智能医学与服务解决方案提供商。火石数智利用人工智能技术，对肿瘤、糖尿病、哮喘、过敏性鼻炎等多个疾病领域的文献、临床、指南、社交媒体等数据进行结构化拆解和分析，高效获取及生成医学证据，为相关业界人士及医生快速提供证据内容支持。

应用一：智能医学图书馆高效收集和管理医学数据

火石数智的智能医学图书馆现已收录 PubMed、SinoMed 等 200 万个文献库、15 万个临床研究库和 20 万个学术会议库，并收集海量医学资讯和药企自己生产的内容。利用人工智能手段，智能医学图书馆能够实时更新和迭代数据，并对数据进行分析和可视化。针对不同类型的医学数据，智能医学图书馆可提供以下数据服务（见图 5-2）：

1. 智能文献库

趋势洞见：基于文献指标的可视化图表，让用户更快洞见发文趋势。

热点发现：基于人工智能算法实现文献摘要热词的自动发现。

智能搜索：基于人工智能对内容识别的标签分类，实现通过标签对目标内容

---

① 根据火石创造内部资料整理。

的精准定位。

文献翻译：实时对英文内容进行精准翻译。

2. 临床研究库

研究趋势：基于人工智能+知识图谱对语料的处理，从多维度提供研发方向可视化图表参考。

国内外研究一站查询：数据库打通国内外临床研究，可实现跨库在线一键查询。

研究对比：通过人工智能技术处理的结构化数据，可实现不同研究间字段对比。

3. 学术会议库

会议提醒：会前了解开会时间，并提前设置定时提醒。

热门主题：基于人工智能算法发现会议主题热词，帮助用户快速获取核心主题。

热度趋势：快速了解不同年份热词的发文趋势。

摘要查询与翻译：不需要登录官网，可通过移动端在线查找会议概要，并实现一键翻译。

针对以上所有医学数据，智能医学图书馆能够进一步根据细分的疾病领域（如肿瘤、呼吸、心血管、糖尿病等）进行数据的分类呈现，包括某一疾病领域的产品资料、领域幻灯片、指南共识、领域咨询等，并基于文字、图像、音视频等信息识别技术，从各类数据中提取内容并赋予精准、便捷的检索标签。药企人员、医生等用户能够通过智能医学图书馆快速查找和调用医学数据。

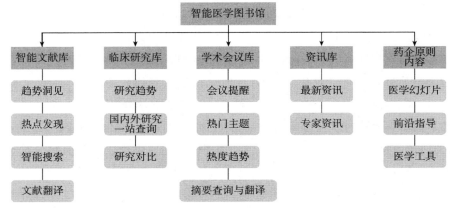

图 5-2　火石数智智能医学图书馆

应用二:大数据洞察赋能企业市场策略生成

火石数智基于真实大数据的调研和洞察,助力药企建设专业、高效的内容生产与价值传递体系,实现产品价值的高效、精准传递。以糖尿病相关药物市场策略生成为例,火石数智通过好大夫、微医、健康网、丁香园等多个互联网平台,经过严谨的数据纳入和数据剔除处理,共收集了 7 万余条真实糖尿病患者的用药数据。传统的专业数据收集公司多采取电话访问或线下拜访的方式,数据采集量通常在千例水平,其调研结果与大数据相比具有更大的偏差。通过大数据调研分析,火石数智能够帮助药企了解患者对不同类别药物的评价和态度、患者对药物品牌的认知情况、患者诉求和压力来源,以及患者对疾病教育平台和内容形式的喜好及患者认可的关键意见领袖。除患者信息外,大数据调研分析还能揭示患者互联网购药渠道信息,并为在线问诊类平台医生描绘画像,了解患者对不同种类、不同品牌药物的态度和评价。基于大数据调研分析结果生成市场策略,有助于加强药企与产品用户之间的联结。

(二) 数字创新路径二:产业数字化

产业数字化是指通过将数字技术与大健康产业的传统产业链相融合,促进大健康产业效率提升并实现数字化、协同化和智能化转型。由于数字技术不断改变了传统产业中产品、知识和信息的流动方式,创新的发生机制也随之产生变革。在传统的创新模式中,创新往往发生于单一企业或者产业链上下游企业构成的企业网络。数字化重塑了产业组织的市场关系和组织形态,构建以平台为核心的数字创新生态系统成为激发创新的新机制。

数字创新生态系统由具有共同价值主张的企业及其他创新主体发起和领导,其核心是创造和利用数字平台。平台作为数字经济时代协调和配置资源的基本经济组织,是价值创造和价值汇聚的核心,推动产业组织关系从线性竞争转变为生态共赢。数字平台以数字技术基础设施为建构核心,为整体技术系统(包括产品、技术和服务)提供必要的数字资源和功能。外部生产者和消费者可以基于数字平台进行价值创造与交互,开发互补性产品、技术或服务。以数字平台为基石,数字要素及其提供者、使用者等多种不同主体构成相互依赖的复杂生态系统,通过信息分享以及主体内和主体间的合作促进数字创新的产生、应用与扩散。

以案例 5-1 为例,药明明码以明码云平台为核心,打造了一个开放式的、面向小到个体、医院、药企和科研机构,大到政府和国家的一体化平台生态系统。明码云平台首先可以赋能个人,通过个人基因数据的分析,构建个人的健康画像,从而实现个性化治疗;其次可以赋能医院,帮助医院为罕见病、癌症患者准确判定潜在的遗传学病因,提高疾病诊断的效率和准确性,推动差异化的精准医疗及临床方案的开发;再次可以基于高度整合的基因大数据平台,帮助有志于推动罕见病、癌症等治疗药物研发的药企发现潜在的新型药物设计靶点,提高药物研发效率,降低研发成本,从而为新药或新治疗方法的开发指明研究方向;最后可以提高科研机构的研发创新效率。医院、药企和科研机构在获得大数据平台赋能后,最终能够推动个人的个性化治疗,从而形成生态闭环。这一数字创新生态系统既能够为患者提供个性化的诊疗方案,提高医院的诊断效率,加快药企新药研发速度,又可以推动政府支持当地医疗事业的发展,提升国家的医疗水平,进而推动国家成为医疗行业精准医疗领域的领导者。

在更广阔的产业图景上,构建联通企业与政府的数字创新生态系统,是推进产业数字化和服务数字创新的重要基础设施。在这一领域,火石创造公司创新性地打造了"产业大脑"项目,用数据智能赋能产业组织,以协同网络重构产业生态,协助政府精准治理产业,从而推动产业创新和高水平发展。

📖 案例 5-4

火石创造:"产业大脑"赋能大健康产业创新①

火石创造(杭州费尔斯通科技有限公司)创立于 2015 年 8 月,是全球领先的产业大数据及人工智能科技公司。火石创造致力于数据驱动产业发展,通过"产业大脑"支撑大健康产业发展全场景数字化应用。产业大脑是以产业大数据为基础的产业治理和创新服务基础设施,通过赋能政府侧、服务市场侧,提升产业治理水平和产业协同能效,助力实现产业高质量发展(见图 5-3)。与传统的 IT 服务商、咨询公司相比,火石创造将对产业的研究和见解融入大数据技术、人工智能(AI)算法模型、区块链技术,并根植于产业治理、招商、专业服务等重点业务场景。

———————————

① 根据火石创造内部资料整理。

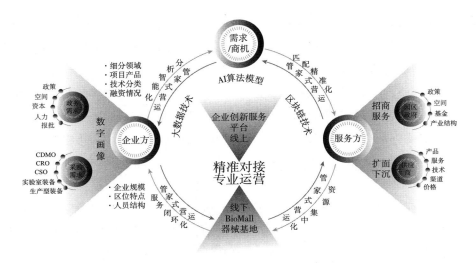

图 5-3 火石创造"产业大脑"模式

一、产业大脑的技术平台

火石创造自主打造了产业数字资产管理平台——PaaS 平台,作为产业大脑的技术平台。该平台通过指标中心、AI 中心、图谱中心三大业务中心沉淀产业知识。首先,凭借大数据技术,火石创造自主打造了全球领先的存储与计算分离的、拥有千万级医学本体的 keystone 动态本体知识库。同时,基于超 250 万产业实体 PB 级存储,keystone 动态本体知识库可实现统计、图计算、机器学习三大模型的协同计算。其次,火石创造利用机器学习构建了 NLP(自然语言处理)/NLU(自然语言理解)模型,高效、高质量地完成产业、医学文献自然语言处理;利用 AI 技术构建了产业研究、产业数字化模型,完成了技术和垂直行业应用场景的深度融合。最后,以区块链技术为核心,火石创造开创性地打造了产业数据处理的 AI 算法联盟训练平台,并在打破数据孤岛、挖掘数据价值的同时保障了客户的数据安全。

作为全球领先的产业数字资产管理平台,PaaS 平台实现了数据在产业互联网上聚集,通过 AI 赋能使数据实现更高价值,并且通过区块链技术保证数字资产运营安全,为城市经济运行系统网络提供技术保障,支撑产业数智升级。

二、产业大脑的服务场景

产业大脑旨在同时赋能政府和市场两端,满足产业要素全面监测、产业瓶颈智能分析和产业服务精准治理的业务需求。

在政府侧,产业大脑的本质是产业高质量发展的智囊,是政府产业选择的支撑、产业治理的工具和产业服务的平台。其服务的核心场景包含:

(1)产业链数据中心。通过大数据与 AI,实现区域内各个产业要素的数字孪生以及宏观、中观与微观的数据贯通,为智能化分析和产业决策提供数字化支撑。

(2)产业监测。从宏观、中观、微观三个层面,实现产业链图谱的洞察与监测,为产业管理部门提供产业选择的支撑工具。

(3)产业评价。通过对企业和土地的评价,实现地块的产出效率最大化,以及优质企业服务支持、低效企业帮扶。

(4)产业地图。全方位、多维度、实时动态的产业数据展示和分析,呈现区域规划差异和发展成果,用更快捷的方式建立地区产业品牌形象。

(5)智能招商云平台。数据智能融入招商业务全流程,为政府和园区提供地方产业发展一站式精准招商服务,包括招商策略研究、线上招商会、智能招商定制、智能招商 SaaS(软件即服务)系统、招商品牌会议服务、委托招商服务等。

在市场侧,产业大脑的本质是资源要素和企业服务需求的精准匹配,是激发企业活力、增添企业动力、加速经济高质量发展的平台。其服务的核心场景包含:

(1)药企选址平台。建立全球生物医药企业入华选址门户,支持一键入园,实现生物医药产业园区可寻、可看、可比、可落、可询。

(2)生物医药产业互联网平台。整合生物医药全产业链供给侧资源,为企业提供从研发、临床、生产到上市推广等全流程资源共享与交易服务,同时构建生物医药产业运营生态体系。

三、线上线下融合,赋能生物医药产业价值链

基于产业大脑提供的全场景数字化应用,火石创造通过线上线下融合,降低成本、加速供需匹配、提升品质控制,赋能生物医药产业价值链,加速产业创新。生物医药产业创新服务综合体(BioMall)和医疗器械创新示范基地是火石创造成功打造的两大线上线下相融合的创新基础设施。

1. BioMall

BioMall 是坐落园区、辐射区域、加快园区中小企业创新、助力园区专业服务的创新基础设施。通过线上线下相融合的方式,汇聚全球优质上游供应链资源,无缝、精准地向下游企业提供从研发到上市各类高质量且有成本优势的产品和

技术服务。其价值在于优化生物医药产业资源配置,使区域生物医药产业加速聚集;化解我国生物医药产业发展过程中上游关键设备及材料卡脖子的问题;吸收优质供应商入驻,培植上游产业链,增加区域 GDP 和税收。

BioMall 的功能体系包含:①数字化创新服务平台,提供试剂耗材、仪器设备及专业技术服务供应商信息检索及技术咨询服务、服务需求线上交易服务、政企互动服务以及 AI/大数据线上精准匹配服务;②创新服务综合体,入驻优质供应商,为其提供产品和技术服务展示区、技术培训区、学术交流区等,并派遣专业运营团队对区域企业研发和生产过程中的需求进行线下对接;③仓储转运中心,为上游供应商提供前置仓库,园区企业可共享仓库;④自贸区清关和仓储中心,提供北京、上海、广州、成都自贸区进口物料和设备仓储及清关服务,服务全国 Bio-Mall。

2. 医疗器械创新示范基地

根据区域禀赋,火石创造整合资源建设医疗器械创新示范基地,以线上平台和线下综合体相结合的方式构建专业高地,实现企业注册周期缩短 30%~60%、生产成本减少 50% 以上;结合智能招商加速产业集聚,形成产业生态链,三年实现基地产业总值超 100 亿元。

医疗器械创新示范基地打造两大专业高地(CDMO 和注册加速中心)与产业基金,助力医疗器械创新加速。CDMO 为企业提供研发设备及实验室共享服务,节约企业成本,加速企业产业化进程。在企业获得上市许可证前,委托 CDMO 可将成本从 2 000 万元缩减到 300 万元,时间缩短 30%~50%;在企业获得上市许可证后,产业化成本可节省 50%~100%,实现政府、园区、企业三方共赢。注册加速中心联合药监部门落地医疗器械注册检验加速,抓住产业发展的核心环节,使注册检验时间从 8~15 个月缩短到 5~7 个月,注册申报时间从 12~18 个月缩短到 8~10 个月。产业基金组建覆盖医疗器械全生命周期的产业基金,包括天使基金、创投基金、产业基金、并购基金,帮助企业解决融资难题,同时通过投资与企业共同成长,获得投资收益。

四、大健康产业数字创新实践

在数字技术赋能下,医药、医疗器械、健康服务等大健康产业细分领域不断涌现出新业态和新趋势。全球范围内的科技巨头(如苹果、三星、谷歌和京东等公司)、医疗健康企业和新创企业纷纷登场,争相抢占数字化催生的新市场和新机遇。

(一)医药产业数字创新热点:AI+药物研发

新药研发具有研发周期长、研发费用高、研发风险大三大痛点。一款创新药成功面世平均需要花费 10~15 年的时间,耗资约 10 亿美元。AI 技术可覆盖药物发现、临床前研究、临床试验、药品获批上市与规模生产和销售推广五个阶段,应用于靶点发现、先导化合物研究和化合物筛选、化合物合成、新适应症发现、晶型预测、临床试验设计、患者招募、药品检查、学术推广等九大场景(见图 5-4 和表 5-1),帮助提高新药研发效率和成功率,降低投入成本。

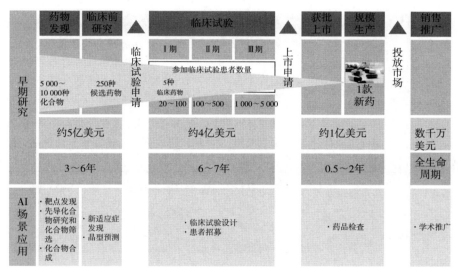

图 5-4 AI 技术在药物研发中的应用场景

资料来源:根据火石创造公开资料整理。

表 5-1 AI 技术在药物研发中的应用概况

药物阶段	应用环节	应用场景
药物发现	靶点发现	利用自然语言处理技术检索分析海量的文献、专利和临床试验报告非结构化数据库,找出潜在的、被忽视的通路、蛋白和机制等与疾病的相关性,从而提出新的可供测试的假说,发现新机制和新靶点

（续表）

药物阶段	应用环节	应用场景
	先导化合物研究和化合物筛选	利用机器学习（或深度学习）技术学习海量的化学知识及资料，建立高效的模型，快速过滤"低质量"化合物，富集潜在有效分子
	化合物合成	利用机器学习（或深度学习）技术学习海量已知的化学反应，之后预测在任何单一步骤中可以使用的化学反应，解构所需分子，得到可用试剂
临床前研究	新适应症发现	借助 AI 的深度学习能力和认知计算能力，将已上市或处于研发管线的药物与疾病进行匹配，发现新靶点，扩大药物的治疗用途
	晶型预测	晶型变化会改变固体化合物的物理及化学性质（如溶解度、稳定性、熔点等），导致药物在临床治疗、毒副作用、安全性方面的差异，这一多晶型现象会对药物研发造成干扰。可以利用认知计算技术实现高效动态配置药物晶型，预测小分子药物所有可能的晶型
临床试验	临床试验设计	利用自然语言处理技术检索过去临床试验中的成功和失败经验，使临床试验方案避免重复常见的遗漏、安全等问题
	患者招募	利用自然语言处理技术提取患者数据，为临床试验匹配相应患者
药品获批上市与规模生产	药品检查	利用计算机视觉技术检测压花、重影、划痕、分层等缺陷
销售推广	学术推广	为药械企业、医生、患者提供全流程的智能医学创新服务

资料来源：根据火石创造公开资料整理。

AI+药物研发市场有三大类公司，包括科技巨头、AI+药物研发创新企业和大型药企。大型药企和 AI+药物研发创新企业联合是目前主要的业务模式，如辉瑞与晶泰科技合作进行药物晶型预测和筛选等。AI+药物研发创新企业往往缺少药物研发的相关数据、成熟的研发管线以及资深的药物专家，而这恰好是传统药企巨头所具备的优势，二者能够形成良好的互补效应。而科技巨头倾向于利用自身的互联网基础与平台优势进行技术布局，自主研发相关产品，开发相关领域有针对性的技术，或者通过外延并购扩张业务版图，如腾讯进军 AI+药物研发领域,发布首个 AI 驱动的药物发现平台"云深智药"。

据 CB Insights 统计,截至 2020 年全球共有 138 家 AI+药物研发初创企业,其中美国拥有 86 家,数量最多,其次为英国及加拿大,以色列、日本、韩国也有企业分布。我国 AI+药物研发起步较晚,目前尚处在初期阶段。火石创造相关资料显示,截至 2020 年 10 月我国 AI+药物研发初创企业不足 20 家,涌现了晶泰科技、深度智耀、云势软件、望石智慧等一批创新企业,主要分布在北京(7 家)、上海(3 家)、杭州(3 家)和深圳(2 家)等地,从企业业务布局来看(见表 5-2),药物发现是我国 AI+药物研发最热门的领域(火石创造,2020a)。

表 5-2 我国主要 AI+药物研发创新企业业务布局

重点企业	药物发现			临床前研究		临床试验		药品检查	商业化
	靶点发现	化合物筛选	化合物合成	晶型预测	新适应症发现	临床试验设计	患者招募	注册申报	学术推广
晶泰科技		√		√					
云势软件	√			√					√
深度智耀		√	√						
亿药科技	√	√							
宇道科创		√							
AcuutarBio		√							
望石智慧		√	√						
燧坤智能	√	√			√				
零氪科技							√		√
百奥知						√			√
剂泰医药	√	√	√						
分迪科技		√							
费米子	√	√	√						
智药科技	√	√							
元气知药	√	√	√						
赛恪科技		√							
火石数智									√

资料来源:根据火石创造公开资料整理。

靶点发现是 AI+药物研发最热门的领域。靶点是新药研发成功的关键基石,特别是在癌症、自身免疫性疾病(如类风湿性关节炎、红斑狼疮、胰岛素依赖性糖尿病)、神经退行性疾病(如阿尔茨海默病、帕金森综合征)等领域,人类尚未攻克治愈这些疾病的生物学基础和用药靶点。寻找有效靶点的实验过程需要耗费大量的时间和资金成本,同时失败风险也高。借助 AI 技术能够对海量文献、专利和临床试验报告进行深度学习,更高效地预测目标疾病潜在的靶点列表。全球多家药企巨头(如默克、住友制药、辉瑞、赛诺菲、葛兰素史克、阿斯利康、赛诺菲、拜耳、安进、巴斯夫、罗氏、礼来、新基等),近年来纷纷与 AI 技术公司或高校研究团队建立合作,布局 AI+靶点发现领域。

我国医药产业历经跟踪模仿和模仿创新阶段,正迈向原始创新阶段。在创新药全球贡献度方面,我国已从原来的第三梯队跨入第二梯队。我国创新药若要实现突破,就要从靶点发现做起。目前,我国医药行业已涌现出云势软件、亿药科技、燧坤智能、剂泰医药、费米子、智药科技、元气知药等重点企业,利用 AI 技术探索有效靶点。

目前,AI+药物研发在快速发展的过程中也遇到了一些急需解决的问题。一是商业模式尚不明确。目前多数企业发展依赖融资,对 AI+药物研发创新企业来说,是自己做药物研发还是采用 CRO 模式,需要结合自身发展做出适合的选择。二是高端复合型人才缺失。AI+药物研发既需要懂 AI 的人才又需要懂药物研发的人才,需要培养一批具备交叉学科的复合型人才队伍。三是数据制约。AI 训练模型需要优质的数据,而药物研发领域的数据基本掌握在药企手中,公开的数据比较有限。

(二)医疗器械产业数字创新热点:AI+医学影像

相较于医药产业,医疗器械产业具有产品迭代快、研发周期短的特点。数字技术与医疗设备融合已经成为医疗器械产业创新的关键抓手。

医学影像是我国医疗器械产业规模最大的细分领域,然而目前国内高端医学影像设备 80%以上的市场份额为国外巨头所把控。其中,美国通用电气、德国西门子和荷兰飞利浦占据前三位,这三家公司在我国超声影像设备市场份额超过 70%,CT 设备超过 80%,MRI 设备超过 85%,数字减影血管造影(DSA)设备超过 90%,核医学(PET-MR 及 PET-CT)设备超过 94%,具有明显优势(火石创造,2020b)。

从技术层面来看,医学影像设备的总体趋势是朝更清晰、更快速、更便捷、更安全、更智能的方向发展。医学影像的诊断结果具有格式标准、易于获取和利用等特点,由此成为 AI 在医疗应用中可最快落地的领域之一。将 AI 的感觉认知及深度学习技术应用于医学影像领域,能够提高放射科医生诊断的准确率和效率,降低误诊率。

目前,国外巨头的医学影像设备基本处于技术瓶颈期,缺少重大突破,这为国内企业提供了一个非常难得的赶超机会。"AI+医学影像"作为医学影像诊断智能化的重要发展方向之一,也是我国医学影像产业迎头赶上国外巨头的重要契机。近年来,AI+医学影像的热度不断上升,越来越多的医疗健康技术公司、初创型人工智能公司以及一些互联网巨头开始涉足这一领域(见表5-3)。

表5-3 部分AI+医学影像产品及公司

公司	产品	特点
飞利浦	OncoSuite	肿瘤栓塞和经皮室间隔心肌消融术一站式解决方案,可以优化治疗环节,使得大肿瘤治疗更彻底,而小于1厘米的小肿瘤病灶及其供血血管更容易被检出,同时可以避免损伤与肿瘤相近的健康组织
阿里健康	Doctor You	包含临床医学科研诊断平台、医疗辅助检测引擎、医师能力培训系统,将医学知识和AI技术结合,自动识别并标记可疑结节,提高医生工作效率,降低误诊率和漏诊率
腾讯	腾讯觅影	诊疗风险监控系统和病案智能化管理系统:诊疗风险监控系统旨在辅助降低医生诊疗风险;病案结构化输出可以准确提取病案特征,输出结构化的病历,让医生从病案烦琐的工作中解脱,有效提升诊疗和科研效率
海纳医信	一体化医学影像平台	在为医院提供以患者为中心的统一的诊断和临床影像访问的同时,面向各专科领域的MDT(多学科联合会诊)影像集中高效调阅展示、移动影像访问、多方交互会诊及高级三维影像+AI应用赋能临床专家,极大地提升其对医学影像的应用水平
推想科技	Infer Read系列	推出了与肺部疾病、胸部疾病、脑卒中、骨疾病、乳腺疾病、儿童生长发育等相关的影像AI识别解决方案,诊断迅速,精准定位,自动生成智能的结构化报告
雅森科技	雅森云图	采用独创的专利数学模型,与国内多家重点医院联合开展脑、心、肺、甲状腺等脏器定量分析的科研合作项目,开发并验证特定疾病的生物数学分析方法,并不断组建中国人的正常人群组数据库
汇医慧影	智慧影像云平台	提高医生诊疗效率与准确度,并解决部分地区医患资源不匹配的问题。与胸部X光相关的自动诊断准确率达到95%,核磁共振脑肿瘤的自动识别率超过85%,胸部CT中肺结节的识别率超过85%
图玛深维	肺结节智能诊断系统	基于深度学习技术,可以对胸部CT薄层扫描图像进行分析,帮助医生检查并标记出患者的肺小结节,还可以对其进行良性/恶性判断并自动生成结构化报告书,为医生诊断提供参考

（续表）

公司	产品	特点
迪英加	AI辅助诊断系统	精准、快速、智能地分析各类医学影像,计算关键指标参数,并生成全自动数据分析和报告,还能为病理医生提供如乳腺癌、胃癌、前列腺癌等7种癌症的智能诊断系统
连心医疗	全流程智能放疗云	为癌症病人提供更精确、更自动、更快速的个性化临床放疗方案,以提高放疗对癌症的治愈率,减少放疗对正常组织的损伤,最终延长癌症病人的生命,提高癌症病人的生活质量

资料来源:根据火石创造公开资料整理。

近年来,国内企业研发实力强劲,有望在政策加持、需求扩容的时机下,加速AI+医学影像的发展。为鼓励医疗器械创新,促进医疗器械新技术的推广和应用,国家食品药品监督管理总局 2014 年 2 月发布了《创新医疗器械特别审批程序(试行)》,并于 2018 年 11 月修订为《创新医疗器械特别审查程序》。此外,为进一步深化医疗器械审评审批改革,保障医疗器械临床使用需求,国家食品药品监督管理总局 2016 年 10 月 25 日发布了《医疗器械优先审批程序》,自 2017 年 1 月 1 日起施行。创新医疗器械特别审查程序和医疗器械优先审批程序是医疗器械审批两大"绿色通道",通过优先安排审查、提高审评审批效率等大大缩短产品上市时间,保证相应产品和成果尽快应用于临床。在 2020 年经创新医疗器械特别审查程序获批上市的产品中(见表 5-4),就包含 4 项医学影像 AI 辅助诊断软件。

表 5-4 2020 年经创新医疗器械特别审查程序获批上市产品

产品类别	产品名称	申请人
医疗设备	穿刺手术导航设备	医达极星医疗科技(苏州)有限公司
	心血管光学相干断层成像设备及附件	深圳市中科微光医疗器械技术有限公司
	等离子手术设备	湖南菁益医疗科技有限公司
	肿瘤电场治疗仪	诺沃库勒有限公司(NovoCue Ltd.)
软件	冠脉血流储备分数计算软件	北京昆仑医云科技有限公司
	糖尿病视网膜病变眼底图像辅助诊断软件	深圳硅基智能科技有限公司
	糖尿病视网膜病变眼底图像辅助诊断软件	上海鹰瞳医疗科技有限公司
	冠脉 CT 造影图像血管狭窄辅助分诊软件	语坤(北京)网络科技有限公司
	肺结节 CT 影像辅助检测软件	杭州深睿博联科技有限公司

资料来源:根据火石创造公开资料整理。

目前,AI+医学影像呈现两种发展趋势:一是 AI 阅片方式更加贴合医生日常的阅片习惯和实际的临床需求,同时也在不断增加识别疾病的种类及器官的部位;二是产品功能的纵向延伸,除病灶的诊断以外,AI 可进一步给出放疗、手术等方案来辅助医生诊断。因此,AI+医学影像产品目前在放射科医生群体中也得到了高度认可。在不断解放医生生产力的同时,这种方式也为基层医疗资源不均衡的现状提供了一种解决方案,即通过建设智慧影像平台的方式,使放射科医生较为缺乏的基层医院也能够开展复杂度高的检查和诊断。

AI+医学影像作为一种弱人工智能的应用,目前整体尚处于较为初级的阶段,在发展过程中也暴露出一些比较明显的问题和瓶颈。目前的 AI 识别病灶的过程基本通过深度学习来进行,即"喂给"设备各种不同影像的诊断数据,通过深度学习来不断驯化 AI 软件,从而达到机器识别病灶的效果。这种过度依赖数据的方法会存在的一定的隐患。一是数据量要足够大,而不同的病人由于病情的差异,同一病症体现出来的图像特征有可能发生变化,一旦数据训练的量不够全面,遇到特殊的病例,就有可能出现误诊的情况。二是目前的医疗健康数据缺乏统一的标准,标准化尚没有通用的规则,缺乏 AI 强调的"4V"属性。因此,虽然国内的数据量足够大,但很多时候利用率和价值并不是很高,这都给 AI+医学影像的实际应用带来了一定的不确定性。

📖 **案例 5-5**

飞利浦:传统医疗设备企业的数字化转型战略①

在 2019 年第 81 界中国国际医疗器械博览会(CMEF)上,飞利浦以"数字化转型赋能互联整合的健康医疗系统"为主题,展出了一系列产品,包括全数字 PET/CT、超清探头级便携式 Lumify 超声系统、星云三维影像数据中心 9.0、星云探索平台 3.0、Pinnacle³ 多模态智慧型放射治疗计划系统、星影智能系统和超声解决方案、神飞云 2.0、星海智能健康系统、云海中央信息中心、智慧重症信息系

———————————

① 飞利浦官网.数字化转型赋能互联整合的健康医疗系统[EB/OL].(2019-05-13)[2021-11-12].https://www.philips.com.cn/a-w/about/news/archive/standard/about/news/press/2019/20190513-philips-yiliao.html;36 氪.数字化转型正当时,飞利浦立足价值医疗和互联关护提供整体解决方案[EB/OL].(2019-06-04)[2021-11-12].https://www.sohu.com/a/318477976_114778;动脉网.用眼睛探索身体的秘密,飞利浦能用 AI 做到什么程度?[EB/OL].(2020-09-25)[2021-11-12].https://www.shangyexinzhi.com/article/2449542.html.

统平台、睡眠中心解决方案等十多款数据驱动设备和数字云端解决方案。新产品和服务渗透了多个临床场景,并覆盖了"精准诊断""介入治疗"和"互联关护"等新兴业务板块。

已跨越三个世纪的巨头飞利浦从 2016 年开始积极开展数字化转型——立足价值医疗,从一家传统的医疗设备厂商,转型成为数据驱动型健康科技公司。2016 年,飞利浦将照明业务剥离,并整合面向 B 端的医疗保健部门和面向 C 端的健康消费业务,全面聚焦"健康和医疗"。至 2019 年,飞利浦已形成"健康生活""精准诊断""介入治疗"和"互联关护"四大事业群,串联起患者从院内到院外的就医流程。

过去几年间,飞利浦一直将软件和 AI 开发作为战略发展的重点,每年投入近 17 亿欧元进行研发,其中 60% 用于软件和 AI 的开发,成为全球医疗行业 AI 专利申请数量最多的前五家公司之一。飞利浦的发展重心往数字化加快靠拢,业务布局也逐渐清晰。飞利浦最终的目的是基于人与设备和数据的结合,为医生、患者提供包括诊断、治疗和随访,以及患者康复、院外体征与生活习惯、用药情况等数据的跟踪及整合分析。

在 2020 年第二届中国医学影像 AI 大会上,飞利浦大中华区医疗信息解决方案总经理潘艺琼指出:"在过去几年里,医学影像领域人工智能应用的井喷式发展在很大程度上得益于影像的数据体量庞大,放射科医生人力资源缺乏、工作负荷重,影像科的业务量在过去十年快速增长。但是,由于各临床科室业务流程的复杂性和多样性,除影像数据遵循 DICOM(医学数字成像和通信)标准以外,大多数科室临床数据的采集和抽取没有实现结构化。因此,76% 的人工智能产品聚焦在医学影像领域,这其中很多产品并没有真正发挥人工智能的价值。"

飞利浦将 AI+医学影像作为数字化战略的一个发展重点,致力于利用 AI 提供关于活检结果和患者病历的关键信息,提高放射科医生的读片诊断能力。飞利浦在 2020 年推出星云人工智能平台(ISAI),尝试将不同的 AI 算法部署于 ISAI 之上,然后将其无缝集成于放射科信息系统(RIS)、图像归档和通信系统(PACS)。在这个过程中,各个科室都可直接向 ISAI 传输影像文件,而 ISAI 自动对影像进行识别并配置相应的 AI 算法。譬如,如果医生传输的是一张 CT 胸部影像,那么平台将会自动为医生推荐合适企业提供的算法,由医生根据情况选择自己喜好的算法;同时,医院也无须频繁部署各种各样的 AI 工作站,ISAI 成为 AI 的看门人与管理者。

从更深层次的流程来看,ISAI 并不仅局限于为影像科提供管理服务。借助飞利浦顶尖的 CT、超声、MR 等硬件能力,ISAI 打破了影像采集、重建、传输、分析、报告之间的界限,将各环节用智能化的方式连为一体,将 AI 算法和应用无感融入全流程构成闭环,完成了对影像科工作流程的革新,并满足了影像科医生的真实需求。

（三）健康服务产业数字创新热点:互联网+医疗健康

以挂号网的成立以及公立医院放开手机支付为标志,移动互联网技术率先被应用到非关键的医疗服务环节。5G 技术的发展和应用更是为"互联网+医疗健康"提供了高速率、大带宽、低延时的网络环境保障,有助于促进互联网+医疗服务应用场景多元化发展。2018 年,国务院办公厅印发《关于促进"互联网+医疗健康"发展的意见》,提出健全"互联网+医疗健康"服务体系,包括推进"互联网+"与医疗服务、公共卫生服务、家庭医生签约服务、药品供应保障服务、医疗保障结算服务、医学教育和科普服务及人工智能应用服务共七个领域的融合。

近年来,远程医疗、互联网诊疗、互联网医院等智慧医疗相关概念在医疗服务领域快速兴起。特别是在新冠肺炎疫情期间,移动互联网的应用有效帮助医疗机构减少了线下医疗带来的交叉感染风险,并且方便了慢性病患者续方取药。

远程医疗、互联网诊疗、互联网医院同属互联网健康产业细分领域,三者间执业边界、设置标准均存在差异性特征。2018 年 7 月,国家卫生健康委员会和国家中医药管理局印发《远程医疗服务管理规范(试行)》《互联网诊疗管理办法(试行)》及《互联网医院管理办法(试行)》三份文件,其核心内容包括针对远程医疗服务的内涵与监管,互联网诊疗的准入、执业细则,以及互联网医院的基本标准与申请细则等予以明确。

远程医疗应用于医疗系统之内,包括大型等级医院、二级医院、基层一级医院。远程医疗以远程通信、影像、互联网等技术为依托,充分发挥大型医学中心的医疗技术和设备优势,能够对医疗卫生条件较差的地区及特殊环境提供远距离诊断、治疗和咨询等医疗服务解决方案,旨在提高诊断与医疗水平,降低医疗开支,满足广大人民群众的保健需求。

互联网诊疗主要通过医疗机构和患者联通,主要是复诊,然后配合第三方检查检验中心以及居民健康管理监测等工具和系统,让患者就近检查并用可穿戴设备自检自测上传数据,形成完整的居民健康档案。

互联网医院起源于远程医疗,但区别于以往远程医疗仅限于医疗机构之间的合作模式。互联网医院是指基于互联网、云计算、大数据等技术,依托线下医疗资源(包括医疗机构、医生、医疗器械),为患者建立起寻诊—问诊—诊断—治疗(线上购药/线下手术)的 24 小时一站式医疗服务平台。

在互联网医疗健康领域中,围绕实体医疗机构,科技巨头和新创企业纷纷依托各自优势,推出数字化医疗健康业务。科技巨头在互联网基础和数字技术方面具有先天优势,近年来全球多家科技巨头纷纷进军医疗健康领域,开拓独立的医疗健康业务。例如,Google 公司在 2015 年改组为 Alphabet 后,将医疗健康业务独立运营,分别成立 Verily、DeepMind 和 Calico 三家子公司。三家子公司与医疗机构保持密切合作,在眼科疾病、糖尿病、心脏病、帕金森综合征、多发性硬化症等疾病领域中探索 AI 辅助诊疗方案。在我国,科技巨头京东利用自身的互联网优势和供应链优势,在医疗健康领域探索出一套独特的互联网医疗健康发展模式。

📖 案例 5-6

京东健康:全面布局医疗健康生态①

京东健康成立于 2019 年 5 月。京东健康将京东集团独特的资源禀赋转化为发展优势。与互联网企业相比,京东健康拥有全国最优秀的仓库和物流体系。而与医疗产业企业相比,京东健康拥有基于强大电商的互联网基因。

依托京东集团的各项能力和资源优势,京东健康在医药健康电商、互联网医疗、健康服务、智慧解决方案等业务板块的基础上,逐步完善"互联网+医疗健康"的产业布局,打造大健康产业的旗舰型企业。其产品和服务已经初步实现对药品全产业链、医疗全流程、健康全场景、用户全生命周期的覆盖,全力构建业内布局最广、架构最完整的"互联网+医疗健康"生态。

目前,在医药健康电商板块,京东健康拥有药品零售、药品批发以及非药物的泛健康类商品零售等业务;互联网医疗板块主要围绕用户需求,开展在线挂号、在线问诊等服务,并结合京东药品供应链优势,打造线上医药闭环;健康服务板块为用户提供基于个人需求的健康消费类服务;智慧解决方案板块主要服务于线下实体药店、医院和政府部门等合作方,向其提供基于互联网技术的信息

---

① 财报网. 京东健康 CEO 辛利军:携手共建医药产业数字化生态,迎接行业三大趋势[EB/OL]. (2020-08-04)[2021-11-12]. https://finance.ifeng.com/c/7yf8ynwEcMl;界面新闻. 京东健康,互联网医疗的进化之路[EB/OL]. (2021-04-06)[2021-11-12]. http://www.eeo.com.cn/2021/0406/483920.shtml.

化、数字化、智慧化解决方案,打造诊疗购药的跨场景一体化体验,促进医疗健康信息实现互通共享。

通过全面布局互联网医疗健康生态,京东健康对医疗行业的赋能价值已经开始显现。

在政府端,依托自身数字化智能及信息技术,一方面,京东健康联合地方政府共建数字化"健康城市"项目,加快大健康产业数字化升级;另一方面,京东健康利用技术优势,助力区域公共卫生体系建设。2020 年,京东健康与湖北省卫生健康委员会开启战略合作,助力湖北省公共卫生体系建设,大力发展心理健康、智能穿戴设备、医用防护物资等医疗健康产业。

在医院端,京东健康利用自身及京东集团领先的云技术,以基础设施即服务(IaaS)、平台即服务(PaaS)、软件即服务(SaaS)等方式提高医院运营效率。比如,京东健康与天津市南开医院合作搭建的"南开京东互联网医院"平台,为天津用户提供在线复诊、健康咨询、随访管理等服务。

在医药企业端,凭借自身数字化智能及先进技术,京东健康协助供应链进行数字化转型,赋予上游供货商转型道路上新的发展机遇。2020 年,京东健康与卫材(中国)、阿斯利康、辉瑞、诺华、百时美施贵宝、赛诺菲、雅培等多家全球知名医药企业签约合作,进一步升级医疗健康管理服务。

在医疗健康服务领域中,特别是在互联网医疗火热发展的背景下,京东健康现已占据互联网医疗龙头位置,率先实现盈利,并开始展现规模效应。京东健康致力于不断拓展医疗健康服务的边界,为用户提供覆盖全场景和全生命周期的一站式健康消费体验。一方面,基于用户需求的不同,京东健康对服务场景进行了分类。截至 2020 年年底,京东健康开设了包括心脏中心、耳鼻喉中心、中医院、呼吸中心、糖尿病中心等在内的 18 个专科中心。另一方面,京东健康加强了医疗团队的建设。截至 2020 年,京东健康组建了一支超过 11 万名全职医生和外部合作医生组成的医疗团队,其中不乏领域内的院士和知名教授。得益于在服务端的投入,2020 年京东健康互联网医院全年日均在线问诊量超过 10 万单,是 2019 年日均在线问诊量的 5 倍有余。

相较于科技巨头,新创企业在资金和规模相对受限的情况下,更加专注于在细分市场中挖掘机会。比如,慢性病管理是健康领域一个极具潜力的蓝海赛道。慢性疾病具有无法立即治愈、管理周期漫长、个性化需求强等特征。根据官方数据统计,我国慢性疾病患者及潜在患者人数已接近 5 亿。在分级诊疗背景下,我国医疗资源供给长期存在不平衡问题,慢性病人群对优质医疗服务日益增长的需求难以得到满足。互联网医疗的兴起为慢性病管理提供了新的解决方案,也为新创企业提供了良好的发展机遇。

📖 **案例 5-7**

智云健康:"互联网+慢性病管理"的创新探索[①]

智云健康成立于 2014 年 12 月,是中国领先的一站式慢性病管理和智慧医疗平台。智云健康通过自主研发的医院 SaaS 系统、药店 SaaS 系统以及先进的互联网医院平台,链接起医、药、保及社区等各方不同场景,对产业链上各个协作方进行数字化赋能,通过创新、可规模化的解决方案创造强大的网络生态效应,最终提升慢性病管理效率和能力。截至 2020 年年底,智云健康医院 SaaS 系统共覆盖中国近 2 000 家医院,药店 SaaS 系统为超过 11 万家药房提供服务,辐射国内 5 亿慢性病患者。

智云健康以慢性病管理的高频刚需场景——医院——为切入点,提出院内院外一体化、线上线下一体化、三甲医院与社区医院一体化的"云医院"创新理念,通过医院端(智云医汇 SaaS)+医生端(智云医生 App)+患者端(智云健康 App)实现医疗场景系统管理的集成,为患者的慢性病管理提供线上线下一体化的精准服务。

智云医汇是专为医院打造的 SaaS 平台,至 2020 年年底已接入全国 29 个省/自治区/直辖市,城市触达率高达 88.2%,全国主流医院部署率达 20%。智云医汇由院内管理系统、上下级医院间管理系统、院外管理系统、患者自我管理系统组成,提供一站式慢性病解决方案。利用智能化、数字化、模块化、定制化的院内管理系统替代传统检测流程,能够提升护理工作的准确性和效率。智云医汇系统能够帮助医生掌握患者的慢性病数据波动,并从多个维度对数据进行综合分析,提供预警和及时反馈。

智云互联网医院是线上慢性病医患交流与管理服务平台,提供互联网问诊、开方、拿药一站式服务。互联网医院的业务功能通过智云健康 App 和智云医生 App 实现。智云健康 App 是一款针对慢性病患者的医疗健康管理软件,帮助患

① 财报网.智云健康杨鸿杰:中国式慢性病管理,不止服务于患者[EB/OL].(2021-04-15)[2021-11-12].https://finance.ifeng.com/c/85R3HiK136D;36 氪.智云健康跻身未来医疗百强榜 TOP3,慢病管理成行业焦点[EB/OL].(2021-04-20)[2021-11-12].https://www.36kr.com/p/1189855599725057.

者与医生在线联络，实现便捷的远程复诊和拿药，并打通零售配送，实现送药上门，让患者享受定制化的慢性病管理方案。智云医生 App 内汇聚业内权威内科教授与专家医生合作问诊，实时与广大慢性病患者在线交流互动，全力帮助医生随时了解患者数据，高效管理患者病情，优化诊疗方案，提升学术研究效率。

此外，智云健康通过协同多方角色，共同为患者的慢性病管理提供线上线下一体化的精准服务，在零售、社区、互联网医院、药店等多个院外场景进行布局，充分涵盖患者的生活场景。比如，智云健康专为药店打造了智能处方 SaaS 平台——智云问诊，其能够利用系统算法为患者精准匹配开方医师，并通过数据库自动识别药物配伍禁忌，提升药店医疗健康服务效率。

📖 案例 5-8

再访药明明码：医疗健康大数据的安全之思①

2020 年 6 月 23 日，药明明码宣布重组，将其美国、爱尔兰和冰岛等海外业务整合成为一家新公司 Genuity Science。Genuity Science 将成为一家总部位于美国的基因组学外包和数据采购公司，业务包括基因测疗、为全球生物制药企业提供发现和开发服务，以及针对特定疾病数据源提供数据管理和分析服务。在 Genuity Science 组建的高管团队和董事会中，不再有中国成员。

药明明码"一分为二"，源于我国针对基因数据的监管政策发生重大变化。2019 年 3 月《中华人民共和国人类遗传资源管理条例》(以下简称《条例》)通过，并自 2019 年 7 月 1 日起施行。《条例》针对我国人类遗传资源的对外使用，明确规定"外国组织、个人及其设立或者实际控制的机构不得在我国境内采集、保藏我国人类遗传资源，不得向境外提供我国人类遗传资源"。《条例》颁布后，药明明码迅速响应，着手将海外业务完全剥离，以避免其国内基因大数据业务发展受限。

实际上，基因大数据建设以及基因检测业务自出现以来一直伴随着不断的争议。我国目前在基因方面的法律法规依然存在诸多模糊地带，《条例》及此前

---

① 梅百器.明码生物"一分为二"背后：国内外人遗资源监管趋严[N/OL].21 世纪经济报道，2020-07-15[2021-11-12].https://m.21jingji.com/article/20200715/herald/0612a2fded0422c8e01a8875e61d7f3f.html；国务院.中华人民共和国人类遗传资源管理条例[A/OL].(2019-06-10)[2021-11-12].http://www.gov.cn/zhengce/content/2019-06/10/content_5398829.htm；谢小萍，何晓波，高雅洁，等.涉及健康医疗大数据研究的伦理审查问题思考[J].中国医学伦理学，2021,34(3):5.

实行的《人类遗传资源管理暂行办法》明令禁止买卖人类基因,但未对个人基因信息的所有权性质予以界定。基因数据作为一类特殊的医疗健康大数据资源,具有更高的隐私性和敏感性。大数据业务涉及数据采集、存储、挖掘、应用、运输、传输、共享等多个环节,其中涉及隐私保护、知情同意、数据所有权、资源分配公平性等诸多伦理与治理问题,但有针对性的法律法规目前还较为缺失。

在当前的监管环境中,数据安全问题始终是悬于医疗健康大数据业务之上的达摩克利斯之剑。数据安全至少涉及用户数据安全和公共数据安全两个层面。用户对大数据平台的最大顾虑在于平台是否会发生数据泄露或隐私泄露。区块链技术的快速发展在一定程度上为用户数据安全提供了保障。例如,在药明明码 LifeCODE.ai 大数据银行平台上,个人或医院将基因数据上传到平台之后,数据即自动进行加密与脱敏。在没有个人授权的情况下,任何人都无法查看这些数据。如果用户愿意分享数据,那么他们也能完整地追踪到自己的健康数据被哪些机构获取和使用。

近年来,医疗健康大数据涉及的公共安全问题愈发引起政府的重视。国务院办公厅《关于促进和规范健康医疗大数据应用发展的指导意见》明确提出健康医疗大数据是国家重要的基础性战略资源。2021 年出台的国家"十四五"规划对数据安全问题予以专门关注,提出"加快建立数据资源产权、交易流通、跨境传输和安全保护等基础制度和标准规范""加强涉及国家利益、商业秘密、个人隐私的数据保护""加快推进数据安全、个人信息保护等领域基础性立法,强化数据资源全生命周期安全保护""加强数据安全评估,推动数据跨境安全有序流动"等指导性意见。可以预见,医疗健康大数据领域将迎来日趋完善和更加严格的法律环境及监管环境。如何应对国内业务及跨境业务中的潜在法律风险和合规风险,是医疗健康大数据企业需要思考的发展问题,也是其社会责任所在。

参考文献

[1] ZHANG L, WANG H, LI Q, et al. Big data and medical research in China [J]. BMJ. 2018, 360(j5910):1-3.

[2] 埃尔顿,奥赖尔登.智慧医疗:寻找智能时代的下一个商业蓝海[M].刘党军,王燕芳,司建平,译.北京:中国人民大学出版社,2021.

[3] 财报网.京东健康 CEO 辛利军:携手共建医药产业数字化生态,迎接行业三大趋势[EB/

OL].（2020-08-04）［2021-11-12］. https：//finance.ifeng.com/c/7yf8ynwEcMl.

［4］财报网.智云健康杨鸿杰：中国式慢性病管理,不止服务于患者［EB/OL］.（2021-04-15）
　　　［2021-11-12］. https：//finance.ifeng.com/c/85R3HiK136D.

［5］德勤.数字化健康白皮书［R/OL］.（2020-11-30）［2021-11-12］. https：//www2.deloitte.
　　　com/cn/zh/pages/technology/articles/deloitte-and-axa-digital-health-whitepaper.html.

［6］动脉网.用眼睛探索身体的秘密,飞利浦能用 AI 做到什么程度？［EB/OL］.（2020-09-
　　　25）［2021-11-12］. https：//www.shangyexinzhi.com/article/2449542.html.

［7］飞利浦官网.数字化转型赋能互联整合的健康医疗系统［EB/OL］.（2019-05-13）［2021-
　　　11-12］.https：//www.philips.com.cn/a-w/about/news/archive/standard/about/news/press/
　　　2019/20190513-philips-yiliao.html.

［8］顾建党,俞文勤,李祖滨.数商：工业数字化转型之道［M］.北京：机械工业出版社,2020.

［9］顾延.明码生物科技顾延：基因的本质是把人和生命数字化,最大的价值是共享［EB/
　　　OL］.（2018-12-13）［2021-11-12］. https：//www.jnexpert.com/article/detail？ id=832.

［10］国家统计局.数字经济及其核心产业统计分类（2021）［A/OL］.（2021-05-27）［2021-11-
　　　12］. http：//www.gov.cn/gongbao/content/2021/content_5625996.htm.

［11］国务院办公厅.国务院办公厅关于促进和规范健康医疗大数据应用发展的指导意见
　　　［A/OL］.（2016-06-24）［2021-11-12］. http：//www.gov.cn/zhengce/content/2016-06/
　　　24/content_5085091.htm.

［12］国务院办公厅.国务院办公厅关于促进"互联网+医疗健康"发展的意见［A/OL］.（2018-
　　　04-28）［2021-11-12］. http：//www.gov.cn/zhengce/content/2018-04/28/content_52866
　　　45.htm.

［13］国务院.中华人民共和国人类遗传资源管理条例［A/OL］.（2019-06-10）［2021-11-
　　　12］. http：//www.gov.cn/zhengce/content/2019-06/10/content_5398829.htm.

［14］火石创造.AI+药物研发市场发展现状及趋势探讨［EB/OL］.（2020a-10-25）［2021-11-
　　　12］. https：//www.iyiou.com/analysis/202010251010103.

［15］火石创造.我国医学影像产业现状及发展趋势解析［EB/OL］.（2020b-10-27）［2021-11-
　　　12］. https：//www.shangyexinzhi.com/article/2603201.html.

［16］界面新闻.京东健康,互联网医疗的进化之路［EB/OL］.（2021-04-06）［2021-11-12］.
　　　http：//www.eeo.com.cn/2021/0406/483920.shtml.

［17］金晓玲,王昶茹,张淼,等.药明明码：大数据时代下"精准医疗"战略布局［EB/OL］.
　　　（2019-09-29）［2021-11-12］. https：//www.chinacases.org/km/doc/km_doc_knowledge/
　　　kmDocKnowledge.do？ method=view&fdId=16b87e02544a5187d72be49418180285&lang=
　　　zh-CN.

［18］36氪.数字化转型正当时,飞利浦立足价值医疗和互联关护提供整体解决方案［EB/
　　　OL］.（2019-06-04）［2021-11-12］. https：//www.sohu.com/a/318477976_114778.

[19] 36 氪.智云健康跻身未来医疗百强榜 TOP3,慢病管理成行业焦点[EB/OL].(2021-04-20)[2021-11-12].https://www.36kr.com/p/1189855599725057.

[20] 李永红,黄瑞.我国数字产业化与产业数字化模式的研究[J].科技管理研究,2019,39(16):129-134.

[21] 李喆.零氪科技创始人张天泽:医疗大数据难点重重,高质量数据就是壁垒[EB/OL].(2017-07-14)[2021-11-12].https://zhuanlan.zhihu.com/p/27880970.

[22] 麦肯锡全球研究院.数字时代的中国:打造具有全球竞争力的新经济[R/OL](2017-12-09)[2021-11-12].https://www.sohu.com/a/209515116_483389.

[23] 梅百器.明码生物"一分为二"背后:国内外人遗资源监管趋严[N/OL],21 世纪经济报道,2020-07-15[2021-11-12].https://m.21jingji.com/article/20200715/herald/0612a2fded0422c8e01 a8875e61d7f3f.html.

[24] 梅景瑶,郑刚,朱凌.数字平台如何赋能互补者创新:基于架构设计视角[J].科技进步与对策,2021,38(12):1-8.

[25] 王晶晶."大数据+医疗"让智慧医疗惠及于民[N/OL].中国经济时报,2015-09-10[2021-11-12].http://www.gov.cn/zhengce/2015-09/10/content_2928361.htm.

[26] 魏江,刘洋,等.数字创新[M].北京:机械工业出版社,2020.

[27] 谢小萍,何晓波,高雅洁,等.涉及健康医疗大数据研究的伦理审查问题思考[J].中国医学伦理学,2021,34(3):5.

[28] 药明明码.药明明码宣布成功完成 2 亿美元 C 轮融资[EB/OL].(2018-11-27)[2021-11-12].https://www.prnasia.com/story/230656-1.shtml.

[29] 张超,陈凯华,穆荣平.数字创新生态系统:理论构建与未来研究[J].科研管理,2021,42(03):1-11.

[30] 张华,钱文颖,李抒洋.零氪科技:医疗大数据的商业化探索[EB/OL].(2020-06-30)[2021-11-12].https://www.chinacases.org/km/doc/km_doc_knowledge/kmDocKnowledge.do?method=view&fdId=172175bc186cf4b76261d934b788a57c&lang=zh-CN.

附录 2

附表 5-1　中国健康产业发展的主要政策分析

发布时间	文件名称	颁发部门	政策内容
2021.4	《国家医疗保障局关于加强网络安全和数据保护工作的指导意见》	国家医疗保障局	扎实推进医疗保障信息平台建设及运营维护,防范化解医疗保障系统数据安全风险,促进数据合理安全开发利用,加强医疗保障网络安全和数据保护工作
2021.3	《国家卫生健康委办公厅关于印发医院智慧管理分级评估标准体系(试行)的通知》	国家卫生健康委办公厅	指导各地、各医院加强智慧医院建设的顶层设计,充分利用智慧管理工具,提升医院管理精细化、智能化水平
2020.12	《国家卫生健康委办公厅关于进一步推进"互联网+护理服务"试点工作的通知》	国家卫生健康委办公厅	制定完善"互联网+护理服务"管理制度、服务规范和技术标准,确定辖区内"互联网+护理服务"试点项目。向社会公开符合条件的试点医院,接受社会监督。加强对互联网信息平台的管理,采取有效措施防控和应对风险
2020.10	《关于深入推进"互联网+医疗健康""五个一"服务行动的通知》	国家卫生健康委、国家医疗保障局、国家中医药管理局	①推进"一体化"共享服务,提升便捷化智能化人性化服务水平。②推进"一码通"融合服务,破除多码并存互不通用信息壁垒。③推进"一站式"结算服务,完善"互联网+"医疗在线支付工作。④推进"一网办"政务服务,化解办事难、办事慢、办事繁问题。⑤推进"一盘棋"抗疫服务,加强常态化疫情防控信息技术支撑
2020.10	《国家医疗保障局关于积极推进"互联网+"医疗服务医保支付工作的指导意见》	国家医疗保障局	支持"互联网+"医疗服务模式创新,对线上、线下医疗服务实行公平的医保支付政策,即医疗、医药、医保三方联动构建新医疗生态,从而促使互联网医疗商业模式形成闭环进入新发展阶段

（续表）

发布时间	文件名称	颁发部门	政策内容
2020.5	《国家卫生健康委办公厅关于进一步完善预约诊疗制度加强智慧医院建设的通知》	国家卫生健康委办公厅	进一步推进以电子病历为核心的医院信息化建设，全面提升临床诊疗工作的智慧化程度 推进医院内部信息系统集成整合，推进医疗数据统一管理应用，加快临床诊疗无纸化进程 探索公共卫生与医疗服务的数据融合应用，推动医院电子病历系统和居民电子健康档案系统数据共享，促进居民健康信息从纸质过渡到电子化 进一步完善医疗机构门诊急诊电子病历系统应用，提升临床诊疗规范化水平，发挥智能化临床诊疗决策支持功能，确保医疗数据安全有效应用，实现诊疗服务全流程闭环覆盖
2020.3	《国家医保局 国家卫生健康委关于推进新冠肺炎疫情防控期间开展"互联网+"医保服务的指导意见》	国家医保局、国家卫生健康委	明确将符合条件的"互联网+"医疗服务费用纳入医保支付范围，获得相应资质的医疗机构按照自愿原则，与统筹地区医保经办机构签订补充协议后，为参保人员提供的常见病、慢性病"互联网+"复诊服务可纳入医保支付范围；定点非公立医疗机构提供的"互联网+"复诊服务，参照定点公立医疗机构的价格和支付政策进行结算
2020.2	《国家卫生健康委办公厅关于在疫情防控中做好互联网诊疗咨询服务工作的通知》	国家卫生健康委办公厅	充分发挥互联网诊疗咨询服务在疫情防控中的作用，科学组织互联网诊疗咨询服务工作，有效开展互联网诊疗咨询服务工作，切实做好互联网诊疗咨询服务的实时监管工作
2020.2	《国家卫生健康委办公厅关于加强信息化支撑新型冠状病毒感染的肺炎疫情防控工作的通知》	国家卫生健康委办公厅	强化数据采集分析应用；积极开展远程医疗服务；规范互联网诊疗咨询服务；深化"互联网+"政务服务；加强基础和安全保障

（续表）

发布时间	文件名称	颁发部门	政策内容
2019.9	《2019 年度卫生健康标准项目计划》	国家卫生健康委办公厅	包括医院信息化功能及建设标准、重大疾病监测业务协同基本数据集、互联网医疗健康信息安全管理规范、电子健康卡技术规范、预防接种信息系统数据交换接口规范、远程医疗信息共享文档规范等 12 个项目
2019.9	《促进健康产业高质量发展行动纲要（2019—2022 年）》	国家发展改革委、教育部、科技部、工业和信息化部等多部委联合制定	"'互联网+医疗健康'提升工程"列入 10 项重大工程之一 加快人工智能技术在医学影像辅助判读、临床辅助诊断、多维医疗数据分析等方面的应用，推动符合条件的人工智能产品进入临床试验，积极探索医疗资源薄弱地区、基层医疗机构应用人工智能辅助技术提高诊疗质量，促进实现分级诊疗 支持企业推广穿戴式、便携式、非接触式采集健康信息的智能化健康管理、运动健身等电子产品 支持企业开发养老护理类、功能代偿类、康复训练类康复辅助器具和具有柔性控制、多信息融合、运动信息解码、外部环境感知等新技术的智能康复辅助器具，加强推广应用
2019.8	《国家医疗保障局关于完善"互联网+"医疗服务价格和医保支付政策的指导意见》	国家医疗保障局	通过合理确定并动态调整价格、医保支付政策，支持"互联网+"在实现优质医疗资源跨区域流动、促进医疗服务降本增效和公平可及、改善患者就医体验、重构医疗市场竞争关系等方面发挥积极作用

（续表）

发布时间	文件名称	颁发部门	政策内容
2018.8	《关于进一步推进以电子病历为核心的医疗机构信息化建设工作的通知》	国家卫生健康委	明确要求持续推进以电子病历为核心的医疗机构信息化建设，提出到 2019 年，地方各级卫生健康行政部门辖区内所有三级医院要达到电子病历应用水平分级评价 3 级以上，即实现医院内不同部门间数据交换；到 2020 年，要达到分级评价 4 级以上，即医院内实现全员信息共享，并具备医疗决策支持功能，三级医院要实现院内各诊疗环节信息互联互通，达到医院信息互联互通标准化成熟度测评 4 级以上
2018.7	《关于印发互联网诊疗管理办法（试行）等 3 个文件的通知》	国家卫生健康委、国家中医药管理局	对互联网诊疗的准入和监管提出了具体指导意见，明确了利用互联网开展诊疗的范围是常见病、慢性病复诊，须依托取得医疗机构执业许可证的实体机构，省级卫生部门应建立互联网医疗服务监管平台
2018.4	《全国医院信息化建设标准与规范（试行）》	国家卫生健康委	明确二级以上医院信息化建设的主要内容及要求
2018.4	《国务院办公厅关于促进"互联网+医疗健康"发展的意见》	国务院办公厅	支持医疗卫生机构、符合条件的第三方机构搭建互联网信息平台，开展远程医疗、健康咨询、健康管理服务，促进医院、医务人员、患者之间的有效沟通等 鼓励医疗联合体内上级医疗机构借助人工智能等技术手段，面向基层提供远程会诊、远程心电诊断、远程影像诊断等服务，促进医疗联合体内医疗机构间检查检验结果实时查阅、互认共享
2017.12	《卫生计生委 中医药局关于印发进一步改善医疗服务行动计划（2018—2020 年）的通知》	国家卫生计生委、国家中医药局	要求配药、患者安全管理等信息化、智能化

（续表）

发布时间	文件名称	颁发部门	政策内容
2017.4	《国务院办公厅关于推进医疗联合体建设和发展的指导意见》	国务院办公厅	大力发展面向基层、边远和欠发达地区的远程医疗协作网,鼓励公立医院向基层医疗卫生机构提供远程医疗、远程教学、远程培训等服务,利用信息化手段促进资源纵向流动,提高优质医疗资源可及性和医疗服务整体效率
2017.2	《电子病历应用管理规范(试行)》	国家卫生计生委办公厅、国家中医药管理局办公室	明确电子病历系统概念,提出管理要求及规范
2016.10	《"健康中国 2030"规划纲要》	中共中央、国务院	加强健康医疗大数据应用体系建设,推进基于区域人口健康信息平台的医疗健康大数据开放共享、深度挖掘和广泛应用
2016.6	《国务院办公厅关于促进和规范健康医疗大数据应用发展的指导意见》	国务院办公厅	将健康医疗大数据定义为重要的国家基础战略资源,把应用发展健康医疗大数据纳入国家的大数据战略布局,并从夯实应用基础、全面深化应用、规范和推动"互联网+健康医疗"服务、加强保障体系建设等四个方面部署了 14 项重点任务和重大工程
2016.3	《国务院办公厅关于促进医药产业健康发展的指导意见》	国务院办公厅	提出要推动医药产业智能化、服务化、生态化,实现产业中高速发展和向中高端转型,不断满足人民群众多层次、多样化的健康需求

第六章

大健康产业商业模式创新

 案例 6-1

微医,小个子与大能量①

微医在 2021 年 4 月初披露 IPO 招股说明书,身处话题行业,又获腾讯多轮注资,微医估值也在几轮消息和小额融资中缓慢上涨。

目前,微医的业务收入主要来自医疗服务和健康管理服务两大板块。医疗服务能为微医贡献四成左右的营业收入,这部分主要指微医与医生、医院合作,提供包括"线上+线下"的咨询、诊断和治疗服务。微医另外六成营业收入来自会员式的慢性病管理和健康管理服务。

与阿里健康、京东健康等数字医疗企业不同的地方在于,微医并非依赖医药电商销售赚钱。市场观念中,微医走的是"严肃医疗"路线。一个例子是微医近年来推广的"流动医院"项目。它主打"互联网+健康扶贫"的概念,在长得很像救护车的服务车内设有诊疗和检查系统,这些"流动的二级医院"能够支持 53 项检查和 100 种常见疾病的标准化诊疗方案,并可以向基层医疗机构收取服务费。这得益于微医的垂直资源。

截至 2020 年 12 月末,微医一共链接超过 7 800 家医院,注册医生超过 27 万名,并运营 27 家互联网医院。这源于它在"挂号网"时期的拓展。2010 年,微医开始在全国各个实体医院部署前置服务器,帮助公立医院把挂号窗口外移到互联网,优化就医流程,并逐步建立了与各地医院的联系。由于每家医院都有不同

---

① 文思敏,许冰清. 微医,小个子与大能量[EB/OL]. (2021-04-19)[2021-10-27]. https://www.yicai.com/news/101025459.html.

的 HIS(医院信息系统)接口,微医需要一个一个去接。就这样,微医从预约挂号服务切入市场,逐步与医院黏合,进而覆盖看病全流程业务。在健康管理板块,微医主要通过第三方推广渠道,向企业员工兜售健康管理服务,由企业支付会员费。2020 年微医的月付费用户为 2 540 万人,平均每位会员能贡献 3 600 元的收入。

2015 年年底,微医依托桐乡市第三人民医院成立了乌镇互联网医院。选择乌镇来设立互联网医院,包含着微医改造基层医疗体系以及打通医、药、险三者合作关系的野心。一方面,大城市、大医院的医疗负担重;另一方面,基层有大量资源沉睡,无法调动。互联网医院介入后,传统的"病人走向医院"思路可以转变为"以病人为中心"。理想状况下,在基础疾病和慢性病领域,医疗将围绕病人展开,这些服务可以在线上完成;而急重病和疑难杂症等大病,则以大医院为核心,病人需前往医院完成诊疗。

但需要注意的是,互联网医院真正落地还面临诸多拦路虎。一方面,原始影像、检验结果、电子病历等数据都是诊疗中的重要支撑,但目前各实体医院尚未完成整合以及标准化的过程;另一方面,互联网医院也要面临接入医保系统的难关,这将决定它能否接触到对服务费用更敏感、基数也更大的用户群。

2016 年,微医董事长兼 CEO 廖杰远曾说要把微医变成中国式的 ACO(Accountable Care Organization,责任医疗组织)。微医曾表示自己在医院流程优化、互联网分级诊疗、互联网医院等领域均有建树,有利于实现本土化的 ACO 模式。但从招股说明书来看,微医并未提及"中国式 ACO"的说法,取而代之的是"数字健共体"的设想。对于小个子的微医来说,ACO、HMO(Health Maintenance Organizations,健康维护组织)这些海外市场的理想模型,在中国情景下无法产生好看的财务数字。所以,在微医能够真正改变国内的医疗产业之前,完成上市募资并且继续赚钱养活自己,仍然是件要紧事。

互联网医疗带来的变革只是大健康产业创新的一隅。其中,商业模式创新支撑了大健康产业的价值创造,是剖析大健康产业创新最重要的视角之一。商业模式是指为实现客户价值最大化,把驱动企业运行的内外各要素整合起来,形成一个完整的、高效率的、具有独特核心竞争力的运行系统,并通过最优实现形式满足客户需求、实现客户价值,同时使系统达成持续赢利目标的整体解决方案。本章希望深入挖掘大健康产业的各个子类,勾勒整个大健康产业的商业模式创新谱系。

一、医药产业商业模式创新

医药产业以医药、医疗器械的生产和销售流通为主体,在整个医疗健康市场中占比过半。本部分将主要围绕医药生产和销售流通的相关内容展开,医疗器械的相关内容将在第二部分具体阐述。

（一）医药制造业商业模式创新

医药主要分为两大类,分别为化学原料药与化学药制剂,二者在生产与销售流通过程中的商业模式存在差异。接下来将分别阐述二者的商业模式、商业模式创新的驱动因素,并基于上述内容展开相应的案例分析。

化学原料药的商业模式

化学原料药包括大宗原料药和特色原料药（见表 6-1）。大宗原料药的典型产品包括维生素、青霉素工业盐等。特色原料药的典型产品包括部分他汀类、沙坦类、部分普利类、头孢克肟等抗生素。

表 6-1　化学原料药行业细分与商业模式关键要素

产品类型	典型产品	主要特征	商业模式关键要素
大宗原料药	维生素、青霉素工业盐等	1.市场整体成熟,需求增长缓慢（一般低于10%） 2.市场集中度高或趋于集中,最终有规模者得天下,产品价格呈现周期性特征 3.产品价格是影响业绩最关键的要素	1.生产规模及产能集中度情况 2.主导产品的价格 3.成本变化:原材料成本,技术进步 4.产品供需变化 5.政策壁垒:如环保标准 6.资本开支:资产结构和财务结构
特色原料药	部分他汀类、沙坦类、部分普利类、头孢克肟等抗生素	1.市场处于快速放大过程,需求增长迅速 2.市场格局不稳定,产品进入市场快者得天下,产品价格呈现不断下降特征 3.产品梯队能否跟上是影响业绩的主要因素	1.产品梯队建设 2.研发和技术进步 3.海外的品牌影响力 4.海外的药品注册 5.产业升级 6.渠道控制

资料来源:姜天骄.重构大健康:创新时代商业模式的未来[M].北京:机械工业出版社,2018.

化学药制剂企业的商业模式

化学药制剂企业的商业模式主要分为三类：第一类是仿创型制剂企业的商业模式；第二类是 OTC 制剂企业的商业模式；第三类是普药制剂企业的商业模式。其商业模式特征如表 6-2 所示。

表 6-2　化学药制剂企业的商业模式特征

产品类型	典型产品	主要特征
仿创型制剂	多西他赛、阿卡波糖等	1. 产品毛利率高，通常在 70% 以上 2. 依靠细分领域的自身产品增长和产品梯队增长 3. 一般通过医药渠道销售，有自己的销售队伍 4. 研发投入比例高
OTC 制剂	葡萄糖酸钙	1. 主要通过零售药店销售 2. 广告是主要的营销手段 3. 品牌体现公司的价值
普药制剂	大输液、青霉素制剂、头孢拉定等制剂	1. 产品毛利率低，通常在 50% 以下 2. 大多通过代理渠道销售，没有自己的销售队伍 3. 增长主要依托产品规模和自身产品的升级换代

资料来源：姜天骄.重构大健康：创新时代商业模式的未来［M］.北京：机械工业出版社，2018.

医药制药业商业模式创新的触发点

在日益狭窄的仿制药竞争空间的倒逼与生物技术创新成果转化加快的背景下，新药研发成为化学药制剂乃至医药制造业发展的重要机会。这一点也得到来自资本市场反应的验证。德勤 2019 年财务咨询报告《资本市场回顾与展望：创新药驱动下的医药与生物科技行业》指出，能够有效降低研发风险和维护全球市场独占性的创新药企业备受资本市场青睐，同时创新药中的特殊药品、罕见药、生物制品及肿瘤治疗将继续成为热点。

1. 日益狭窄的仿制药竞争空间

宏观环境：受到近年来医药行业审评审批制度改革、两票制、仿制药质量一致性评价等政策影响，仿制药降价趋势明确，药企利润空间受到压缩，对市场推广降本提效的诉求逐渐升温，仿制药的盈利能力和估值水平正在发生深刻变化，这对医药领域的研发、生产、流通都提出了高标准、严要求。同时，GMP（《药品生产质量管理规范》）认证的推行，体现了政府主管部门规范我国药品执照、流通的决心,促使企业开始寻求阳光透明、低成本、高效率的经营模式,同时通过优胜劣汰和市场整合,提高我国医药行业的发展质量。

行业环境:国内生产仿制药的企业数量众多。据不完全统计,截至 2021 年年底,至少已有中国生物制药、上海医药、恒瑞医药、复星医药和华润三九 5 家药企成药收入在 100 亿元以上。随着我国医药改革的推进、资本运作的成熟及其带来的药企之间并购的日益频繁,上市公司中收入超百亿元药企未来会越来越多。同时,医药行业注重研发与销售,而生产环节相对不那么重要。医药生产环节上游主要是较初级的石油化工产品(化学药)与微生物或细胞培养基产品(生物药),相对于药品售价,这些产品成本较低,销售毛利往往在 80% 以上。因此,药企对上游供应商议价能力显得不够突出,对上游原材料价格敏感度较低。由于国产药品绝大多数是仿制药产品,企业分散、同质化、专利保护意识较弱,其价格在大家都有能力仿制时只有原研药价格的 1/10,此时买方的议价能力较大。仿创药因为有专利权保护,议价能力相比仿制药要强得多,配合国家鼓励专利新药的政策(国家药物价格限制的影响有限),药企的定价权较大。

2. 生物技术的创新与成果转化

医药制造是一个典型的技术密集型和资本密集型行业,行业的进入壁垒较高。但是技术尤其是生物技术进步带来了医药制造行业革命性的变化。2020 年,全球医药制造领域发生了三件里程碑式事件,分别为:最新人工智能 AlphaFold 2 成功预测蛋白质结构,mRNA 递送技术在新冠疫苗上快速得到检验,国产 PD-1 全部进医保、价格大幅下降。这分别意味着:源头科技创新的突破速度加快,技术创新成果转化与落地的速度加快,医药创新惠及大众的速度也在加快。

源头科技创新的突破速度加快:谷歌 DeepMind 团队的深度学习算法 AlphaFold 2 在 2020 年的 CASP(The Critical Assessment of Protein Structure Prediction,蛋白质结构预测技术关键分析)竞赛中得到接近 90 分的成绩,并且其预测结果已经接近实验数据的水平。这意味着人类在蛋白质三维结构预测领域取得史无前例的巨大进步。这一事件也表明科技的快速迭代在一定程度上得益于不同学科之间的交叉,包括生物医药和 AI、半导体等领域的交叉融合。因此,技术突破的拐点往往来得出其不意。曾经不被看好的 AI 制药领域呈现井喷式发展态势,投资机构和大药企纷纷投入重金参与 AI 制药领域。

技术创新成果转化与落地的速度加快:随着新冠肺炎疫情在全球暴发,与悲痛失序相对的是人类有史以来最大规模的一次生物技术阅兵试验。在竞速开发疫苗的道路上,各种技术路线百花齐放。2020 年年初,mRNA 这种新技术不被看好。但在不到一年的时间,mRNA 疫苗就通过了临床试验并紧急获批上市,技术落地速度超出了绝大多数人的预期。而以往研发这类疫苗往往需要三四年甚至更长的验证周期。

医药创新惠及大众的速度加快:2020 年年底,一轮国家医保谈判将多个抗肿瘤药物纳入国家医保目录。PD-1 这类国产抗癌特效药上市才 2 年就进入医保,且实现了特效药平价,最低年费不足 3 万元,仅为一年前的十几分之一。部分媒体及业内人士担心,集采让药价不断下降,会对企业持续投入创新药带来挑战。但新医改政策的目标就在于重塑行业生态,倒逼药企不断提高创新能力。医保节省下的开支和国家鼓励发展的商业健康险,都会成为创新型药企的利润来源。此外,随着新医改的不断深化,只有那些低水平重复和带金销售的企业出清,创新型药企才会真正繁荣。

在"新医改+互联网"背景下,创新型药企迎来希望。案例 6-2 通过描述豪森药业的发展历程,向读者展示医药企业的商业模式创新路径。

📖 **案例 6-2**

豪森药业:从仿制到创新①

对于医药企业来说,仿制是一个绕不过去的话题。我国的现代化医药生产起步较晚,拥有对国际大型医药企业产品仿制能力的企业,基本是在近二三十年中才成长起来的。于是,中国患者接触高端仿制药也是近几十年的事。一个不争的事实是,每当一个国产仿制药诞生之日,就是患者药费大幅下降之时。然而,仿制是否就那么轻而易举?仿制药中还有创新吗?从仿制到创新之路有多长?

仿制并不容易

一般人理解仿制可能就是照猫画虎,依葫芦画瓢。而在国内抗肿瘤药物领域销售排行第三的江苏豪森药业,对此却有更深刻的体会。

药方摆在那里,而产出的工业产品能否达到原研药的治疗效果,这是需要付出艰辛努力的。豪森药业总裁钟慧娟说起"原研药",那就像是一座山的高度,这个高度检验着仿制企业的研究、工艺水平,而为了翻过这座山,他们整整努力了 10 年。

近年来,我国的非小细胞肺癌发病率很高,已居国内恶性肿瘤发病率首位,

① 金振蓉. 医药科技产业:从仿制到创新,路有多长 [EB/OL]. (2013-04-06) [2021-10-27]. https://epaper.gmw.cn/gmrb/html/2013-04/06/nw.D110000gmrb_20130406_2-02.htm.

年新增约 50 万人。豪森药业就是看准了这一需求,与中国科学院上海有机化学研究所于 1999 年开展合作,希望突破技术壁垒,实现药物的国产化。

国际上用于这类治疗的药物是由美国礼来公司研制的,投放市场后,一直处于全球垄断状态,价格高昂。精密的装备是产品品质的重要保证,豪森药业投入建设了 20 万平方米的高标准制剂厂房,在豪森药业的检验车间里,上百台白色的检验仪器排列开来,这是为了确保所有的产品都经严格检验后才出厂。

为了保证药品的配方颗粒达到均匀,豪森药业进口了价格高昂的原子吸收分光光度计、粒度分析仪等设备。钟慧娟说:"为了仿制出最好的药品,我们到全球去找最好的设备。"有了这样的设备,可以使药物生产的工艺技术达到标准,最后体现于药效的不降低。

市场最终检验了豪森药业的努力,公司生产的盐酸吉西他滨已经成为非小细胞肺癌的一线治疗药物。

在仿制中创新

仿制是不易的,但在仿制中提高企业的技术能力,又为在此基础上的创新提供了条件。在盐酸吉西他滨的研制中,豪森药业在解决各种研制难题中采用了许多新的替代技术。

在这一过程中,豪森药业团队发表学术论文 21 篇,其中 SCI 论文 15 篇;申请国家发明专利 9 项,其中 1 项已获得授权;主持制定原料、制剂国家标准 2 项;2008 年盐酸吉西他滨原料药国内首家通过美国 FDA 认证,2012 年盐酸吉西他滨制剂(泽菲)国内唯一通过美国 FDA 认证,药品达到美国药典标准。

泽菲的开发成功使这一领域的垄断被打破。在药效相当的情况下,患者使用国产药的价格仅为进口药的 1/2。2011 年,豪森药业以近 65% 的市场占有率居国内第一;盐酸吉西他滨原料药因质优价廉而出口欧美主流市场,累计创汇超 1 亿美元,占全球年使用量的 1/4。泽菲被评为"国家重点新产品",后续研究列入国家科技重大专项,经济社会效益显著。

从仿制到创新

研发创制高端新药的企业,一定是兼具创新实力与创新架构的企业。当今世界居于前列的医药企业无不如此。

起步于 1995 年的豪森药业,一直致力于夯实创新基础。公司牢牢抓住了三点:一是持续研发投入,每年的研发投入都达到销售收入的 8% 以上,远高于同行业其他企业,截至 2012 年研发投入累计超过 10 亿元;二是研发队伍建设,在公司 4 000 多人的员工队伍中,大专以上学历占到 63%,硕士以上学历近 300

人,博士 50 多人,享受国务院政府特殊津贴 2 人,国家"千人计划"2 人;三是研发机构建设,公司在江苏连云港、上海张江和美国新泽西州设有三大研发中心。从信息收集、化合物筛选、临床前研究、临床试验、新药审批到生产工艺优化,每个环节都被纳入创新研究,形成了系统、完善的研发体系,有力支撑起公司的科技创新。并且,公司与国内外科研院所、高校开展了多种层次的产学研合作。

截至 2012 年豪森药业有 65 项新产品在研,其中国家 1.1 类新药 17 项,10 项已获批准并进入临床试验,位居同行业前茅。其中,抗血癌药物甲磺酸氟马替尼已完成临床试验,糖尿病药物聚乙二醇洛塞那肽即将完成临床试验。目前,公司已经形成"生产一代,储备一代,研发一代"的产品梯队。

公司还承担"国家重大新药创制"科技重大专项 13 项、1.1 类新药创制 4 项、大品种关键技术改造 4 项。公司的产品由专一的化学药物向生物医药、化学药物并举转变,截至 2012 年公司产品已覆盖抗肿瘤、精神类、消化道、抗生素、内分泌、心血管等六大领域,实现了公司"仿制—仿创结合—自主创新"的转变。2012 年,豪森药业荣膺国家统计局"中国创新力十强医药企业"前五强,被工业和信息化部、财政部认定为"国家技术创新示范企业"。

豪森药业走过的历程说明,从仿制到创新,中国药企完全有可能。

根据商业模式画布分析,豪森药业所代表的医药企业商业模式创新体现为价值主张的创新。由于外部政策环境和生物技术创新的倒逼,国内医药企业面临的机遇与危机并存。对于豪森药业这样的头部企业而言,"为客户提供什么"发生了变化。如何为客户提供更高价值的产品和服务,成为医药企业都在思考的问题。豪森药业的成功经验指出,仿制药过程中积累的技术能力、鼓励支持创新的基础建设都是推进医药企业进行商业模式创新的重要因素。

但并不是所有的医药企业都与豪森药业一样具备充分的研发能力。当前传统医药企业转型创新药企业,主要的局限在于人才储备、经验不足和研发平台建设落后。成功研发一款新药平均要花费十亿美元,同时也要耗费十年时间。医药创新的"双十"定律决定了钱并不是最重要的因素。如何利用资金优势,快速、高效地扩充研发管线,是更多处于转型期的传统医药企业正在思考的问题。现有的传统医药企业更多地考虑通过授权许可、收购、入股新公司的方式布局创新药领域,扩充研发管线。

(二)医药商业流通业商业模式创新

医药商业流通企业可具体分为医药批发和医药零售两类。其中,医药批发企业的毛利率通常不超过 10%，相对较低，面对的主要是下游医院，这类企业的渠道一般较为成熟、稳定；医药零售企业面对的是下游消费者，整体的毛利率水平一般较高。在医药商业流通行业，医药零售（线上或线下药店）的覆盖范围最广，且近年来在相关政策的推动下，医疗零售面临新的发展机遇和变化。接下来主要聚焦于医药零售进行具体剖析。

医药零售商业模式核心要素

对于医药零售商业模式而言，流量、流量转化及复购率都是重要的价值获取要素。成功的医药零售商业模式往往都往这三个方向发力。

（1）扩大流量。选址决定了药店 70% 以上的成功率，根本原因在于选址与流量的导入有很大关系。药店普遍开在人流密集地段。线上医药零售平台也注重用户引流。比如，叮当快药为了扩大流量，选择与饿了么这个本身拥有超大流量的社区零售平台合作，帮助其在短期内打开了市场，获取了客源。

（2）提高流量转化率。药店建好后，能将流量变现的前提在于有合适的品种品类以满足消费者的需求。因此，品种品类的规划和经营可以较大程度地影响流量转化率。要选择合适的品种品类，需要从产品线规划及特色品种经营两个方面开展：①产品线规划。药店产品线规划是影响顾客满意度和流量转化率的首要工作。对于线上医药零售平台而言，产品线规划主要体现在用户界面的设计是否流畅合理。②特色品种经营。经营特色品种是打造差异化竞争优势，进而提高流量转化率的重要战略。特色品种的设置需要考虑当地消费群体的用药需求、生活环境、经济实力等因素，重点推广品牌产品、发展独家品种。除了品种，价格制定策略也非常重要。从操作来看，药店往往用畅销药品吸引客流，用主推产品创造利润，一般来说，适合降价的药品通常具有销量大、受众普遍、降价后对药店亏损的影响较小等特点。而线上医药零售平台也会采用限时促销、满减等手段吸引用户购买。同时，由于引入了互联网医院医生在线开方，能够开具处方药也成为线上医药零售平台提高流量转化率的重要手段。

（3）提升复购率。药店服务质量对于药店长期发展而言极其重要，最主要的原因是高质量的服务能够提升复购率。药店往往通过提供多种会员增值服务，包括慢性病管理、健康信息推送等，提升客户的活跃度。同时，线下药店可以与线上医药零售平台合作，建立 O2O 送药等服务模式，提升用户的复购率。

由此可见，不论是传统的线下药店，还是近年来兴起的线上医药零售平台，其商业模式的核心要素都是一致的。而如何提升这三个核心要素，则成为医药零售商业模式创新的出发点。

医药零售商业模式创新

处方药市场的开放以及互联网医药电商的政策放松为药店的发展带来了颠覆性改变。DTP 模式和 B2C＋O2O 模式是医药零售实现创新发展的代表性模式。

1. DTP 模式

DTP 模式下，患者在医院就诊拿到处方后，可直接到药店买药，并获得专业的用药指导。厂商通过药店直接接触患者，给予药店专业技术支持，并从药店获得患者的完整治疗信息及用药反馈，还可省却中间商代理环节的层层加价。对于患者来说，DTP 药店带来了更低廉的价格与更精准的服务。

2. B2C＋O2O 模式

随着互联网技术的发展，电子商务也给医药零售市场带来了冲击，线上线下融合势在必行。零售药店经营医药电商，不论是以 B2C 还是以 O2O 模式运营，都具有明显优势。以现有高密度分布药店为根据地，解决最后一公里问题，实现送药上门，是医药电商的最佳运营模式。另外，网上售药可以有效整合药师资源，实现网络远程健康管理，提供专业的用药指导。医药零售商搭建电商平台，以此为载体实现门店间执业药师资源线上共享，同时为患者提供线上医药问询服务，对患者健康状况进行远程管理，建立会员健康数据库。

2018 年 8 月，国家卫生健康委发布了《关于进一步推进以电子病历为核心的医疗机构信息化建设工作的通知》，明确"允许医师在掌握患者病历资料后在线开具部分常见病、慢性病处方，药师在线审核处方及配送药品"，为处方药在线销售提供了有力的支持。

案例 6-3 叙述和分析的云南一心堂案例，生动地诠释了医药零售企业如何进行商业模式创新。

案例 6-3

"翱翔"展翅，"一心"飞翔①

一心堂于 2000 年 11 月成立，是西南地区最大的连锁零售药店，也是云南销

① 段万春，李亚群."鸿翔"展翅"一心"飞翔［EB/OL］.（2013－03）［2021－10－27］. http://cmcc.dlaky.cn/Cases/Detail/1100.

售额最大、网点最多的药品零售企业。2014 年上市后,公司一直保持迅猛发展的态势,全面系统布局线下门店,拓展全国市场。

区域深耕策略

一心堂的扩张以提升区域市场占有率为主,云南成功的标准化连锁经营管理方法在各省份得到了标准化的复制并分阶段稳步推进,为公司盈利能力提升打下了坚实的基础。具体来说,公司在云南的经营管理模式可分为三个阶段:①进入新市场,采取"高举高打"的策略,密集开店;②精细化管理和客户维护,重点维护前期所开发的客户,加强人员训练;③提高发展速度,根据实际情况增加门店数量,扩大销售额,实现盈利。

在云南省内市场发展到一定规模后,一心堂将开拓省外市场摆在了较为重要的位置,扩张的先期思路是"围绕西部,不往中心城市走"。这种发展思路的选择是基于运营成本考虑的。一心堂在扩张中始终奉行一种极其保守却又灵活的策略,牢牢抓住利润这一关键指标。比如四川市场的开拓,一心堂就从与云南交界的攀枝花开始慢慢渗透,而不是先去拿下成都。

从 2003 年 6 月山西一心堂太行店开业开始,一心堂先后在四川攀枝花、贵州兴义、广西南宁、重庆等西部省市进行了布点。截至 2011 年 12 月 31 日,公司在省外共有 305 家连锁药店,主要分布在川(75 家)、黔(32 家)、晋(31 家)、桂(151 家)、渝(16 家)。此种布局模式可进一步强化公司在西南地区的扩张能力和区域领先优势。

十年来,一心堂拓展的步伐从未停止。2005 年,一心堂创下医药商业领域单日开店数突破 100 家的全新纪录;同年,一心堂全面布局云南 16 个地州 105 个县市,完成覆盖云南地区一、二、三级市场零售网络的建设,并以每天开店 1.5 家的速度拓展全国市场;2008 年 10 月,一心堂直营门店突破 1 000 家,门店数量达到一个前所未有的高度;2011 年 12 月,一心堂直营门店数量突破 1 500 家,连锁规模效应再度被扩大。

精细化管理+会员体系

中国医药零售行业权威杂志《中国药店》2011—2012 年度调查显示,一心堂以 25.84 亿元的销售额蝉联"中国十强药店"。一心堂如何从年销售额仅几千万元的小企业发展成为行业内全国十强企业?由于医药行业的特殊性,为保证所售药品的质量,一心堂自创立以来就一直坚持发展直营连锁门店。这种直营模式利用连锁组织集中管理、分散销售的特点,充分发挥规模效应,不仅所有权统一,全部门店归属公司,而且管理高度统一,各分店统一采购、计划、配送和发布广告等,实行标准化管理。

一心堂对医药连锁经营模式有着深刻的理解,公司设置了发展中心,专注于直营门店的扩张和业务的拓展,根据公司发展战略明确目标市场,根据目标市场和市场环境制定了一整套标准业务流程。这使得一心堂对零售终端的控制力得到了很大的加强,同时避开了批发渠道,很多药品都直接从生产企业进货,既降低了成本又保障了质量。

经过多年的标准化建设,一心堂制定的标准化流程、严密操作程序和管理控制标准,保障了新店的快速复制和统一管理。2015 年,一心堂引入客户关系管理系统,依托 5 000 多家门店和会员服务的经验,为顾客定制"大健康"服务计划和健康解决方案,实现以顾客为导向的全过程双闭环精细化管理。一心堂采用多维度细分会员等级,对不同顾客群提供不同方式的全方位服务,提高了顾客的忠诚度。

DTP+B2C+O2O 模式创新

一心堂积极布局 DTP 品种及院边店,承接处方外流。截至 2017 年年底,公司微信公众号粉丝数超过 600 万。公司于 2016 年上半年陆续推出了一心堂App、团购业务、跨境业务、同城服务业务等跨界 B2C 业务,同时利用自身品牌影响力以及区域服务优势,推出了一心到家 B2C 业务。2017 年,公司全年实现电商业务交易额 6 538.91 万元,其中第三方销售平台交易额 1 311.22 万元。

一心堂目前拥有较高的消费者认知度、品牌认可度和规模化的直营门店,这为"互联网+一心堂实体门店"的线上线下一体化商业模式创造了得天独厚的条件。公司自主研发的以 O2O 为核心的移动端应用及业务流程均已进入测试阶段,部分区域市场与京东到家、饿了么等平台达成合作后,O2O 销售高速增长,业务团队得到学习和锻炼,为后续自营 O2O 业务打下了基础。

而在支撑一心堂实现 DTP+B2C+O2O 模式创新的要素中,一贯性策略和零售终端低价策略功不可没。

一贯性策略是指一心堂"以心换心"的理念。一心堂始终如一地把消费者利益放在首位。为满足消费者对各种药品的多元化需求,一心堂全力打造全品类药店。公司通过建立快速响应系统及时解决各种用药需求,通过云南最大的医药物流系统将各种药品及时配送到全国各地的直营连锁门店。除全品类药店外,一心堂还有标准药店、药妆店、中药专业店、医疗器械专业店、社区混营店。经过反复实践和酝酿,一心堂于 2010 年推出全新的药店经营方式——大健康药店,从以前的药品、非药品区扩展为非处方药区、处方药区、中药区、家庭健康用品区、健康食品区、个人护理区六大区域,让每位顾客更加轻松、容易地找到想要购买的商品。同时,一心堂也是云南首家批发和零售同时通过国家 GSP(《药品经营质量管理规范》)认证的企业,在进货、储存、出库、销售等环节严把药品质量安全关,将各种假药、劣药、虚夸广告药拒之门外,让老百姓可以真正放心、安心地用药。

零售终端低价策略是一心堂自成立起就确立的低价经营策略:永远把药品以最低的价格卖给需要它的人。由于一心堂与国内上千家药品制造企业和医药代理机构建立了长期的合作伙伴关系,为自己开展规模经营、降低药价提供了可靠保证;加上一心堂直接从药品制造企业和医药代理机构进药,减少了中间环节,再一次为降低药价提供了可能。为此,一心堂坚持推出"一盒也批发,一克也批发"的经营策略,在云南医药市场上不断掀起降价风潮,让一心堂的平均零售价一直保持着云南的最低水平,其部分零售店的平均毛利率已低至8%。公司在云南省内多个市、县、区、村、寨都开设了连锁药店,还建成了云南省内第一个"乡村流动汽车药房"。一心堂完善的市场网络在抑制药价虚高、保障大众身体健康、促进云南医药行业发展等诸多方面发挥着巨大的作用。

二、医疗器械产业商业模式创新

(一)医疗器械制造业商业模式创新

根据中国药品监督管理研究会、清华大学老科技工作者协会医疗健康研究中心与社会科学文献出版社联合发布的《中国医疗器械蓝皮书(2020年)》,我国医疗器械产业总体上可分为医疗设备、高值医用耗材、低值医用耗材、IVD四大类。

从全球来看,随着人口数量的持续增加、社会老龄化程度的提升,以及人们健康保健意识的不断增强,全球医疗器械市场持续增长。欧美等发达国家和地区的医疗器械产业起步较早,居民的收入水平及生活水平相对较高,对医疗器械产品的质量及服务要求较高,市场规模庞大、需求增长稳定。2017年,全球医疗器械产业市场规模已经突破4 000亿美元大关,2021年突破5 000亿美元大关(见图6-1)。

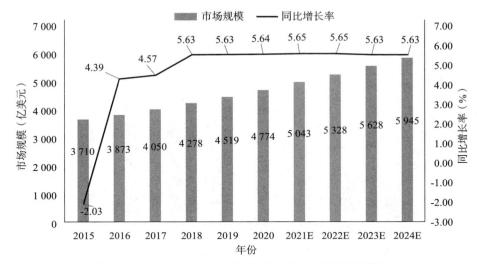

图 6-1　2015—2024 年全球医疗器械产业市场规模及预测

资料来源:火石创造. 预估 2023 年突破万亿! 中国医疗器械蓝海市场未来如何布局? [EB/OL].(2021-06-02)[2022-09-22]. https://www.cn-healthcare.com/articlewm/20210602/content-1227302.html.

从国内来看,随着国民可支配收入的增加、人口老龄化带来的医疗需求的增加,以及医保覆盖范围的扩大及深度的提升,我国对医疗器械的需求持续增长。2014—2018 年,我国医疗器械市场保持高速增长态势。2018 年,我国医疗器械产业市场规模达到 5 304 亿元,预计 2022 年我国医疗器械产业市场规模将突破 9 000 亿元(见图 6-2)。

然而,我国医疗器械行业发展仍然存在很大的局限性。

(1)行业集中度低于全球平均水平。全球医疗器械市场呈明显的头部集中趋势,而国内医疗器械行业集中度仍较低,前 20 家上市公司的市场占有率仅有 14.2%。国内医疗器械企业以中小型企业为主,集中于低值医用耗材等低附加值器械领域。这是由于国内医疗器械行业起步较晚,大部分企业产品线单一,且多数处于中低端技术壁垒的细分赛道,具备核心技术优势的平台化企业较少。同时,医疗器械行业细分领域众多且产品需求多样,创业企业很容易找到切入点,市场颗粒度足够小使众多中小型企业能够获得生存空间。

(2)出口虽保持高增长但仍以中低端产品为主。我国医疗器械对外出口总额持续增长,但出口产品类型仍以一次性医用耗材、医用辅料和低端医疗设备为主,产业对原材料和劳动力等低成本要素的依赖性仍然很大。可以说,国

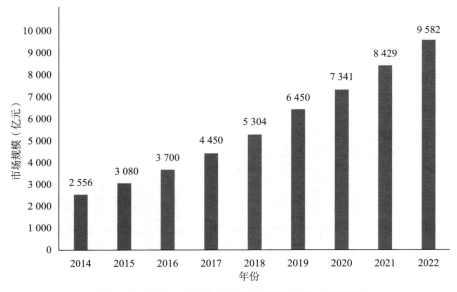

图 6-2　2014—2022 年我国医疗器械产业市场规模

资料来源:火石创造.2019 年国内外医疗器械行业分析[EB/OL].(2019-09-11)[2021-10-27].https://www.cn-healthcare.com/articlewm/20190911/content-1069366.html.

产高端产品的技术水平和综合性能与发达国家相比仍有较大差距,缺乏市场话语权。

（3）高端医疗器械依赖进口和外资企业。我国医疗器械市场中的 25% 由高端产品占据,这其中 70% 由外资企业占领,主要集中在医学影像设备和 IVD 等技术壁垒较高的领域。国外高端医疗器械产品仍占据我国三级医院的主要市场,有些高端医疗器械产品的核心部件国内还不能生产,仍需依赖进口。

面对国内医疗器械制造业面临的挑战,企业在进行商业模式创新、力求为用户提供更高价值的基础上,加强自身价值捕获水平,成为整个行业迫在眉睫的选择。

与此同时,政府也看到了国内医疗器械制造业目前集中在中低值耗材的现状,希望能够更快、更好地改变这一局面,助推国内医疗器械制造业升级。《"十三五"医疗器械科技创新专项规划》等政策的出台无疑释放了医疗器械制造业进行自主创新与跨国并购的利好信息。

考虑到医疗器械制造尤其是高值医用耗材产业相关专利技术被他国垄断,医疗器械制造企业通过跨国并购刺激企业长足发展是较为常见的战略选择。2014—2018 年,我国医疗器械领域并购金额呈上升趋势,具体如图 6-3 所示。

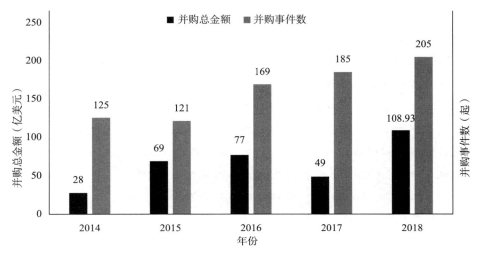

图 6-3　2014—2018 年我国医疗器械领域并购事件数及金额

资料来源：李一凡. 2018 年中国医疗器械行业并购分析 海外并购交易遇冷［EB/OL］.（2018-11-20）［2021-10-27］.https://www.qianzhan.com/analyst/detail/220/181120-df1e8c76.html.

案例 6-4 将带领大家沿着南京沃福曼的脚步，一窥医疗器械制造企业的商业模式创新路径——利用研发外包开启进口替代。作为这个大时代下的缩影，沃福曼为读者提供了一个可接近、可借鉴的蓝本。

案例 6-4

研发外包：南京沃福曼的探索①

一、南京沃福曼的选择

匡皓和他的商业伙伴们是一群有志向、有抱负的中国人，他们共同创立了南京沃福曼医疗科技有限公司（以下简称"沃福曼"），就是希望实现用针对中国人研发的医疗产品来治疗中国人的疾病。国家公布的医疗数据以及在医疗领域十多年摸爬滚打的经验告诉匡皓和他的伙伴们，心脑血管疾病在中国有极高的发病率，而心脑血管疾病器械治疗方案在中国的普及造就了巨大的医疗器械市场。

---

① 徐志坚. 研发外包：民营企业推进国家级技术创新［Z］.中国管理案例共享中心（案例编号：STR-1027），2019.

据统计,近年来中国 PCI(经皮冠状动脉介入治疗)例数快速增加,2017 年达到 75 万例,已居世界第二位,仅次于美国;2017 年国内起搏器植入量达 7.6 万余 例,呈递增趋势;2017 年国内 ICD(植入型心律转复除颤器)植入量为 4 092 例, 心脑血管外科手术总数达 23 万余例,其中体外循环手术占 16 万例左右。另外, 人口老龄化趋势进一步提高了冠心病医疗市场的潜在需求。

在心脑血管这个巨大的潜在市场里,匡皓和他的伙伴们找到了一个匹配的 研发标的——心脑血管 OCT。OCT(Optical Coherence Tomography,光学相干断 层成像技术)利用近红外光来探查血管内微米级结构,使用现代计算机进行图 像处理,具有极高的分辨率,优于任何现有的成像技术。

在中国现有的市场上,并没有来自中国本土企业的心脑血管 OCT 产品,只有 一款源自美国圣犹达医疗的 OCT 产品。圣犹达医疗于 1996 年首次进入中国市 场,主要涉足心脏节律管理、房颤、心血管和神经调控。目前,圣犹达医疗是国内最 大的心脏瓣膜供应商,也是中国排名前十的医疗器械供应商。虽然圣犹达医疗的 心脑血管 OCT 二代产品早已在国内上市,但由于产品的设计主要针对欧美市场, 在中国市场不接地气,目前还没有得到市场的认可和响应,这无疑是一个市场 机遇。

二、研发外包:小企业运作大课题的利器

身处多种学科复合型产业,医疗器械企业通常需要临床医学、光学、机电学、 电子、软件、计算机和材料这七个相关专业的复合型人才。对于初创的民营企业 而言,搜寻高精尖人才是很困难的。匡皓和他的伙伴们对技术也并不精通。对 于沃福曼而言,缺乏高精尖研发人才,成为征途上的第一只拦路虎。

医疗器械行业进入壁垒高、对产品的稳定性要求高,因此对企业的产品研发 环境和技术积累水平有很高的要求。对于沃福曼而言,缺乏技术积累,成为征途 上的第二只拦路虎。

医疗器械技术国产化的根本目的在于中国本土企业研发生产的高端设备能 够被市场认可,而要得到市场的认可,需要满足用户的诉求并符合用户的使用习 惯。对于沃福曼而言,缺乏临床知识,成为征途上的第三只拦路虎。

作为一家初创的民营小企业,如何跨越这些障碍去完成一项前沿科技的、有 市场前景的及质量稳定的产品研发? 这看起来是一项不可能完成的任务。

面临如此多的困难,匡皓也感到不知所措,于是他向很多管理上的专家和教 授请教,希望可以得到好的建议。其中,有一位专家说道:"很多医疗企业没有

成熟的研发团队,因此研发外包非常流行,我觉得这对你们来说是一个好的选择。"听到这个建议的匡皓决定试一试这个方法。

为了使整个研发团队拥有最优秀、最合适的团队成员,同时让产品保持市场导向性,沃福曼采用了虚拟团队的组织方式,一方面与来自南京军区南京总医院(2018年11月更名为中国人民解放军东部战区总医院)等的一批经验丰富的临床医生合作,聘请临床医生参与产品设计和研发;另一方面与国内外多个高校课题组合作,聘请各个相关学科领域的专家共同进行产品研发,而沃福曼则负责为团队成员提供相对柔性、高灵活度的工作环境。实质上,沃福曼将产品研发外包给了医院的医生与大学的教授。

三、春华秋实,硕果累累

经过三年多的努力,沃福曼已经成功研发具有自有核心专利的产品,与国外同类产品相比,沃福曼的产品更贴近国内临床医生的需求。其中,血管治疗材料已经做出样品,进入国家注册流程,并在2016上半年启动人体实验。

目前,沃福曼已经开始实施专利池的构建,截至2018年沃福曼拥有发明专利30个,国际专利也正在申请流程中。同时,沃福曼也正在申请国家创新医疗器械绿色通道的研发专项。"我们的产品会在三年内成为心脑血管OCT中国市场占有率第一的产品,我们还会将这项技术延伸到其他的医疗产品体系中。我们希望能够做符合中国医生想法的医疗器械,从此中国医疗器械行业的游戏规则制定者不再是那些外企,而是中国的本土企业。"匡皓讲到沃福曼的未来信心满满。

(二) 医疗器械流通业商业模式创新

医疗设备销售的特点是,销售频次低,后期维护由厂家、代理商承担;大宗低值医生耗材与药品类似;而高值医用耗材与IVD的流通中渠道壁垒高。接下来的分析主要集中于高值医用耗材与IVD的流通。

高值医用耗材与IVD流通发展现状

1. 缺乏成型的大流通商

医疗器械流通领域虽然缺乏权威性统计证据,但是通过我国骨科植入类耗材行业发展情况也可知晓一二。截至2020年6月,我国骨科植入类耗材生产厂家约130家,收入规模超过1亿元的不超过10家,可见行业集中度较低。IVD领域相似。国内主要上市IVD流通和服务企业仅占市场10%的份额,远低于药品流通企业占据药品市场的份额。

郑州安图生物工程股份有限公司(以下简称"安图生物")的营销结构(见

图6-4)可以充分说明这一特点。安图生物专业从事IVD试剂及仪器的研发、生产和销售,是一家典型的IVD企业。但是,其在每个大区均有较多数量的分销商,且不同分销商、经销商之间没有合作关系,缺乏成型的大流通商。

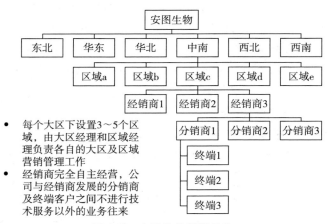

图6-4   安图生物营销结构

资料来源:招商证券股份有限公司. 郑州安图生物工程股份有限公司首次公开发行股票招股说明书[EB/OL]. (2014-06-08)[2021-10-27]. http://www.csrc.gov.cn/pub/zjhpublic/G00306202/201406/P020140610510165463723.pdf.

2. 代理模式为主且代理商职能特殊

代理商具有较高的话语权,往往既分销又配送。在没有政策刺激的情况下,市场上不会出现不可取代的大型商业、物流企业。

上海润达医疗科技股份有限公司(以下简称"润达医疗")是一家立足华东、辐射全国的医学实验室综合服务商,目前已经发展成为国内IVD行业产品流通与综合服务的领先企业之一。其业务示意图(见图6-5)表明,润达医疗就是既负责把产品卖进医院又负责物流配送的代理商。

高值医用耗材流通、IVD流通与药品流通的差异

正是流通发展现状的不同,导致高值医用耗材和IVD流通与药品流通存在本质的区别。医疗器械流通行业属于完全竞争状态,行业集中度较低、企业数量众多,企业间竞争极为激烈。图6-6通过我国与日本IVD流通与药品流通的跨行业比较,体现出我国医疗器械流通行业整体仍处于集中度低、专业化服务及附加值低/毛利率低、集约化程度低、发展层次有待提高的发展阶段。

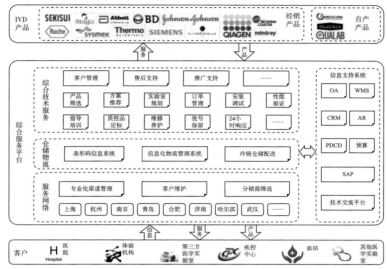

注:OA(Office Automation,办公自动化);WMS(Warehouse Management System,仓库管理系统);CRM (Customer Relationship Management,客户关系管理);AR(Augmented Reality,增强现实);PDCA(质量管理循环);SAP(System Applications and Products,系统应用和产品)。

图 6-5　润达医疗业务示意图

资料来源:国金证券股份有限公司. 上海润达医疗科技股份有限公司首次公开发行股票招股说明书 [EB/OL]. (2015-05-18)[2021-10-27]. http://pg.jrj.com.cn/acc/CN_DISC/STOCK_NT/2015/05/18/ 603108_ls_1201027918.PDF.

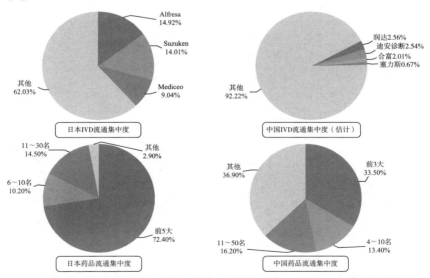

图 6-6　2017 年流通集中度跨国、跨行业比较示意图(以中日两国 IVD、药品流通行业为例)

资料来源:国金证券股份有限公司研究所. 2017 年 IVD 流通渠道变革专题分析报告[R/OL]. (2017-06-05)[2021-10-27].https://max.book118.com/html/2021/1014/80751260340040 20.shtm.

表 6-3 总结了医疗器械(主要为高值医用耗材、IVD)流通与药品流通的差异。

表 6-3 医疗器械流通与药品流通的差异

项目		高值医用耗材、IVD	药品
发展顺序		后发展	先发展
变革动力	政策压力	压缩渠道,产品降价	
	渠道特点	销售和配送不分离	销售和配送分离
	监管要求	需满足产品可追溯需求	以 GSP 标准为基本需求,需具备电子化全程监管能力
	产品特点	品类多、规格多、需要配套使用	品类少、规格少
	产品单值	较高	较低
	销售规模与出入库频率	小批量、高频次	大批量、低频次
	销售专业度	较强,经销商需具备临床跟台能力,并承担部分培训工作	一般
	应用场景	需在手术过程中根据实际情况决定耗材类型、规格	医生可根据治疗指南开具处方
	经销模式	直销、分销、投资共建、融资租赁、投放(仪器拉动)、赠予等	直销、分销
	备货	较大。尤其对于骨科植入产品,需备齐各产品型号以及对应的手术器械,才能满足手术过程中随需择用的需求	无特定需求
	营销专业度	高产品技术附加值,需要临床跟台、医生培训,物流反应速度快、售后服务要求高	根据适应症开具处方
	信息流特点	反向信息流	正向信息流
	配送方式	主要是双向物流,即在医院手术完成后,分销商需要把多余的高值医用耗材及手术工具取回来	主要是单向物流,即分销商可以把药品配送到医院直接储存

（续表）

	项目	高值医用耗材、IVD	药品
市场格局	流通特点	小、多、散、乱	集中度高
	流通格局	没有全国、区域性龙头企业	有全国、区域性龙头企业
	整合趋势	中小微型企业抱团取暖	大并小
	上游厂商	进口产品占较大比重，国产替代率逐步提高	国产药店占较大比重
	下游终端	主要以医院为主	医院+小型私人诊所+药店
	地域性特点	地域性强	地域性弱

资料来源：中投研究. 变革中的医疗器械流通行业［EB/OL］.（2019-04-26）［2021-10-27］. http://finance.sina.com.cn/zl/china/2019-04-26/zl-ihvhiewr8326421.shtml.

医疗器械底价代理模式的弊端

传统上，我国医疗器械的流通是通过分布于全国各地的各级经销商逐层开展的。随着人民群众对医疗资源需求的增加、行业规模的扩大，传统流通方式的弊端逐步暴露，具体如表6-4所示。

表6-4　传统流通方式的弊端

序号	弊端	产生原因
1	价格虚高，患者负担重	高值医用耗材从出厂到被医疗机构耗用，中间经过多级经销商层层加价，价格不断攀升，加重了患者负担
2	监管难度大	根据《医疗器械经营监督管理办法》的规定，从事第三类医疗器械经营的企业还应当具有符合医疗器械经营质量管理要求的计算机信息管理系统，保证经营的产品可追溯。高值医用耗材大多属于第三类医疗器械，但在传统的多级经销商模式下，经销商数量众多，平均规模较小，信息管理能力参差不齐，难以满足监管机构对高值医用耗材流通"可追溯"的相关要求
3	假货、水货难以禁止	多级经销商模式下，流通链条过长，经销商分散，高值医用耗材在各下级经销商之间的流转情况较不透明，出现流转环节的"黑盒子"。生产厂商难以对自家产品的流通进行有效管理，部分不法经销商销售假货、水货，存在极大隐患

（续表）

序号	弊端	产生原因
4	交易成本高、效率低下	高值医用耗材产品型号众多,其仓储、物流配送均需要较强的专业能力和丰富的管理经验,而小型经销商往往缺乏这种专业能力,出现存货储存不当或配送错误,进而造成重复沟通、调换货成本高的情形,降低了行业交易效率;生产厂商同时面对众多经销商,沟通管理成本较高
5	资源重复配置	多级经销商模式下,各级经销商均需配备与采购、仓储、配送等环节相适应的人员团队,但每个经销商通常只代理一个或少数几个生产厂商的品牌,使得人员使用效率较低;各级经销商均需储备一定的安全库存,造成重复备货,产品并未及时在医院实现最终销售
6	生产厂商市场敏感度低	由于信息传递过程较长,且存在信息盲点,生产厂商难以有效追踪产品最终销售情况及患者使用情况,无法对高值医用耗材使用过程中出现的问题及时反应,对市场的变化也缺乏敏感度

资料来源:中投研究.变革中的医疗器械流通行业[EB/OL].(2019-04-26)[2021-10-27]. http://finance.sina.com.cn/zl/china/2019-04-26/zl-ihvhiewr8326421.shtml.

医疗器械流通业商业模式创新契机

随着国家对药品流通及价格整顿的基本落实,医疗器械也开始执行相关两票制等试点。两票制的影响可以概括为以下三点:

（1）集中度提升。在两票制等综合政策的引导下,近年来医疗器械行业兼并重组加速,全国性布局的公司、区域龙头企业、大型生产企业通过收购、参股、控股、合伙制等多种方式"跑马圈地",市场资源向大型企业集中。有全国布局的全国性流通龙头和掌握终端资源的省级流通龙头将持续整合价值型渠道,行业集中度提升。

（2）渠道要素变化。一是渠道结构发生变化,三级渠道(四票)与二级渠道(三票)转变为一级渠道(两票)和零级渠道(一票);二是渠道成员发生变化,医疗器械生产企业的一级经销商数量大幅上升,渠道宽度增加,难度加大;三是渠道四流(物流、票流、信息流、资金流)发生变化,企业应及早做好制度和流程方面的充分准备。

（3）营销模式改变。实施两票制后,医疗器械行业将结束"底价代理"时代,进入"高开高返"时代,因此加强财务处理能力、规避财税风险、调整营销要素等成为企业当下工作的要点。大批医疗器械生产企业、代理商面临生存挑战。

两票制对不同层级医疗器械代理商及不同营销模式的影响分别如表6-5、表6-6所示。

表 6-5　两票制对不同层级医疗器械代理商的影响

代理商类别	在渠道中的终端医院资源情况	两票制之后在产业链中的地位
全国总代理	几乎没有终端医院资源	几乎没有存在的必要
省级代理	通常办公地点在省会城市,因此在省会本地存在一定的终端医院资源	实力平平的省级代理地位变得尴尬
地市级代理	通常具备较强的终端医院资源	在原有的销售体系中,自身具备大量地市级医院资源,会被作为生产企业第一票的选择,地位凸显
县级代理	通常具备较强的终端医院资源	在原有的销售体系中,自身具备大量县级医院资源,会被作为生产企业第一票的选择,地位凸显
个人(枪手)	通常具备较强的终端医院资源	因个人无法开票,可能被上述两级经销商收编或退出市场

资料来源:中投研究.变革中的医疗器械流通行业［EB/OL］.(2019-04-26)［2021-10-27］. http://finance.sina.com.cn/zl/china/2019-04-26/zl-ihvhiewr8326421.shtml.

表 6-6　两票制对不同营销模式的影响

渠道模式	两票制后的业务变化	对应生产企业报表的变化
直营	第一票开给配送型代理商,将进一步弱化原有销售体系中代理商的功能	财务方面对收入端与成本端影响不大
底价代理	低开发票转高开;之前推广任务主要交给经销商来完成,两票制后第一票将无法开给无终端渠道的代理商;生产厂商将更大程度地参与产品和品牌的终端推广(可能选择和经销商共同推广的方式)	低开发票转高开使收入端大幅增大;成本端:一方面生产厂商要自行承担大量的产品及品牌临床推广费用;另一方面在收入大涨的同时,纳税成本也会提高
高开高返	本身就是高开,两票制对其影响相比底价代理模式要小,生产厂商通过与经销商合作推广的方式将更大程度地参与产品和品牌的终端推广	财务方面对收入端与成本端影响不大,但是高返产生的费用很难冲销

资料来源:中投研究.变革中的医疗器械流通行业［EB/OL］.(2019-04-26)［2021-10-27］. http://finance.sina.com.cn/zl/china/2019-04-26/zl-ihvhiewr8326421.shtml.

案例 6-5 介绍了贝登医疗在政策压力下进行的商业模式创新。

案例 6-5

贝登医疗的产业链整合①

贝登医疗 2015 年正式进入医疗器械流通领域,是一家医疗器械 B2B 平台,主要通过向上游的医疗器械厂商采购,服务下游的中小型医疗器械经销商和部分民营医疗机构。

针对医疗器械流通领域的行业痛点,贝登医疗以直营 B2B 的业务模式和全面数字化、在线化的手段打通上游医疗器械品牌厂商与下游经销商及终端医疗机构之间的交易链路,消除信息壁垒、整合优化供应链资源,致力于为民营和基层医疗机构提供高性价比的医疗器械产品,推动医疗服务成本降低和品质提升。

贝登医疗自涉足 B2B 以来,主要做的是三件事:

第一件事是推出直营 B2B 业务模式,连接上游医疗器械品牌厂商与下游经销商及终端医疗机构,极大地提高了厂商的营销效率和销售效率。

第二件事是围绕医疗器械产业的流通,构建在线化的数字交易体系。贝登医疗希望通过一系列数字化和互联网工具,使全流通链条都能实现信息交互、商品交易以及服务获取的个性化、数字化和智能化。

第三件事是搭建全链路的服务体系。随着客户群体越来越大,贝登医疗需要建立覆盖全国的售后服务体系,快速支持和响应客户的需求。"医疗器械产品卖出去了,服务体系也要构建起来,比如为医生提供产品的安装调试和使用培训,为医院提供快速维修服务等。"贝登医疗的所有努力都是在帮助优化医疗器械产业链的流通环节,降低流通成本。

截至 2020 年 5 月,贝登医疗已与迈瑞医疗等 300 多个国内外知名品牌达成战略合作,平台精选超过 2 万个 SKU(Stock Keeping Unit,最小存货单位)商品;已搭建起覆盖 97 万家民营和基层医疗机构客户的渠道网络,已与全国 300 多个地级市、2 500 多个区县的超过 1 万家活跃经销商客户合作;快速开拓民营医疗机构市场,已与 1.2 万家民营医院、诊所、第三方医疗机构、体检中心、互联网医疗等各类新型民营医疗机构合作;此外,初步搭建起包括前端营销和采购系统,物流、售后等中台系统,后端商品数据库等全方位的数字化基础,面向经销商的"贝登商城"和面向终端民营医疗机构的"医械购"线上平台成为下游客户下单的主要渠道。公司近年来销售收入持续快速增长,毛利率持续提升,并已实现全面盈利。

———————————

① 根据网络公开信息整理。

三、健康服务产业商业模式创新

(一)医疗机构商业模式创新

一般而言,医疗机构分为综合医院和专科医院。综合医院往往有着较强的区域垄断优势和全面学科建设能力。专科医院运营相对简单且标准化,对人才的依赖性普遍小于综合医院。

综合医院商业模式

综合医院的经营目标为大众市场,具有科室全、对医疗服务人员需求大、投资成本高等特点。由于要满足大众需求,民营综合医院对医保的依赖度高且容易和公立医院形成直接竞争,因此民营综合医院多采取做特色专科的策略,旨在结合综合医院的规模优势和专科医院的差异化经营优势。

我国医疗资源供需严重不平衡且供给地域分布不均,患者具有在本地寻求医疗服务的趋向。民营医院根据各地供需状况建设综合医院或者收购、托管运营不理想的医院,可以满足公立医院所不能满足的大众医疗需求,继而在市场中获得一席之地。相较于专科医院,综合医院对资金、人才、管理等方面都有着更高的要求,也因此更加难以复制。

专科医院商业模式

缺乏标准化管理导致的信任缺失是制约传统民营专科医院发展的重要因素,主要体现在:人才方面,医生水平良莠不齐;收费方面,价格不透明;技术管理方面,诊疗过程缺乏统一操作规范,存在医疗风险。而成本端主要体现为人员成本、租金成本、推广成本,因此高效率运营要求的成本控制能力至关重要。

专科医院商业模式一般来说主要分为单体专科模式和连锁模式。

单体经营的专科医院在经济特征上往往体现为稳定弱增长、现金流较好且可预测,但很难获得持续高速的增长。如果单体经营能够做到持续盈利以及服务、运营的标准化,就能为后续的复制扩张奠定基础。

连锁专科医院的复制扩张主要在两个方面增加了专科医院商业模式的价值:第一,复制扩张所带来的规模效应,能够显著降低医院的采购成本和固定成本分摊,从而提升其中每一个专科医院的盈利能力;第二,复制扩张带来了可持续的高速增长,在单体内生性缓慢增长的同时,外延扩张带来的增速及其持续性是吸引投资的关键。连锁专科医院的规模化经营能够对外输出诸多有价值的资源:第一,拥有一批自有医生及医疗服务输出能力,为后续开展互联网线上医疗和健康管理增值服务提供坚实保障;第二,拥有可运营的诊疗数据(包括电子病历和患者疾病谱画像等),为后续精准医疗服务和管理以及新服务营销推广带来极大帮助;第三,拥有持续的患者客流,为后续分层服务导流(例如手术等高单价服务的识别、转诊等服务)。衍生的平台商业机会和创新的商业模式为连锁专科医院带来了更加长期的发展空间。

医疗机构商业模式创新机遇

国家鼓励社会资本参与公立医院改革,并出台了一系列社会办医大政方针,推动非公立医院加快发展。此外,政府还放宽了医师资源的流动限制,使国内民营医疗机构得到了极大的发展空间。

(1)政策环境变化。近年来,国家大力促进医疗健康产业发展,加大促进社会办医力度,鼓励社会资本参与公立医院改革,并进一步出台了一系列细化的社会办医大政方针,努力营造社会办医公平、公正、宽松的外部环境,利好政策不断释放,推动非公立医院加快发展。

(2)社会环境变化。人口出生率下降和老龄人口比重上升成为人口结构变化的稳定趋势。据上海社会科学院研究预测,我国劳动年龄人口(16~64岁)于2015年前后达到峰值。人口老龄化带动医疗健康产业发展,同时国家出台相关政策促进医药卫生体制改革。在国家促进社会办医、调整医疗资源分布不均的前提下,民营医疗机构可通过服务差异化与公立医疗机构竞争,以扩大市场份额。

案例6-6以爱尔眼科为例,分析专科医院如何把握机遇实现商业模式创新。

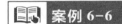 **案例 6-6**

爱尔眼科:如何成为眼科行业的标杆①

一、国内眼科市场发展现状

1. 视光市场

中国近视人群比重达53%,与美国(42%)、日本(46%)、新加坡(59%)一样,同属全球近视率最高区域。近视率攀升的直接影响是带动了商业配镜的发展。在过去的几年中,国内眼镜店爆发式增长。虽然商业配镜发展迅猛,但是国内医学配镜还处在发展初期。国际上医学配镜已经占据主流,而国内医学配镜

---

① 周奇,吴杰.爱尔眼科:如何成为眼科行业的标杆[Z].中国管理案例共享中心(案例编号:STR-0616),2017.

只占配镜市场份额的 8%，拥有广阔的增长空间。

2. 白内障市场

目前，我国老龄人口占总人口的比重缓步上升。在老龄人口数量不断增加、消费水平持续提升和养老政策红利不断释放的共同支持下，中国老龄产业市场有望蓬勃发展。白内障在高龄人群中是高发病，而我国白内障手术率（CSR）远远低于其他国家水平。虽然上海、北京的每百万人口 CSR 比较高，但是全国有 26 个省级行政区的 CSR 在 1 500 例以下，且超过一半的省级行政区在 1 000 例以下，这说明白内障治疗市场还有巨大的潜力待挖掘。

二、爱尔眼科的优势与劣势

爱尔眼科不仅规模远超其他民营眼科机构，并且积极与科研机构合作，形成"产学研"一体化。同时，爱尔眼科医师资源充足、设备先进，品牌效应凸显。相较于公立眼科中心，爱尔眼科经营灵活，在制度建设上也更加高效，使其往往能够提供相较于公立眼科中心更优质的服务。

当然，其劣势也必然存在。爱尔眼科若新建分级医院，则势必遭遇一段时间的扭亏期，对公司报表会产生显著影响。由于成熟分级医院对公司盈利贡献比重太大，各地区分级医院发展不平衡，使得部分医院扭亏期更长。

三、爱尔眼科的机遇与挑战

伴随国家逐步开放社会办医限制，同时鼓励社会资本参与医疗行业改革，放宽医师资源流动限制，使得诸如爱尔眼科这样的民营医疗机构拥有了较大的发展空间。同时，眼科医疗市场对于大型公立医院而言业务比重较小，优质眼科医疗资源依然匮乏。

当前，电子设备的普及导致人们用眼不当的情形增多，且人口老龄化也带来了白内障手术需求的增长，这两方面的社会变化使得眼科医疗市场前景广阔。移动医疗也逐渐兴起，这对更加灵活和高效的民营医疗机构而言是一个绝佳的发展机会。

但与此同时，来自公立医院及社会资本的竞争也随之加剧。卫生体系和医药卫生体制的改革使很多公立医院开始学习民营医疗机构的经营模式，其服务质量得到提升，加上价格优势，其竞争力大大增强。而国家开放限制也推动了更多的民营机构进入医疗服务行业，加剧了行业内的竞争。眼科医疗行业本身具有可选消费性质，也限制了市场的发展空间。

四、爱尔眼科的商业模式

首先，爱尔眼科采用了密集发展战略，创新性地在全国采用三级连锁的商业模式。三级连锁的商业模式就是不断地将现有产品推广到其他未开发市场。中国的眼科医疗市场潜力大,通过大量建立三级医院能够快速攻占市场,相比竞争对手具有先发优势和规模优势。随着市场的扩大,爱尔眼科又通过"合伙人计划"并购。

其次,由于开设更多医院完成三级网络布局需要资金,因此爱尔眼科开启多元化业务,进行移动医疗的布局。通过移动医疗,爱尔眼科能够获得融资以缓解公司的资金压力。

最后,爱尔眼科在布局三级网络时面临人才缺失和资金困境。为了解决这个问题,爱尔眼科向员工发行股票,在筹集资金的同时进行股权激励。在完成三级网络布局的过程中,爱尔眼科采用公司自身和并购基金双轮驱动的模式,新建医院和收购成熟医院并举,抓住行业发展机遇,实现规模的迅速扩张和效益的快速增长。

(二)社区诊所商业模式创新

传统社区诊所的痛点

现阶段,中国很多患者就医都是盲目无序的。许多常见病、多发病的患者盲目地挤进大医院,就医结构仍然呈"倒三角"态势。出现这种情况在很大程度上是由于患者对医院和医生不信任。传统社区诊所由于技术、设备和人力等方面的限制,患者信任度偏低,发展受到制约。其实,成熟的社区诊所和家庭医生可以解决这一问题,并且能够解决患者目前在公立医院就医挂号排队时间长、就医等待时间长、预约检验时间长但看病时间短的问题。并且,目前中国的基层医疗服务能力过于薄弱,社区诊所和家庭医生的发展刚刚起步,这是一个发展潜力巨大的市场。

社区诊所商业模式的演化与内在逻辑

由于缺乏较为系统的二手数据与资料,接下来主要通过详细的案例向读者介绍社区诊所商业模式的演化与内在逻辑。

📖 **案例 6-7**

身边的新型家庭医疗服务——邻家好医[①]

2009 年,从临床医学专业本科毕业后,罗林并没有按家人期待的那样成为一

---

① 董建坤,邢以群,张大亮. 邻家好医:家门口的好医生[Z].中国管理案例共享中心(案例编号:EPSM-0470),2021.

名医生,而是去了美国辉瑞公司,做起了医药销售管理工作。在全球最大制药企业的工作经历让他切身体验了外企的先进管理文化,深刻认识了医疗行业中科学化管理的重要性,并完成了产业链上资源的初步积累。

三年后,恰逢中国互联网医疗风生水起,罗林在知名药企获得的管理经验和优秀成绩让好大夫在线向他伸出了橄榄枝。他有一点儿动心,毕竟外资企业的工作有一些刻板,并不能很好地发挥自己的才能。

考虑期间,罗林恰巧看了两个演讲视频,方励的《感谢你给我机会上场》以及好大夫在线 CEO 王航在 TED 的演讲。这两个视频对人生、事业、成功的探讨,对互联网医疗行业前景的分析,让罗林备受鼓舞,最终使其决定跳槽到好大夫在线,并负责牵头组建公司的华东区团队。在好大夫在线的几年工作,让罗林积蓄了平台运营经验与人脉,也发现了中国医疗市场存在的问题。当时,中国的外科手术市场没有专属的平台能够向患者提供外科手术医生咨询、选择和预约服务,罗林认为这是巨大的需求。于是,他离开了好大夫在线,与一群志同道合、有创业抱负的朋友,启动了一个致力于让患者在平台上能够咨询、选择和预约外科手术医生的项目。但在实际运营中,这样的项目只能解决少数需要手术的患者的需求。他们畅想着更宽广的平台,解决更多人看病难的问题。

于是,罗林在 2016 年年初再次转变方向,成立了"邻家好医"团队。在确定了创业项目后,团队考察了上海及周边几个城市,最终把落脚点放在了浙江杭州。杭州是一片创业的热土,互联网经济发达,更重要的是浙江省在医疗卫生政策上更加包容,政府鼓励民营医疗机构发展,副高以上职称的医生不需要备案即可以多点执业,这为团队实现最初的创业想法提供了很大的便利。

一、邻家好医的商业模式

邻家好医商业模式演化共分三个阶段:第一阶段是 2016 年 2 月开始筹办的社区健康小屋模式(见图 6-7);第二阶段是企业健康小屋模式和与存量诊所合作模式(见图 6-8、图 6-9);第三阶段是 2017 年 6 月开始运营的社区连锁诊所模式(见图 6-10)。

1. 第一阶段:社区健康小屋

如何提供	提供什么	为谁提供
在社区内开设健康小屋,配备一名护士及基本检查设备	基本检查、健康档案、健康咨询、健康宣教、慢性病管理、转诊陪诊	具有健康管理需求的社区居民
成本多少	收益多少	
场地租赁、人力、设备、日常运营	会员制,向会员收取年费	

图 6-7　社区健康小屋商业模式简图

此阶段主营业务以健康管理为主。主要成本来自场地租赁、人力、设备、日常运营。收入上依赖收取的会员费。

社区健康小屋商业模式的优势在于投入低,筹办周期短。面积小、人员少、设备简陋使得租赁成本、人力成本、设备成本都比较低廉;相较于诊所,健康小屋没有医疗资质,因而审批流程简单而便捷,也不需要为了寻找合适的医生而大费周章。

社区健康小屋商业模式的劣势在于与社区居民的真实需求不匹配。该模式将客户定位为有健康管理需求的社区居民,但社区居民目前的需求主要集中在治疗上,更愿意为治疗付费,还没有形成为健康管理付费的观念。同时,健康小屋的收入依赖年度会员费,愿意为健康管理付费的客户目前来说还太少。

2. 第二阶段(1):企业健康小屋

如何提供	提供什么	为谁提供
在企业内开设健康小屋,配备一名护士及基本检查设备、药柜等	健康宣教、专家义诊、专项服务、健康药柜	愿意为员工健康管理付费的企业
成本多少	收益多少	
人力、设备、日常运营	向企业收取 30 万~40 万元左右的年费	

图 6-8　企业健康小屋商业模式简图

此阶段主营业务仍然以健康管理为主,同时根据医生职业特长提供专项服务,如推拿。此外,通过一些方式合规介入医疗服务,如开展义诊(仅开处方,不治疗),设置药柜(企业工会购买常用药品,员工按需自取)。主要成本来自人力、设备和日常运营。收入上依赖从企业收取的年费。

企业健康小屋商业模式的优势在于投入低,筹办周期短,收入有保障。与社区健康小屋最大的不同在于,企业健康小屋是企业购买的服务,邻家好医在与企业达成合作协议后才入驻企业开展服务。健康小屋主要收入与员工的流量无关,以从企业收取年费收入为保障,运营风险比较低。

企业健康小屋商业模式的劣势在于愿意为员工健康付费的企业客户少,价值主张不清晰。这种模式下服务的购买方和享受方是分离的,企业作为服务的购买方所得到的价值有限。由于企业健康小屋的服务功能有限,大多数企业并没有意愿花费不低的费用去购买这项服务。此外,健康小屋最受员工欢迎的业务是推拿等保健服务,员工在企业内享受这些服务会占用上班时间,部分领导对此很有意见。

3. 第二阶段(2):与存量诊所合作

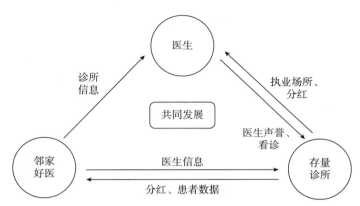

图 6-9　邻家好医与存量诊所合作商业模式简图

　　这一阶段,邻家好医利用掌握的医生信息充当了中介角色,把医生介绍给了诊所,诊所也得到了想要的医生,理论上这种多方共赢的合作是能够成立的。但实质上,在这种合作关系中,供给和需求并不完全匹配,诊所需要的是医生,当诊所通过邻家好医提供的信息获得优质的医生后,对医生信息的需求就会下降,甚至无需求。此外,邻家好医在这种合作关系中还要获得分红和患者数据。从逐利的目的出发,诊所直接与医生合作能够使诊所的收益最大化,医生也是如此。

　　上述两个阶段的探索,邻家好医寻求获得社区流量的经验是:①最大的健康需求是疾病治疗;②只有深入社区才有可能获得较多流量;③充当中介不可持续。这些经验促成了第三阶段社区连锁诊所模式。

4. 第三阶段:社区连锁诊所

重要合作 著名医生、药品提供商、设备提供商	关键业务 诊疗服务、健康管理服务 核心资源 内部培养的医护团队、信息化系统、标准化服务、连锁品牌	价值主张 为客户群体提供价值。价值主张的要素可以是产品或服务的性能、设计、价格、品牌/身份地位、便利性/可用性等	客户关系 与客户建立强联系,类社群服务 渠道通路 线上线下相结合、中心+卫星连锁品牌营销、社区连锁销售终端	客户细分 85后、中产阶级、新都市人
成本结构 人力、研发、固定资产、药品、营销			收入来源 疾病预防、患者教育、慢性病管理、医疗服务、保健服务、药品销售、技术输出	

图 6-10　社区连锁诊所商业模式简图

社区连锁诊所商业模式真正打开了邻家好医的商业拓展局面。下面将详述其商业模式特点。

二、邻家好医诊所的创新之处

纵观整个邻家好医社区连锁诊所的商业模式,有以下几点比较有特点,分析如下:

1. 定位:以儿科为特色的全科社区连锁诊所

连锁:单体诊所服务半径有限,连锁能够覆盖更多的社区居民,获得更多的流量;连锁诊所能够形成品牌效应,有利于未来在区域甚至全国布局;连锁能够获取规模效应,提高整体盈利能力。

全科:在推进分级诊疗的过程中,全科医生成为社区医疗服务的提供者是大的趋势;诊所的诊疗服务要想覆盖更多的社区居民需要全科,全科能够更好地满足居民家门口看病的需要;只有全科才能形成自己与专科诊所、专科医院的差异化。

儿科:以儿科为特色是邻家好医介入家庭医疗的方式。儿科解决的是社区居民的便利性(应急性)需求和刚性需求,在子女患病时,父母最有可能迈出走进邻家好医的第一步。在这第一步迈出之后,邻家好医只要做好儿科,解决好父母的燃眉之急,给予父母良好的就诊体验,就能够收获父母对诊所的信任,也才有可能将诊疗服务延伸到整个家庭。

2. 外部合作:大量外部名医和专家资源

邻家好医团队拥有大量外部名医和专家资源。利用这部分资源,邻家好医招聘到了退休的公立三甲医院的儿科主任担任第一家诊所的主治医师,医生队伍的起点高、质量好。后续,《全科医学》教材副主编加入邻家好医团队主抓质量管理,上海大医院的著名专家每周固定时间来邻家好医坐诊等,更是这些资源得到有效利用的体现,这是一般诊所无法比拟的。

3. 自有关键核心资源:信息系统、内部培养年轻医护人员队伍

除一般诊所提供的医疗服务和健康管理服务外,邻家好医还有一项对外部企业的产品销售业务,即出售"若邻云诊所"信息系统。邻家好医能够做这项业务的基础在于它是一家有互联网背景的公司,拥有技术人员。

培养自己的年轻医护人员队伍是邻家好医从实践中得出的经验。在最初设想的商业模式中,邻家好医还是以外聘医生为主;但发现外聘专家难以与邻家好医的理念相一致,而且人力成本相对较高。从这两点出发,招聘"涉世未深"的

年轻医生和护士,进行理念和技术上的专门培养,成为邻家好医的选择。

4. 扩张模式:中心诊所+卫星诊所

通过第二家诊所从选址到运营的整个过程,邻家好医发现了种子用户的重要性,通过种子用户的口碑,能够较为容易地抓住新客户。因此,邻家好医形成了中心诊所+周边 1～2 公里卫星诊所的模式,走出了一条区域化品牌发展的道路。

5. 客户定位:85 后中产阶级的新都市人

将客户定位为 85 后中产阶级的新都市人是出于以下考虑:年轻人就医习惯尚未养成;子女处于婴幼儿期,便于儿科介入家庭;中产阶级一般较忙,去大医院排队的意愿不强;中产阶级对价格的敏感度相对不高;新都市人的人脉关系有限。

三、邻家好医商业模式创新

便捷性是邻家好医诊所相较于医院的最大优势。为此,邻家好医看重选址与业务。邻家好医诊所的选址有一套系统性的指标,主要考虑人流量和竞争压力,尽可能为更多的去医院就诊不方便的居民提供服务。在业务方面,邻家好医诊所开设的科室主要面向社区常见病,能够解决大部分社区居民的就医需要。

可信任度是邻家好医能够立足市场的重要原因。为赢得患者信任,邻家好医从以下几个方面进行了创新:一是医疗质量。邻家好医成立了医学中心,并且邀请了《全科医学》教材副主编冯亚民领衔临床医学部,主抓医疗质量。二是人力资源。邻家好医聘请外部的专家、名医多点执业,对自有的医生和护士长期进行培训。三是关系维护。一方面,邻家好医强调医生看诊过程中建立与患者的信任关系;另一方面,患者看诊后,邻家好医通过 App 等媒介与患者链接,把患者对医生的信任逐步转化为对品牌的信任。

营利性是邻家好医持续发展的动力。为此,邻家好医在诊所扩张模式、特色业务上进行了创新:扩张模式上采取了中心诊所+卫星诊所的模式,为覆盖更多的客户,邻家好医设计出了功能与体量较小的卫星诊所模式,大幅降低了扩张成本,也充分利用了中心诊所形成的品牌效应,快速覆盖更为广大的客户群体。邻家好医的业务除传统的看病卖药之外,还开展了中医理疗、检测检验、儿童保健、外科小手术等服务,增加了盈利点。

（三）互联网医疗商业模式创新

互联网医疗商业模式的痛点

近年来，中国互联网医疗产业呈现迅猛发展的态势。互联网+医疗逐渐成为解决就医难题、缓解医患矛盾、刺激产业升级的全新途径。移动医疗 App 的出现，让医疗服务"随手可得"，改变了过去人们只能前往医院看病的传统生活方式，主要分类为：满足专业人士了解专业信息和查询医学参考资料需求的应用，如丁香园、杏树林等；满足寻医问诊需求的应用，如春雨医生、好大夫在线、快速问医生、平安好医生等；满足预约挂号需求的应用，如微医、百度医生等。

如果以业内主要公司创建时间（微医前身挂号网成立于 2010 年）为起点，那么互联网医疗行业诞生已有 12 年，但是截至 2022 年仅有平安好医生与微医上市，且一直亏损。那么，究竟是什么原因导致了互联网医疗的发展困境？

1. 低频需求

医疗需求的低频属性比我们想象的更为严重。一般来说，人们每年生病的次数不会超过 12 次（国家卫生健康委的数据显示人均门诊次数为 6 次），那么试想一个人一年为数不多的几次生病，有多少次是能够通过 App 解决的？对于重症病，第一反应显然是去医院；对于常见病，通常的做法是去附近药店买药解决。低频需求导致互联网平台很难成为大众就医的一个默认选项，让用户留存和推广更加困难。因此，低频需求是互联网医疗之所以没有成功构建商业模式（至少是 2C 模式）的最重要原因之一。

2. 免费问诊悖论

按照一般互联网产品的运营策略，前期免费后续收费的模式通常是成立的，因此互联网医疗创业企业纷纷将该策略应用于在线问诊产品。迫于竞争的压力，互联网医疗全行业都开始推广免费的问诊服务。但是免费给在线医疗服务领域带来了很多问题：用户对线上医生服务质量存在潜在的不信任和怀疑；用户提问门槛非常低，以至于产生大量的低质量、无意义的问题；而低质量的问题使得回答问题的医生感受不到尊重，导致真正高质量高职级的医生大量流失，又让用户再次强化了最初的判断——"线上医疗果然不靠谱"。

3. 产品传播无力

医疗行业在传播方面面临用户传播意愿弱、传播方式受限等特殊挑战。医疗行业的用户强调隐私性,对于患病事宜讳莫如深,一个好的产品或服务在其他领域很有可能产生"口碑传播""病毒传播"等"自传播"现象,但医疗服务和产品就比较困难。严肃性也对传播造成了严重制约。一方面有国家相关政策的限制,另一方面也与医疗服务和产品的最根本生存基础有关——那就是"信任"。娱乐化的医疗广告,不仅不能强化用户的决策偏好,反而会适得其反。医疗的严肃性的确使大众传播异常困难。

针对单一困境的商业模式创新

如果可以解决上述三大痛点中的任意一点,互联网医疗企业往往就能够走在竞争对手的前面。接下来以新氧科技为例,介绍它是如何打造商业模式从而解决低频需求痛点的。

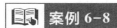 案例 6-8

新氧科技[①]

应对低频需求的策略之一,就是寻找相对高频的需求,而"消费医疗"——医美整形——的互联网化,可以实现从医疗级需求到消费级需求的高频转变。互联网医美平台新氧科技是这一模式的主要代表。新氧科技总营业收入从 2016 年的 0.49 亿元跃升至 2017 年的 2.59 亿元,增速高达 429%,2018 年总营业收入进一步增长 138% 至 6.17 亿元,代表着"颜值经济"的爆发式发展。

近年来,中国医美行业发展迅速,同时伴随着医疗技术的不断进步,一批民营医美机构也逐渐成为行业主力军。消费者需求旺盛,行业内没有一家互联网公司。对于新氧科技而言,这是一片蓝海市场。新氧科技发现,整个医美行业原有的主导商业模式无法与环境相匹配,反而面临企业惰性及外部环境带来的风险。于是,新氧科技决定从用户痛点入手进行商业模式创新。中国医美用户主要面临两个问题:一是医患之间信息不透明,价格高昂,缺乏行业标准;二是用户缺乏社会认同感。

新氧科技开创性地从内容做起,打造精品内容,供整形用户浏览搜索,鼓励用户发布整形日记,让用户参与互动。随后,新氧科技展开了与医院及医生的合

① 马向阳,邵新豫,王秀宏.新氧:"变美",是一门生意[Z].中国管理案例共享中心(案例编号:STR-1097),2020.

作,打通了电商渠道。定位为"专业的医美平台",新氧科技把关于医美服务提供商的信息和产品以图片、视频及链接的形式展示给平台用户,用户可以通过平台预定医美服务提供商的产品和服务。由此,新氧科技将用户导流给医院,并通过收取服务费的方式形成了自己的盈利模式。

价值定位:新氧科技提出了"建立最受信赖的互联网消费医疗平台"的价值主张,并通过优质的内容吸引用户,主要服务于年轻且具有医美消费需求潜力的用户(大部分为女性用户)群体,致力于构建"内容—社群—产业"的价值链。

业务系统:力求扩大新氧科技的知名度和为新氧科技导流,建立了微信公众号矩阵、短视频矩阵,并通过活跃于各大新媒体平台(如小红书、百度、知乎等)推广医美案例。新氧科技的产品形态丰富多样,通过宣传性文章的推送提高大众的认知度,最终达到引流、培养潜在客户的目的。

盈利模式:随着产品形态的丰富和业务系统的多元化,内容售卖、广告分成等盈利模式也随之建立。通过不断寻求创新的合作模式,扩大入驻机构和认证医师,整合资源,极大地活跃了新氧科技平台,实现了信息服务和预约服务的变现。

新氧科技商业模式的关键主要体现在业务上:

对于 C 端用户,新氧科技提供了大量原创的优质内容和活跃的社区,为消费者减少信息收集的成本;帮助消费者决定要不要接受医美、找哪个医生接受医美治疗等,并能在线预约相应服务,消除医美机构与顾客之间的沟通障碍,新氧科技提供的详细信息和咨询服务能够有效提高消费者的满意度。

对于 B 端医美机构,新氧科技帮助其管理客户信息,提高客户转化率,降低获客成本;通过升级服务产品并进行相关培训,帮助解决医生、诊所的场地和资质问题;消除传统医美行业的价格竞争问题,借助平台的信息化促使消费者达成共识,即医美项目和产品在新氧科技平台上的报价是透明的。新氧科技授权医美服务提供商,特别是中小型市场参与者,通过真实用户评估来推广品牌和建立信誉。

通过信息公开化,新氧科技也促使整个医美行业的价格回归合理;通过打通医美产业链的上下游,将线上线下融合的服务一体化,连接医美机构、消费者、医生和厂商等全产业链环节,使得医美行业更具专业性、隐私性和真实性;通过提升消费者的体验重新获取消费者的信任,重塑整个行业的口碑,进而实现决策的社交化和医疗服务的电商化。

新氧科技商业模式画布具体如图 6-11 所示。

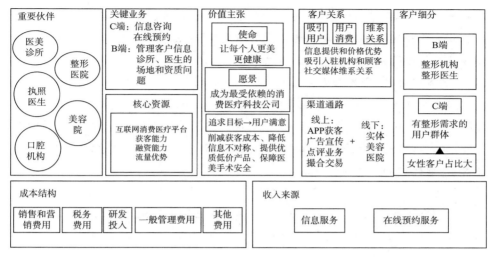

图 6-11　新氧科技商业模式画布

案例 6-9

微医"数字健共体"的行业逻辑①

在深化医改尤其是应对新冠肺炎疫情进程中发挥的重要作用,让"互联网+医疗健康"的新业态完成了从"可选项"到"必选项"的一跃,成为医疗体系的重要组成部分。身处瞬息万变的改革浪潮之中,被认为"飘在空中"的互联网医疗如何落地? 如何找到核心价值? 这是对行业的现实拷问。

互联网医联体"初长成"

我国互联网医联体的前期探索可以追溯到 2015 年。当年 12 月,全国首家互联网医院——乌镇互联网医院——正式成立,开启"互联网+医疗健康"新业态,使医疗全流程中的服务数据互联互通,形成线上线下医疗服务闭环成为可能。政策及"硬件"又为互联网医联体建设提供了必要的基础条件。于是,乌镇互联网医院将单体医院整体向线上迁移,逐步以互联网医院为中心构建医疗联合体的尝试稳步进行。2017 年,河南省平顶山市政府与微医达成协议,以郏县为试点,构建县、乡、村三级医疗机构智能分级诊疗体系。2019 年,微医在山东

---

①　21 世纪经济报道. 互联网医疗"登陆诺曼底",拆解微医"数字健共体"的行业逻辑[EB/OL].
(2021-10-25)[2021-10-27]. https://www.21jingji.com/article/20211025/herald/81263d0d06d005e2609c
797321594e23.html.

泰安开展"互联网+医保+医疗+医药"慢性病管理创新服务,这是其依托互联网医院打造互联网慢性病医联体的首次落地实践,也是城市医保部门直接购买数字慢性病管理服务的模式创新。

"数字健共体"落地健康责任制

在国家政策的支持下,互联网医联体加快切入医疗核心,成为合理配置医疗资源的重要载体。微医开始尝试推动互联网医联体在更深、更广的服务场景中落地,提出以数字化平台改善医疗卫生资源配置不均衡现状,提升医疗、医药、医保效率,创建切实提升百姓健康指标的"数字健共体"模式。

2020年1月,天津市政府与微医签署《数字健康战略合作协议》,在天津市卫生健康委主导下,天津微医总医院(天津微医互联网医院)牵头,协同全市267家基层医疗卫生机构共同组建紧密型互联网医联体——天津市基层数字健共体。

健共体依托数字化技术赋能现有医疗体系,盘活当地医疗资源,提升基层医疗服务能力,建立起"以健康为中心"的高效健康维护体系。同时,健共体以慢性病管理为切入点,探索医保"整体打包付费""按病种、按人头打包付费"等支付方式,根据医疗健康管理质量考核结果,落实"结余留用、超支不补"的激励约束机制,实现医保支付方以确定成本为健康结果买单,构建起全新的健康责任机制。

"支付+履约"构建中国式HMO

耶鲁大学威廉·基西克(William Kissick)教授曾在《医疗的困境:无限需求和有限资源》(*Medicine's Dilemmas: Infinite Needs versus Finite Resources*)一书中提出传统医疗体系的"不可能三角":在给定的约束条件下,一个国家的医疗系统很难同时兼顾"提高医疗服务质量""增加医疗服务的可及性"及"降低医疗服务成本"。

值得关注的是,互联网医联体的创新实践,以连接、数据、人工智能为枢纽,促进医疗资源去中心化,提高数据的互联互通和医疗服务效率,推进医疗资源下沉,从而降低医疗服务的整体成本,为分级诊疗的实现提供了一种数字化的解决方案。在这个过程中,互联网医疗不再是原有医疗体系的"附庸"或"外延",而是融入医疗体系的基因,推动了医疗体系的数字化变革。

互联网医联体在助力医改落地的探索中,还开拓出一条极具想象空间的价值通路和现实进路:在深度打通医疗、医药以及医保、商保的基础上,容纳足够数量、足够多元的产业链主体,形成"支付+履约"双轮驱动的闭环生态,以催生一个中国式的健康维护组织(HMO)。

　　在微医以天津市基层数字健共体为代表的探索中,我们看到了上述"支付+履约"双向提效的模型,并以此不断提升医疗服务的可及性、经济性、有效性和透明性,最终实现"为大医院分担压力、为基层医院提升能力、为支付侧提升效率、为百姓改善健康指标"的医改目标。从这个意义上讲,这一中国式的HMO的建立,对于进一步完善我国医疗体系具有十分重要的价值。

　　进入"十四五",医联体建设作为新医改的主要抓手,被赋予推动分级诊疗、优化医疗资源配置的新时期重任,也成为互联网医疗实现价值兑现和落地的主战场。东风猎猎,号角已鸣,随着医联体建设在全国的全面铺开,互联网医疗行业的"诺曼底登陆之战"序幕已拉开。

参考文献

[1] 21世纪经济报道.互联网医疗"登陆诺曼底",拆解微医"数字健共体"的行业逻辑[EB/OL].(2021-10-25)[2021-10-27].https://www.21jingji.com/article/20211025/herald/81263d0d06d005e2609c797321594e23.html.

[2] SCHRAUDER S, KOCK A, BACCARELLA C V, et al. Takin' care of business models: the impact of business model evaluation on front-end success[J]. Journal of product innovation management, 2018, 35(3):410-426.

[3] 董建坤,邢以群,张大亮.邻家好医:家门口的好医生[Z].中国管理案例共享中心(案例编号:EPSM-0470),2021.

[4] 段万春,李亚群."鸿翔"展翅"一心"飞翔[EB/OL].(2013-03)[2021-10-27].http://cmcc.dlaky.cn/Cases/Detail/1100.

[5] 国金证券股份有限公司.上海润达医疗科技股份有限公司首次公开发行股票招股说明书[EB/OL].(2015-05-18)[2021-10-27].http://pg.jrj.com.cn/acc/CN_DISC/STOCK_NT/2015/05/18/603108_ls_1201027918.PDF.

[6] 国金证券股份有限公司研究所.2017年IVD流通渠道变革专题分析报告[R/OL].(2017-06-05)[2021-10-27].https://max.book118.com/html/2021/1014/8075126034004020.shtm.

[7] 姜天骄.重构大健康:创新时代商业模式的未来[M].北京:机械工业出版社,2018.

[8] 金振蓉.医药科技产业:从仿制到创新,路有多长[EB/OL].(2013-04-06)[2021-10-27].https://epaper.gmw.cn/gmrb/html/2013-04/06/nw.D110000gmrb_20130406_2-02.htm.

[9] 马向阳,邵新豫,王秀宏.新氧:"变美",是一门生意[Z].中国管理案例共享中心(案例编号:STR-1097),2020.

[10] 魏炜,朱武祥.发现商业模式[M].北京:机械工业出版社,2011.

［11］文思敏,许冰清.微医,小个子与大能量［EB/OL］.(2021-04-19)［2021-10-27］.https://www.yicai.com/news/101025459.html.

［12］吴超,饶佳艺,乔晗,等.基于社群经济的自媒体商业模式创新:"罗辑思维"案例［J］.管理评论,2017,29(4),255-262.

［13］吴晓波,赵子溢.商业模式创新的前因问题:研究综述与展望［J］,外国经济与管理,2017(1):114-129.

［14］徐志坚.研发外包:民营企业推进国家级技术创新［Z］.中国管理案例共享中心(案例编号:STR-1027),2019.

［15］招商证券股份有限公司.郑州安图生物工程股份有限公司首次公开发行股票招股说明书［EB/OL］.(2014-06-08)［2021-10-27］.http://www.csrc.gov.cn/pub/zjhpublic/G00306202/201406/P020140610510165463723.pdf.

［16］中投研究.变革中的医疗器械流通行业［EB/OL］.(2019-04-26)［2021-10-27］.http://finance.sina.com.cn/zl/china/2019-04-26/zl-ihvhiewr8326421.shtml.

［17］周奇,吴杰.爱尔眼科:如何成为眼科行业的标杆［Z］.中国管理案例共享中心(案例编号:STR-0616),2017.

第七章

大健康产业技术创新

 案例 7-1

透明质酸"大爆发"才刚开始①

　　近年来,透明质酸在我国医疗卫生、医疗美容、化妆品及食品添加剂行业有了非常快的发展,业内对其应用发展前景和潜力也有了充分的认知与期待。国外研究人员认为,目前针对透明质酸的研究尚处于初步阶段,这一行业还能做得更大。市场研究公司 Grand View Research 的数据显示:2019 年全球透明质酸成品市场规模约为 200 亿美元。含有透明质酸的产品不断涌现,开发人员正在基于功能化开发产品的新应用。

　　透明质酸的生产始于 20 世纪 70 年代,原料为鸡冠。其生产企业通常与禽蛋类行业有关,如日本 Kewpie 公司在 1983 年从最初的蛋黄酱制造商发展为透明质酸制造商。然而,伴随着技术的进步,当前针对透明质酸的大部分投资都集中在新的发酵生产工艺上。2021 年 3 月,鸡冠提取透明质酸的先驱捷克帝斯曼(DSM)公司开始为化妆品行业上市三种通过糖发酵生产的透明质酸原料。法国 HTL 生物科技公司自称是最大的纯医疗级透明质酸生产商,每年通过发酵生产几吨透明质酸原料专门用于医疗市场。

　　HTL 副首席执行官查尔斯·鲁班(Charles Ruban)指出,一些鸡冠提取透明质酸骨关节炎注射剂仍在使用,仅仅是因为这些产品已经得到监管部门的批准。"动物源成分在包括医药在内的许多产品类别中正逐渐失宠,但这一趋势在亚洲部分地区并不明显,比如与世界其他地区相比,日本更接受禽类成分。"尽管

---

　　① 张建民,张玥凌.透明质酸"大爆发"才刚开始[N].医药经济报,2021-07-05(7).

鸡冠提取透明质酸在骨科治疗方面仍有市场,但鲁班预计,发酵工艺生产的透明质酸随着市场需求的不断增长,产能也将大幅提升。

还有一些公司正在研究开发透明质酸的新用途。康蒂普罗·珐玛(Contipro Pharma)投资用于制造纳米级纤维、薄膜及透明质酸混合织物的静电纺丝设备。化妆品原料开发主管伊娃·多尔什科维奇(Iva Dolecková)指出,这些新形式的透明质酸可用于口罩、伤口敷料和创新包装材料。强生以露得清(Neutrogena)和其他品牌推出含有新型透明质酸的产品,如高浓精华——一种基于非牛顿力学的稀释液和结合其他生物分子的透明质酸精华液。

过去15—20年中,化妆品公司在其配方中使用透明质酸作为保湿成分。根据克莱恩(Kline)咨询公司近期的一份报告,目前全球化妆品级原料透明质酸市场价值约为2亿美元。随着对不同分子量透明质酸所起作用的更深入探究,研究人员正在不断开辟新的应用领域。

一、技术创新驱动大健康产业发展

大健康产业的显著特征是服务链长、技术性强,不仅需要持续更新升级直接相关的医疗和预防技术以及生物、化学、中药等制药技术,还需要融合远程医疗、慢性病检测、可穿戴设备等现代数字技术(张舒逸等,2020)。美国、日本等发达国家的实践表明,大健康产业的多元化发展离不开技术创新的助力(倪郭明等,2018)。《"健康中国2030"规划纲要》明确提出了促进医药产业发展的两个关键点,一是要加强医药技术创新,二是要提升产业发展水平。其中,医药技术创新的主要内容就是加强专利药、中药新药、新型制剂、高端医疗器械等创新能力建设,推动重大药物产业化,加快医疗器械转型升级,提高具有自主知识产权的医学诊疗设备、医用材料的国际竞争力,增强自主创新能力,实施绿色和智能改造升级。从这个意义上讲,我国应当以技术创新为原动力,大力推动专业化、市场化医药科技成果的转化。

结合当前大健康产业的技术前沿以及日、美等发达国家的产业发展经验,我国应当在生物技术、人工智能和先进信息技术等三个方面着力进行技术创新(倪郭明等,2018),进一步推动我国大健康产业的高速发展。

(一) 生物技术创新驱动——基于生物技术的新经济增长点

当前,生命健康科学已成为发展最迅速、创新最活跃、影响最深远的科技创新领域之一,正在推动着全球大健康产业的迅速发展(倪郭明等,2018)。不论是大健康产业链上游还是下游,生物技术都是核心技术之一。生物技术诞生于20世纪70年代,是在分子生物学与细胞生物学的基础上结合现代工程学的方法和原理而发展起来的一门综合性交叉学科。生物技术以生命科学为基础,利用生物(或生物组织、细胞及其他组成部分)的特性和功能,设计、构建具有预期功能与功效的新物质或新品系,以及与工程原理相结合进行社会生产或社会服务(MJØS,2007)。

生物技术对于人类健康水平的提升有着举足轻重的作用,主要体现在以下五个方面(任军慧,2008):①疾病预防、诊断及治疗。基于生物技术的单克隆抗体、基因芯片、先进生物传感等先进技术已经得到广泛应用。例如,用于肿瘤治疗的单克隆抗体,可以将治疗肿瘤的药物与抗肿瘤细胞的抗体连接在一起,利用抗体与抗原的亲和性,使药物集中于肿瘤部位以杀死肿瘤细胞,减少药物对正常细胞的毒副作用;基因芯片与新一代测序技术可用于遗传性疾病、传染性疾病及肿瘤等的诊断,DNA(脱氧核糖核酸)序列分析,药物筛选以及基因表达水平测定等领域;先进生物传感技术则可以实现超灵敏、超快速、超微量、高通量的医学诊断。②生物制药。生物技术从根本上改变了传统制药的原料、工艺和生产方式,能够制造出有特殊疗效的药物。例如,人们所熟知的已经广泛应用于临床的各种抗生素就是典型的生物制药。除此之外,用于治疗癌症、代谢疾病、血液病、糖尿病等疑难病症的基因工程蛋白质药物也是生物技术在药物领域的具体应用;近年来,合成生物学成为全球技术竞争热点,通过人造代谢途径制造创新药物将更加绿色与高效。③人类疾病基因与单细胞研究。生物技术的发展可以帮助人类构建基因图谱、蛋白质图谱、代谢图谱与单细胞图谱,而基于图谱,人类能更快地找到引发疾病的基因与细胞,从而据此开发新药。④转基因动植物。基因工程可以提高食物的营养水平,并进而改善人类的营养状况。⑤环保。生物技术在环境监测、工业清洁生产、工业废弃物和城市生活垃圾处理,以及有毒有害物质无害化处理等方面发挥着重要作用。而环境的改善,可以在很大程度上提升人类的健康水平。

有学者甚至提出"生物经济"的概念,具体是指"以现代生物技术与生物资源为基础,以生物产品与服务的研发、生产、流通、消费、贸易为基础的经济,是继农业经济、工业经济、数字经济之后的第四个经济形态,也称第四次产业浪潮"。据估计,以生物技术为基础的生物经济产业规模可达40万亿元,将是我国经济的下一个重要增长点,并将成为推动民族复兴的战略产业(王宏广等,2020)。

《"十三五"生物技术创新专项规划》指出,现代生物技术的一系列重要进展和重大突破正在加速向应用领域渗透,在革命性解决人类发展面临的环境、资源和健康等重大问题方面展现出前景。我国的相关研究机构应着力突破若干前沿关键技术,推动生物技术与信息电子科学、生物医学工程等多学科领域内相关技术的交叉融合,包括合成生物学技术,生物影像技术,生物分子编辑、设计、操控技术,信息生物技术,纳米生物技术等。

随着生物技术领域的创新和发展,科技成果的转化也为我国大健康产业增添了新的原动力。特别有代表性的案例,便是我国在新冠疫苗技术上所取得的巨大成就。2019年年末暴发的新冠肺炎疫情以惊人的速度席卷全球,让世界各国陷入了极大的恐慌,成为世界性的公共卫生事件。我国在疫情暴发的第一时间采取居家抗疫政策的同时,疫苗研发也被作为战略性工作紧急开展(夏宁邵和张天英,2021)。相关研究机构纷纷成立科研小组,加大研发投入,扩大研究规模。各科研小组按照全病毒灭活疫苗、腺病毒载体疫苗、重组蛋白疫苗、核酸疫苗等多条技术路线,同时推进研发工作。

基于我国在生物技术领域较为雄厚的技术积累,研发团队在很短的时间内便完成了纯化抗原获取、免疫原性研究、保护性研究等前期基础研究工作,最终经过了国家药品监督管理局的批准,新冠疫苗成功进入临床试验阶段。国药集团中国生物武汉生物制品研究所申报的疫苗也成为全球首家获得临床试验批件的新冠灭活疫苗,而且后续的临床试验Ⅰ期和Ⅱ期也获得了成功。不仅如此,基于在生物技术领域强大的研发能力,我国还积极推进全球新冠疫苗技术输出与合作,新冠灭活疫苗Ⅲ期临床试验分别与秘鲁、摩洛哥和阿根廷合作。得益于这样的合作,更多的样本以及不同地区的试验数据极大地加速了中国生物疫苗临床试验进程,最终在2020年12月31日,国药集团中国生物新冠灭活疫苗获得了国家药品监督管理局批准附条件上市(中国政府网,2020)。我国在疫苗技术上取得的成就,极大地促进了相关企业和产业实践的发展。截至2021年6月15日,我国新冠疫苗接种突破9亿剂次,覆盖超过6亿人,疫苗接种剂次和覆盖人群数量都居于全球首位(新浪财经,2021)。

除了医疗卫生,生物技术正在加速进入其他大健康相关领域(王宏广等,2020)。农业领域,分子育种技术有望进一步提高粮食产量,而生物肥料、生物农药正逐步替代化学肥料和化学农药以减少对农产品及环境的污染;工业领域,基于生物发酵,抗生素、生长激素、生物材料等高端生物制品不断涌现;能源领域,生物燃料、生物发电技术取得了重要进展,正在向产业化加速转化;环境领域,耐盐碱、抗旱生物的培育取得了重要进展,有助于缓解我国土地的沙化和盐碱化问题。

 案例 7-2

君实生物：基于生物技术创新的成长之路①

上海君实生物医药科技股份有限公司(以下简称"君实生物")总经理助理俞文冰称:"整个资本市场或整个融资环境,对于君实的成长帮助非常大。公司可谓两翼齐飞——一头是融资,我们在资本市场一步步做过来;另一头是整个药品研发和生产,我们一步步获得里程碑。"

君实生物 PD-1 单抗——特瑞普利单抗注射液——是首个获批的国产 PD-1 产品。PD-1 是目前全球最热的抗肿瘤治疗靶点,主要是通过克服患者体内的免疫抑制,重新激活患者自身的免疫细胞来杀伤肿瘤细胞,是一种全新的抗肿瘤治疗理念。特瑞普利单抗可通过封闭 T 淋巴细胞的 PD-1,阻断其与肿瘤细胞表面 PD-L1 结合,解除肿瘤细胞对免疫细胞的免疫抑制,使免疫细胞重新发挥抗肿瘤细胞免疫作用而杀伤肿瘤细胞。

与传统肿瘤治疗方法相比,免疫疗法是一种全新的抗肿瘤治疗理念,目前国内尚未普及。由于肿瘤患者和医生对单抗药物的安全性和疗效还缺乏了解,因此潜在肿瘤患者和医生可能更倾向于选择传统的标准疗法;此外,由于免疫疗法高昂的治疗费用,肿瘤患者可能选择放弃免疫疗法而使用传统疗法。

君实生物是国内较早开始 PD-1 研发的企业之一,截至 2019 年 3 月在研品种共 13 款,覆盖肿瘤免疫、自身免疫性疾病等。根据国家药品监督管理局公告,特瑞普利单抗自 2016 年年初开始临床研发,已有 20 多项临床试验正在进行中,包括在美国同步开展的临床试验。

(二)人工智能创新驱动——人工智能赋能大健康产业

近年来,人工智能已经成为大健康领域最炙手可热的概念。人工智能涉及各种与大健康产业发展高度相关的前沿技术,如机器人、语音识别、图像识别、自然语言处理等。这些前沿技术正不断被应用到大健康产业中,将人工智能变成

---

① 张磊. 医疗健康产业或成新投资风口[N]. 健康报,2019-03-27(7).

专业的健康服务提供者,推动大健康产业加速发展。

关于人工智能在医疗领域的应用,国家卫生健康委明确指出,医疗联合体内的上级医疗机构可以借助人工智能等技术手段,面向基层提供远程会诊、远程心电诊断、远程影像诊断等服务,促进医疗联合体内医疗机构间检查检验结果实时查阅、互认共享。政府和相关机构已经投入大量资源研发基于人工智能的临床诊疗决策支持系统,开展智能医学影像识别、病理分型和多学科会诊以及多种医疗健康场景下的智能语音技术应用,以提升医疗服务效率。此外,相关医疗健康机构正在积极开展基于人工智能技术、医疗健康智能设备的移动医疗示范,实现个人健康实时监测与评估、疾病预警、慢性病筛查、主动干预。为加速产业化应用,国家特别重视临床、科研数据的整合共享和应用,支持研发与医疗健康相关的人工智能技术(袁建伟等,2017)。

📖 案例 7-3

智慧医学终将改变医学未来[①]

中国工程院院士、上海交通大学医学院附属瑞金医院院长宁光称:临床医学经历了从经验医学到循证医学、转化医学、精准医学,再到今天的智慧医学,其实是生命不断数字化表述和智能化计算分析的过程。智慧医学是将互联网、大数据、人工智能等信息技术用于医疗,替代其中的部分人力工作。

未来,智慧医学发展的关键词是"融合""延展"和"创新"。基于创新的模式和技术,医务工作者应当将数字化、智能化的工具融合到患者就诊和疾病变化的过程中,建好真正可进行深度学习的数据知识库以延展诊疗服务的可及性和个性化,从而在此基础上实现对现有医疗模式的突破和创新。

让智慧机器为智慧的人工作

在人工智能逐步发展的今天,我们需要思考医生应该怎么做。2016 年成立的国家标准化代谢性疾病管理中心,利用物联网管理模式,配备完整的诊疗设备,通过物联网技术,形成多场景综合管理工具,具备疾病风险预测、临床辅助诊疗等多种功能;同时,借助云端整合,打通院内院外两个环,实现代谢性疾病多角色、全病程、个体化的精准随访和管理。

---

① 甘贝贝. 智慧医学终将改变医学未来:访中国工程院院士、上海交通大学医学院附属瑞金医院院长宁光[N]. 健康报,2020-12-23(5).

　　一家智慧医院最核心的是智慧的人,其发明、使用智慧的机器,让智慧的机器为智慧的人工作。放眼未来,当今医疗健康行业从业者都将成为人工智能技术使用者,其核心任务是找到适合人工智能发挥最大价值的场景,使之更好地为医疗健康服务。

　　在实践中,人工智能技术已经被广泛应用于医疗领域的诸多方面(袁建伟等,2017)。在检测方面,人工智能通过摄像头成像、麦克风收音、传感器感知来实现相关的医疗检测,如基因检测、智能皮肤癌检测、虹膜识别检测及一些主观指标的检测(如压力分析检测、情绪检测等)。深度神经网络在图像识别领域的表现已经超过传统算法甚至是专业人员在图像识别方面的辨识能力。例如,以谷歌深度神经网络为代表的人工智能技术可通过手机诊断皮肤疾病,准确率高达九成以上,已经超过大部分皮肤病专家的诊断能力。其基本原理是机器学习,给人工智能系统提供高质量的皮肤疾病图片,系统经过机器学习可以识别出什么是皮肤疾病,进而对图片进行对比分析与判断,给出诊断结果。样本越多,学习效果越好,疾病诊断越准确。在诊断和咨询方面,相关企业与医疗机构积极引入和开拓人工智能诊疗服务。例如,我国的百洋医药集团搭建了菩提健康云平台、健康产品及服务交易平台、跨境健康服务平台等系列医疗型平台,并成立了健康大数据中心,为人工智能在健康领域的学习提供帮助。在医疗辅助方面,医疗机器人已经被加速应用于实现辅助外科手术、康复医疗和医院服务等功能。此外,通过传感器实时监测用户的生理状况,结合用户的身体素质,人工智能还可以为用户提供个性化的健康指导和管理服务。当前,在创新政策不断优化、科研投入持续加大的国际环境下,人工智能与医疗的结合,满足了大健康产业价值链的多方面需求,使精准化智能医疗服务更加丰富多样,正在与医疗相关的各个环节演化出丰富的应用场景(陈欣然等,2021)。

　　除了直接应用于疾病诊疗,人工智能正在逐步渗透到其他大健康产业相关应用场景。例如,人工智能已经被应用于监管控费和新药研发环节,为医生和患者提供更科学的处方依据,进一步降低药品研发成本、缩短新药研发周期(陈建伟,2017)。在人工智能已经得到深度应用的金融领域,正在逐步基于人工智能向居民提供健康保障的金融服务。在上海、北京等经济发达地区,政府和相关医疗健康服务机构正在积极推进基于人工智能的老年人居家养老安全保障系统建设。在医疗器械领域,人工智能必将是产品升级和附加值提升的基础核心要素。

而对于康养服务供应商(如养老院、康养小镇等),人工智能的引入将有助于其为客户提供更加个性化、高水平的服务,从而保障投资回报。

(三)先进信息技术创新驱动——"互联网+大健康"

随着移动互联网时代的到来,万物互联概念的应用领域越来越广。特别是在大健康产业,先进信息技术驱动着产业的迅速迭代,新的商业模式层出不穷,"互联网+大健康"已成为下一个创业风口(牛禄青,2016)。2015年全国"两会"上,李克强总理在政府工作报告中首次提出"互联网+"行动计划。同年7月,国务院正式印发《关于积极推进"互联网+"行动的指导意见》,其中特别部署了"互联网+"健康医疗服务的目标任务和支持措施。2018年,国务院办公厅《关于促进"互联网+医疗健康"发展的意见》进一步提出健全"互联网+医疗健康"服务体系的要求,主要包括以下六个方面:①发展"互联网+"医疗服务,包括鼓励医疗机构应用互联网等信息技术拓展医疗服务空间和内容,允许依托医疗机构发展互联网医院等;②创新"互联网+"公共卫生服务,包括推动居民电子健康档案在线查询和规范使用,鼓励医疗卫生机构与互联网企业合作,加强区域医疗卫生信息资源整合,探索运用人群流动、气候变化等大数据技术分析手段预测疾病流行趋势,加强对传染病等疾病的智能监测,提高重大疾病防控和突发公共卫生事件应对能力;③优化"互联网+"家庭医生签约服务,包括加快家庭医生签约服务智能化信息平台建设与应用,鼓励开展网上签约服务等;④完善"互联网+"药品供应保障服务,主要针对线上开具的常见病、慢性病处方,经药师审核后,医疗机构、药品经营企业可委托符合条件的第三方机构配送,同时依托全民健康信息平台,加强基于互联网的短缺药品多源信息采集和供应业务协同应用,提升基本药物目录、鼓励仿制的药品目录的遴选能力等;⑤推进"互联网+"医疗保障结算服务,包括加快医疗保障信息系统对接整合,继续扩大联网定点医疗机构范围,大力推行医保智能审核和实时监控,将临床路径、合理用药、支付政策等规则嵌入医院信息系统;⑥加强"互联网+"医学教育和科普服务,包括鼓励建立医疗健康教育培训云平台,建立网络科普平台,利用互联网提供健康科普知识精准教育,普及健康生活方式,提高居民自我健康管理能力和健康素养。总体而言,"互联网+大健康"已经在国家政策层面得到了确认,相关配套支持鼓励措施正在逐步落实。

当前,从产业层面来看,"互联网+大健康"落地应用主要体现在以下几个方面(牛禄青,2016):①基于互联网工具的效率提升应用,如医生、药师等通过专业搜索引擎提升工作效率,而病患可以通过相关 App 进行医保金额计算以及药品比价;②基于健康大数据的疾病预警和个性化服务;③基于接入物联网的可穿戴设备(如智能手环)的健康管理和检测;④线上线下相融合(O2O)的健康医疗服务供给,如"云医院"、移动支付等业务的具体应用。

　　总体而言,我国"互联网+大健康"的实际应用还处在较为初级的阶段,甚至很多商业实践难以实现盈利。从理论上看,这与大数据价值的滞后性和健康管理信息的连续性有很大的关系。一方面,遵循梅特卡夫法则,网络的价值与网络节点数的平方成正比;当数据规模不够大时,数据的网络价值难以得到体现,而数据节点的增加则需要时间去积累。另一方面,健康管理的数据链应当是闭环的,一个点的断裂都会影响数据的整体价值(牛禄青,2016)。而在实践中,数据链的断裂是普遍存在的,例如药厂不知道哪些患者购买了药品,而医生也很难知晓病患是否遵医嘱用药。为了更好地挖掘健康大数据的价值以实现盈利,越来越多的企业开始建设一些健康管理基础设施(如智能药盒、智能药箱),在利益相关者之间建立更加紧密的联系,以便形成相对完整的健康管理数据链。

　　在政策利好和巨大商业价值的刺激下,传统的互联网巨头纷纷布局"互联网+大健康"(吴兴海等,2016)。百度利用其在大数据技术方面的优势积极开展互联网医疗生态建设,主要包括以下几个方面:综合的医疗健康门户网站(如百度健康)、公立医院执业医师在线问答平台(如百度拇指医生)、预约挂号平台(如百度医生)、百度 O2O 送药(如百度药直达)以及一些智能可穿戴的健康管理设备等。阿里巴巴以移动支付为切入点,充分利用支付宝这个全场景应用工具去拓展相关业务,建立互联网医疗生态体系。而腾讯则围绕微信建设互联网医疗生态体系,包括利用微信为互联网医疗企业和医院开设官方平台,以及通过微信支付推出智慧医院服务来简化就诊流程等。

　　"互联网+大健康"正在加速推进大健康产业的转型升级,将催生很多新的商业机会(吴兴海等,2016)。例如,基于健康大数据的个性化诊疗服务、个性化药品供给将在很大程度上增加相关业务的附加值;而因"互联网+大健康"模式的出现,金融机构能够更加深入地了解客户,从而促进其在个性化医疗保险方向加大资源投入。此外,随着物联网技术的发展和相关基础设施建设的推进,越来越多的企业和医院等相关机构开始重视基于物联网的业务拓展。例如,基于物联网终端采集的健康数据,医院和企业有机会向老年人等特定人群提供个性化的健康管理服务、制造特定的健康医疗用品。

随着"互联网+"思想的引入,大健康产业与信息、生物技术等其他新兴产业之间的融合发展提速,大健康产业已经步入发展的快车道。如果说 2020 年之前的十年是"互联网+大健康"的投入期,那么在未来的五到十年,随着各种相关数据的规模效应显现,相关业务场景将成为现实,而之前的投入将会进入开花结果的收获期。

案例 7-4

大数据平台推动建立中医药健康管理体系[①]

动脉网 2016 年《互联网+中医药产业创投趋势报告》显示,以"中医""中药"或"中医药"为关键词进行检索,可以查到的 App、微信端、PC 端等"互联网+中医药"类产品超过 2 000 种,其中 40%的产品采用 O2O 模式,30%采用纯线上模式,B2C 类型的产品占比为 60%。另据艾媒咨询《2016—2017 中国移动医疗健康市场研究报告》公布,中国移动医疗健康市场用户规模稳步增长,2016 年第四季度接近 3 亿元,比 2015 年增长了 16.0%。可见,利用云计算、物联网、移动互联网等新技术,提供在线预约诊疗、候诊提醒、划价缴费、诊疗报告查询、药品配送等便捷服务,实现自动化、智能化的健康信息服务,是未来中医药产业发展的大势所趋。如图 7-1 所示,大数据已经被实际应用于中医药健康管理业务。

首先,通过中医四诊仪、可穿戴设备等远程设备进行中医诊断数据收集和分析,完成健康状态参数采集。其次,借助物联网、云计算等手段,对采集的各种指标参数进行存储,建立个人健康档案。再次,通过数据挖掘技术,基于状态辨识,出具个人健康状态报告。然后,借助中西医诊断、生理病理特点等医学专业知识进行从参数到状态的判定,完成个体健康状态评判;通过对个体健康危险因素全面、海量数据的长期动态监测,对健康风险进行评估,进而形成风险预警及干预调整方案。最后,针对不同个体制订个性化健康干预调整方案,进入个人健康档案,形成循环评价反馈。

---

① 彭玉凌,王蕾,夏咏梅."互联网+大健康"时代中医药产业供给侧结构性改革初探[J].卫生经济研究,2018(7):34-36.

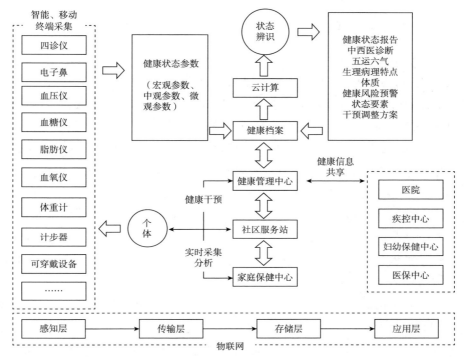

图 7-1　中医药健康管理大数据技术应用

　　中医药健康云平台运用智能终端、云计算、物联网等,将健康管理中心、社区服务站、医院、疾控中心、妇幼保健中心、医保中心连接起来,借助云存储技术,实现个人健康信息云共享,让用户和医疗机构更好地进行健康状况监控,长期、及时、有效地进行个性化健康管理。

二、大健康产业技术创新模式

　　技术创新模式反映了技术创新方式的规律性,即应当采取何种方式来推动技术创新的发展(朱贻庭,2010)。考虑到我国现代大健康产业起步较晚,促进产业发展的原动力相对比较复杂,因而从技术创新的原动力来探讨大健康产业的技术创新模式可能有助于我们更加全面地理解我国当前大健康产业的技术创新。理论上,根据技术创新的动力来源,技术创新模式可分为技术引进模式、市场需求模式和技术推动模式。接下来将从上述三个方面探讨我国大健康产业的技术创新模式。

（一）技术引进模式

技术引进模式是指引进国外的先进技术来实现本土企业的技术创新,也就是模仿创新(施培公,1999)。该模式通常以已经在市场上获得成功的先行者为榜样,充分吸收成功经验和失败教训,并在此基础上进行改进和完善,从而进一步开发和生产新产品(倪郭明等,2018)。受制于我国在大健康产业上长期落后的实际国情,相关企业在过去相当长一段时间内主要通过技术引进的方式进行相关的技术创新活动。相较于其他技术创新模式,技术引进模式的优点体现在以下三个方面(王振海和冯国忠,2010):①有成熟的产品和丰富的经验可以借鉴,模仿者可以快速获得关键的技术并避免失败,技术创新的难度大大降低;②由于模仿创新的学习成本不高以及相关关键技术可及性较高,研发成本显著降低;③相较于技术先行者,引进技术方有可能进一步优化产品,从而在市场份额和市场引导方面取得一定的优势。

基于技术引进的模仿创新之所以会给相关企业带来经济上的收益,主要得益于创新先行者的一部分利益溢出,即技术引进方可以受到新思想的启迪,并避免研发中的错误(孟光兴和邱家学,2003)。特别是在研发投入严重不足或者研发风险非常高的情况下,技术引进方式就更加适用。相较于其他技术创新模式,基于技术引进的模仿创新有利于我国企业将更多的人力、物力、财力等资源集中于更具应用性的过程,从而更快地满足民众对相关产品和服务的需求。为了获取技术引进的利益溢出,直接购买国外的先进技术或专利进行吸收和转化,是我国企业早期进行基于技术引进的模仿创新的主要方式。但伴随着企业的技术基础日渐雄厚以及国际化的不断深入,当前我国企业更加倾向于采取合作技术研发或海外并购的方式开展相关商业实践。

1. 合作技术研发

合作技术研发是指合作双方为了节省研发成本、分散研发风险、提高研发效率而联合进行的技术创新活动。合作技术研发的好处是,双方可以综合利用各自的优势资源,特别是技术上的优势,取长补短,深抓产品核心,不断创新产品和技术。合作技术研发包括两种方式:一种是纵向联合,即企业与国外科研机构或新药研发的上下游企业合作;另一种是横向联合,即企业与市场上的同行业企业利用各自优势技术进行新产品开发。

📖 **案例 7-5**

华兰生物与达安基因的合作技术研发实践[①]

华兰生物（002007.SZ）作为长期以来的国内血制品龙头，是中国首家通过血制品 GMP 认证的企业，在血制品技术研发和收入利润方面具有突出的综合优势。根据血制品行业的市场规律和国家监管政策的要求，华兰生物与德国赛多利斯、美国通用电气公司成立了联合实验室，共投资 2 亿元人民币，在实验室中进行重组蛋白的表达和纯化、多肽/多糖的结合及生化分析等技术研究，以推进技术创新，期望突破一批关键核心技术。

……

当前，建立联合实验室已成为行业发展的一个新趋势。达安基因（002030.SZ）的主营业务是体外诊断试剂研发，主要产品有试剂、仪器和服务三部分。在新的经营模式下，达安基因加强与公立医院合作，建立行业中新型独立实验室，从原来商业的、民营的第三方诊断中心，发展成为在经营权和区域垄断性上具有混营特色的联合实验室与区域检验中心。实验室服务面向医院检验科下游，整合当地医疗资源，通过打包集采服务的形式提供产品。

2. 海外并购

当企业在技术上落后于国外企业时，可以采取跨国并购的方式获取海外先进的技术，进行技术整合，从而突破技术瓶颈（张学勇等，2017）。虽然海外并购可以帮助企业获取创新性技术，但通过并购获得的技术不一定能够转化为企业自身的创新能力。在实践中，为了实现这一转化，企业需要在并购后进行技术整合和资源重组（Haspeslagh and Jemison，1991）。Narasimhan et al.（2010）认为，产业链整合与面向生产流程的技术整合具有互补性，即有效的产业链整合能够增进技术整合的绩效。而企业在进行以获取技术为目标的海外并购后，其技术创新能力的提升依赖于并购双方的资源相似性与互补性（陈珧，2016）。从这个意义上说，企业在通过海外并购获取创新性技术时，应当格外重视被并购方和己方在资源上的相似性与互补性（陈珧，2016）。

[①] 袁建伟，丁志刚，庞飞，等. 中国大健康产业发展模式研究［M］. 杭州：浙江工商大学出版社，2017.

📖 **案例 7-6**

三胞集团的跨国并购①

　　三胞集团成立于 1993 年,总部位于江苏南京,是一家以信息化为主要特征,以现代服务业为核心的跨国民营企业,业务涉及金融、商贸、IT、健康医疗、地产五大领域。集团现拥有两家 A 股上市公司宏图高科(600122.SH)和南京新百(600682.SH),一家港股上市公司万威国际(00167.HK),以及两家新三板上市公司金鹏源康(430606)与富通电科(837438),在地产零售和 IT 领域旗下有宏图、新百、乐语、金鹏、天下金服等知名品牌,还有中国新闻周刊、拉手网等大量网站以及国内健康品牌安康通和麦考林,在国外拥有英国 House of Fraser,美国 Brookstone、Dendreon,以色列 Natali 等重点企业。三胞集团的企业愿景是构建一个以新健康、新消费为主要业务,通过新科技打造以场景为基础和以数据为资源的全球现代化服务业平台组织。目前,公司整体布局是新零售+大健康,正积极布局养老、医疗产业。

　　三胞集团主要从养老领域着手转型大健康产业,联合脐带血存储、基因诊断、细胞免疫治疗机构和医院等,提出构建"老有所养、生有所望、病有所医"的大健康产业生态布局。2014 年 4 月 15 日,三胞集团在"一带一路"沿线并购以色列养老服务企业 Natali,并于 2016 年收购以色列养老护理企业 A. S. Nursing 和新加坡脐带血企业 Cordlife。

　　三胞集团旗下的安康通是国内最早建立的养老服务企业,但是随着近年来我国人口老龄化问题的凸显、居民对大健康产业消费需求的增长,很多企业纷纷转型大健康产业,市场竞争日益激烈,而民营企业的竞争优势不明显。大健康产业在国内是一个新兴产业,而国外起步较早,尤其是在健康医疗和健康养老领域,已经拥有较先进的居家养老技术和稳定的运营管理模式。三胞集团虽然在大健康领域布局较早,但在养老领域,国内目前只有安康通一家养老服务企业,在技术和管理能力上与国外企业相比存在明显差距。根据跳板理论分析,三胞集团借助"一带一路"快车,抓住养老产业发展机遇,通过并购国外养老和相关领域的先进企业,将国外先进的技术和运营管理模式引进中国并嫁接到安康通,帮助国内企业提高技术水平和服务质量,实现在健康养老方面的管理协同和经营协同,从而提高企业的竞争力。

---

　　① 刘先敏,李睿娴,石方志,等. 中国制造业企业跨国并购技术整合的多案例研究:基于全球创新链视角[J]. 国际商务财会,2017(1):90-96.

（二）市场需求模式

市场需求是企业进行技术研发最根本、最重要的原动力。从广义上看，大部分商业领域的技术创新都源于市场需求。市场需求模式的技术创新，其基本出发点是：市场需求是拉动、牵引技术创新的主要动力。这种技术创新模式的目的性明确、成功率高、周期短，强调科研与生产紧密结合，因而科研投资的经济效益高。而在经济效益的激励下，技术创新的承担者——企业——的主动性会更强，从而能够使技术创新的形式多样化。所以，市场需求模式可以加快技术创新的速度。但与此同时，企业完全以市场需求为导向的技术创新，可能会忽视基础研究，从而阻碍那些没有短期商业价值的大规模、高难度、高风险的技术创新。

当前，我国以内需为主的"双循环"政策决定了在未来相当长一段时间内，我国居民的需求将在很大程度上驱动大健康产业内的相关企业开展以内需为拉力的技术创新活动。此前，受限于居民整体收入水平、企业研发能力和成本等因素，我国相关企业倾向于直接引进国外技术以保持市场竞争力。但随着企业研发能力的增强以及居民收入水平和个性化医疗需求的提高，企业应当及时进行技术创新以响应市场需求的变化，而市场需求的变化将刺激企业研发新技术以适应新市场，从而提升企业的技术创新水平。

 案例 7-7

新需求驱动产业新思考[①]

当前，中国眼科预防和治疗药物还比较匮乏，而已经上市的进口药物昂贵，眼内注射地塞米松缓释药物就是其中一例。眼科术后使用的辅助用药选择有限，医生认为眼科急需价格适宜的预防和治疗用药及保健产品。

同样的情况发生在心脑血管疾病领域。比如脑卒中，根据 2018 年中国慢性病大会的有关报道，如果不加以控制，那么到 2030 年中国会有 3 100 万中风病人。近年来，全国筛查的大样本数据分析也显示，中国现有 1 200 万中风病人，脑卒中致死致残率非常高。

此外，老年骨质疏松病也是高发病症。对于重度骨质疏松病患者，广为人知

---

①　秦卫华.新需求驱动产业新思考[N].医药经济报,2019-05-30(F02).

的口服补钙和维生素 D 药物难以奏效,早期服用效果较好。重度骨质疏松易引起骨折,股骨颈骨折手术、用药和住院费用高昂,原来进口的长效双膦酸盐每针近万元,现在国产针剂价格不到进口的 1/5,仿制药为患者带来了实实在在的好处。

中国已进入老龄化社会,上述疾病的早期预防和治疗将大大减少患者、家庭、社会及医院的压力和经济负担,符合药物经济学原则。而据国外研究,有医生参与的医疗器械研发的成功率远远高于没有医生参与的研发,由于医生医务工作繁重,研发人员如何将医生对市场、产品及服务的经验转化为新药研发的切入点和增长点,如何加强医与药合作创新平台的搭建和管理等问题,均值得探讨。

(三) 技术推动模式

通常,因为科学研究的前瞻性,基于科学研究的理论成果通常会领先于既有的技术或技术体系。技术推动模式重视突破性的科学研究成果,通过技术开发转化为新的技术或技术体系,进而应用于生产或生活,从而实现技术创新。这种模式强调核心技术的独立性,即在尊重科学技术发展内在规律的基础上,形成独立自主的科研体系和技术体系,重视自主创新(易先忠等,2007)。该模式的优点是对外依赖性小,缺点是周期较长、技术创新成本高。

相较于技术引进和市场需求模式,技术推动模式的技术创新风险相对更高。在产业不成熟、技术相对落后的阶段,这种技术创新模式的效率通常比较低。但随着技术的不断累积,我国企业的技术创新能力得到显著提升,甚至在部分高技术领域已经具备国际竞争力。在这一历史背景下,我国企业逐步开始从模仿创新向自主创新转型。《中国科技统计年鉴》公布的数据显示,2005 年,中国制造业自主创新经费支出不到模仿创新经费支出的一半;而 2017 年,自主创新经费支出已经远远超过模仿创新经费支出(高达 3.4 倍)。但与此同时,我们也应当看到,我国自主创新水平与发达国家相比还有很大的差距。例如,在大健康产业最为重要的医药制造业领域,我国的研发投入强度(小于 2%)显著弱于发达国家(如美国和日本均超过 4%)。虽然自主创新是我国大健康产业发展的必然要求,但要真正做到高水平的自主创新,还有很长的路要走。

📖 **案例 7-8**

拥有更好临床数据的创新才是赢家①

　　复宏汉霖执行董事、首席执行官兼总裁张文杰称:2011—2020 年,可以说是中国生物医药风生水起的十年,是真正从根本上改变中国传统制药格局的十年。这十年,将中国整个生物医药的发展模式带到了全新的高度。虽然生物医药行业目前整体依然处于模仿创新阶段,但已开始朝完全自主创新的方向努力。那么,下一个十年中国生物医药行业会发生哪些变化?将呈现怎样的格局?张文杰认为,未来十年我国生物医药应该属于从模仿创新到完全自主创新的过渡阶段,将持续追赶跨国巨头的创新水平。

　　生物类似药在中国的潜力还没有被完全发掘,市场开发仍处于非常早期的阶段,复宏汉霖当前面临的整体竞争环境相对比较有利。如汉曲优(曲妥珠)与同类第二个生物类似药上市相差将近两年时间,很少能看见仿制药和生物类似药产品的上市时间有如此大的间隔。

　　中国、美国的生物类似药开发路径都是近年才明晰起来的。尤其是中国,以前缺乏人才、缺乏资金、缺乏技术,只有少数企业看到了机会,但也承担着巨大的风险。复宏汉霖等一批企业捕捉到了这个非常罕见的机会,像利妥昔单抗、曲妥珠单抗的原研药曾是肿瘤药领域的重磅单抗药,复宏汉霖很早就开始布局并占得先机。

　　PD-1 单抗这两年非常火,竞争看起来也十分激烈。不过马飞(2020)认为,PD-1 单抗的真正竞争尚未开始,后面大战役的成败取决于医保入场券。医保竞争的重点是在不同临床适应症上的布局,布局大适应症的企业将是赢家。

　　复宏汉霖在大适应症的布局上比较全面,尤其在肺癌等适应症上,计划尽快推进 NDA(New Drug Application,新药申请)申报。在适应症布局和药物研究数据上,复宏汉霖还是很有信心的。从现在的情形来看,产品和产品之间的区隔、差异化不是特别大,那么谁才是真正的赢家?当现阶段的仿制、同质化竞争过后,谁的临床数据最好,谁就是最后的赢家。自循证医学诞生以来,最重要的武器就是临床数据。再好的创新机制,在疗效、副作用等方面不能拿出很好数据的,都是没有价值的。整个中国医药行业就像一场马拉松,一开始看着大家都差

---

　　① 马飞.自主创新,向全球亮真实力[N].医药经济报,2020-12-31(3).

不多,到后面才能赛出高下,现在复宏汉霖才大概跑了5公里。

　　与很多生物医药企业不同,复宏汉霖的创新有一个很大的特点,即基本上依赖自主研发能力,90%～95%的产品都是自己研发的,公司的这种价值会慢慢体现出来。除创新能力外,复宏汉霖还有一个主要优势,即通过欧盟GMP认证。这是一个非常大的挑战,但对公司产能提升的助力非常大,对技术商业化、产品形象也有实在的帮助。目前,汉曲优成功登陆欧洲市场,已进入伦敦多家享誉国际的顶尖全科医院和癌症专科医院,包括皇家马斯顿医院、英国伦敦国王学院医院、英国伦敦大学医院等,国产生物类似药与原研药一样为欧洲顶级医院所使用,这对国内外临床医生来说都是非常有说服力的。

　　目前,中国的生物医药企业整体还处在模仿创新阶段,很少有真正的新药,更多的是靠创业海归或头部企业的经验积累以及高效的执行和充足的资金,再加上中国政策优化和市场本身的商业潜力,形成了当前的生物医药产业基础。中国生物医药行业正处在大浪淘沙的时期,只有那些真正拥有创新产品管线和较高的研发、生产、商业化综合素质的企业才能最终胜出,引领中国生物医药行业走向更高的层次。

三、关键技术与应用场景

　　如前所述,我国大健康产业总体上仍处于起步阶段。医疗和医药仍然是支撑大健康产业发展的两大支柱,而以大健康管理为主的健康咨询产业和健康服务产业发展滞后。但随着人口老龄化的加剧和后疫情时代公众健康意识的增强,以及国家层面对医疗卫生事业的支持,大健康产业将进入公众强需求时代。人们在健康方面消费比例的上升,将推动大健康产业的发展和相关消费的升级。因此,大健康产业的外延和内涵已发生重大变化,医疗和医药的二元结构模式将被彻底打破。

　　为了实现这样的产业升级,我国必须在关键技术和应用场景上有所突破。处在产业核心的制药领域,应当在生物技术药、化学新药和新型中药方面做一些创新工作。其中,生物技术药领域,应当加快推进重组蛋白质药物和疫苗制剂的产业化,开发传染病、心脑血管病等疾病防治的替代新药;化学新药领域,应当进一步加大抗肿瘤、镇痛等市场需求巨大的药物的生产和研发投入,推进产学研合作和产业链整合;新型中药领域,应当深化对药用植物的开发和利用,在镇痛、麻醉等领域加大研发投入,推动中药制剂生产制造技术的升级。

而在制药之外的大健康产业相关领域内,应当格外重视数字化、智能化手段在产业升级中的重要作用。虽然生物技术是大健康产业最重要的基础,但实现生物技术的突破,需要相对较长时间的技术积累。为了在日益激烈的大健康产业国际竞争中占得有利位置,相关机构应当充分利用各种先进技术助力企业提高生产效率和经济效益。在当今的大健康产业实践中,最具战略柔性的技术性资源是数字化和智能化相关技术。因此,我国在推进大健康产业升级的过程中,在着力进行生物技术研发的同时,还应当注重数字化和智能化相关技术的应用。我们应当以数字化、智能化为抓手,并结合包括生物技术在内的其他相关领域的技术进步进行产业模式创新,从而全面推进大健康产业的发展。而考虑到当前技术发展的实际情况,我国尤其应当在 5G 医疗物联网技术、医疗人工智能技术、数字医疗 3D 打印技术三个方面加大投入,突破高端医疗器械的掣肘,积极建设智慧医疗,推动大健康产业的数字化、智能化升级。

（一）5G 医疗物联网技术

医疗物联网的作用在于以网络链接医疗装备进而提升医疗服务。经过前一轮的医疗信息化,当前医院中已经存在有线网络、蓝牙网络、ZigBee 网络、WiFi（移动热点）、4G 网络等各种网络,但这些网络在网速、易用性、稳定性、可维护性方面存在诸多问题。2019 年,医疗行业的 5G 网络建设工作委员会成立,并发布了《基于 5G 技术的医院网络建设标准》。这是由医疗行业和通信行业联合制定的技术标准,在一定程度上规范了 5G 时代医院无线信息化网络建设的要求。

而 2019 年年末新冠肺炎疫情的突然暴发暴露了医疗行业的短板,特别是在医疗数字化基础设施建设上还比较滞后。国家发展改革委、工业和信息化部联合出台了"5G 创新应用提升工程",重点之一便是"医疗+5G"。而在随后的相关政府文件中,国家又发布了"医疗+5G"的重点项目,甚至部分省份已经发布明确的指标要求,例如广东明确 2020 年年底 100 家医院覆盖 5G 网络,开展 5G 医疗。在实践中,医疗物联网已进入实际的商业应用阶段,实现商业闭环。

如前所述,健康数据的连续性对于大健康产业至关重要。而 5G 物联网技术则为实现健康数据的连续获取提供了可能。通过 5G 物联网技术可以实现"医疗个性化",使患者的持续监测成为可能,大大提高预防性护理的效果。

在技术上,以 5G 物联网技术为基础的医疗检测设备管理系统通过传感器采集病患身体各类生理数据（如心跳、体温、血压等）,利用 5G 通信技术将传感器采集到的数据发送至分析平台、临床医生处或医院管理处,为各种治疗和决策提供有效的数据支撑。而基于5G通信技术的数字医疗网络,能够极大地降低医疗设备之间的通信延迟,提高数据处理能力,从而有效提高医生的诊断效率和准确性(张宏庆和贾利,2021)。此次新冠肺炎疫情中开展的远程医疗服务、监护服务、体温筛查服务、远程CT会诊、医疗机器人物流、移动会诊等,都是5G医疗物联网的典型应用场景。特别是其中的医疗机器人,是集医学、影像学、机械学、力学、材料学、计算机学、计算机视觉、数学分析、机器人等诸多学科于一体的新型交叉研究领域,应用前景非常广泛。

不仅仅是病患,健康的人也可以利用5G医疗物联网设备来帮助检测自己的饮食成分摄入以及健身状况,从而赋能健康。特别是随着各种检测技术(如可穿戴设备、基因检测等)的发展,医疗机构能获取的个人健康数据越来越多、越来越复杂,包括生物数据(基因等)、生理数据(血糖、血压等)、环境数据(每天呼吸的空气的质量等)、心理状态数据、社交数据及就诊数据(个人就医、用药等)等。将这些数据汇聚在一起,医疗机构能够在很大程度上为民众提供个性化的健康管理和医疗服务。

📖 案例 7-9

推进 5G 在医疗领域的应用①

华为技术有限公司5G医疗总监赵伟称:这次新冠肺炎疫情用得最多的是呼吸机、监护仪。大型医院里多则几百台,少则几十台,很多设备在使用中会突然出现故障,遇到这个情况怎么办?用技术手段去解决。四川某医院通过5G网络建设改善了服务流程,在医疗设备上增加了5G通信模块,用来采集医疗设备的参数,并做了预测性的维护,实现了医疗设备全周期的管理。整个设备管理业务是通过5G网络实现的,大大提升了医院的工作效率。

此外,5G还应用于医院后勤服务网络。如今医院很多信息化设备实现了自动化、智能化,医院从消毒、物流到送餐、防控等,都由机器人承担相应的工作,无人化背后需要一定的操控,这都要和5G结合起来。

――――――――――――

① 赵伟. 5G 助力医疗健康产业加速信息化[J]. 城市开发,2020(17):69.

（二）医疗人工智能技术

人工智能发挥作用的基础是大数据,海量数据则是医疗领域的一个显著特征,这为人工智能在医疗领域的应用提供了重要的基础。回顾人工智能的发展历程,与医学领域的结合一直是其中的重点领域(张旭东等,2020)。近年来,随着人工智能在技术上的突破,医疗人工智能的发展也迈上一个新台阶。特别是,国家高度重视医疗人工智能技术的开发与应用,也出现了一批专门从事医疗人工智能落地应用的高技术企业,这些便利条件,有助于进一步推动我国医疗人工智能的快速发展,让相关高科技产品和服务更好地惠及民众。

基于海量医疗健康大数据,医疗人工智能技术能够挖掘这些数据背后的规律、逻辑和因果关系,从而为民众提供更加个性化、智能化的医疗健康服务。总结既有的相关文献资料,人工智能技术在医疗领域的应用主要集中在智能辅助诊疗、智能药物研发、智能医疗器械、智能影像识别、疾病筛查和风险预测、智能健康管理、虚拟助理等方面(见表7-1)。

表7-1　医疗人工智能技术的主要应用场景

应用场景	具体描述
智能辅助诊疗	基于医院电子病历等系统,对患者信息进行推理,自动生成针对患者的精细化诊疗建议,供医生决策参考。可应用于病历结构化处理、多源异构数据挖掘、临床决策支持等方面
智能药物研发	在新药研发阶段,基于既有技术和数据,运用人工智能技术挖掘药物研发规律,辅助新药研发。例如,生物药中靶点的发现和确证、先导物的发现、先导物的优化等
智能医疗器械	智能医疗器械可以摆脱对医生操作的依赖,通过机器学习等底层技术实现自我更新迭代。人工智能技术一方面帮助医生缩减工作量,另一方面可以提高器械使用的精准度
智能影像识别	人工智能技术可以帮助医生基于医学影像完成各种定量分析、历史图像的比较或者可疑病灶的发现等,从而使医生高效、准确地完成诊断。可应用于CT、视网膜眼底图、X射线、病理、超声、内窥镜、皮肤影像等方面
疾病筛查和风险预测	人工智能技术可以依据历史就医数据以及行为、医学影像、生化检测等多种结果进行综合分析和判断,或者依据某个长期形成的单一数据进行疾病预测。如2008年,谷歌科研团队利用搜索引擎预测了流感暴发趋势

（续表）

应用场景	具体描述
智能健康管理	基于物联网医疗设备采集整合的各类健康数据,如血压、血糖、体温、心跳等生理指标,运用人工智能技术进行分析,可以对潜在的健康风险做出提示,并给出相应的改善策略,最终实现对健康的前瞻性管理。可应用于智能可穿戴设备、家庭智能健康检测监测设备等方面
虚拟助理	利用人工智能技术对医疗健康大数据的学习或挖掘,在"理解"用户需求的前提下,按照要求输出相关的医学知识和信息,辅助人们进行健康管理或就医问药。通过语音识别、自然语言处理等技术,将患者的病症描述与标准的医学指南做对比,为用户提供医疗咨询、自诊、导诊等服务。可应用于个人问诊、用药咨询、导诊机器人、分诊和慢性病管理、电子病历语音录入等方面

在技术方面,为了进一步推动医疗人工智能的发展,我们应当在机器学习、医疗健康大数据处理、计算机视觉等方面加大研发力度,寻求技术上的突破(郑阳,2021)。从产业链视角来看,大健康产业的服务主体多、产业链长(郑阳,2021),这会导致医疗健康大数据存在不一致、不完整、交叉关联等低质量问题,从而严重阻碍人工智能发挥作用。因此,我们应当特别重视产业链上多源异构数据的治理,实现多模态数据融合与互联互通。而在具体的应用方面,我们应当在相关技术突破的基础上,进一步深化人工智能在上述医疗场景中的应用,并不断拓展和丰富应用场景,让医疗人工智能技术在更高的水平上赋能民众健康。

案例 7-10

看清医学影像的"雾中花"①

当前,很多疾病的诊疗都离不开影像工具。那么,基于人工智能和大数据,影像学又能给临床带来怎样的变化呢?

举几个关于肿瘤诊疗的例子。我们知道,目前人类还缺乏对肿瘤的有效疗法。在现有的手段中,影像工具是必不可少的,但也存在术前影像不准确、术中治疗凭经验、术后病理诊断滞后的问题。借助人工智能,我们能够通过影像看到

---

① 魏婉笛.看清医学影像的"雾中花":访北航-首医大数据精准医疗高精尖创新中心主任田捷[N].健康报,2021-07-05(4).

并量化肿瘤演进过程中的分子功能信息,从而大大提高临床诊断的正确性和治疗的有效性。

影像对于临床的意义,是通过从数据、图像到知识的转化来实现的。对于医生们来说,接触到的一般是从图像到知识这个过程,即通过人眼看到影像,根据自己的经验进行建模,进而对患者的病情进行诊断,制订治疗方案。这个过程过去是以人为主、以经验驱动的。而一旦有了人工智能的辅助,这个过程就将发生变化。

在这个领域,人工智能的应用有一套系统的方法,被称作影像组学。人类是看图提取视觉特征,而计算机能看到图像中的高维信息。换句话说,人眼看不到或认为是噪点的元素,里面可能恰恰含有基因蛋白等在宏观影像上无法体现的微观信息,而这些信息能够被人工智能获取。

有人说,影像学就像是"雾里看花",病理学则像是"管中窥豹"。而人工智能可以从影像到病理再到基因,把临床和基础研究结合在一起,用影像逼近病理,让病理前移,提升肿瘤研究和临床治疗的效果。

曾有一位放射科医生给我们提供过一个非常典型的例子。有两个肿瘤患者,年龄相近,其肿瘤均处于 IB 期(早中期),肿瘤结构在影像上的呈现也非常相似。但这两个患者的预后却差别很大:一个患者在 5 年多的时间里肿瘤没有复发,而另一个患者在 1 年半的时候肿瘤复发了。当时在收治这两个患者时,还没有人工智能的辅助。但现在,当我们用人工智能的方法重新获取这两个患者肿瘤的影像时发现,图像中隐藏着大量可量化的高维信息。这其中关于肿瘤异质性的相关信息显示,预后良好的患者呈正态分布,预后不好的患者则呈杂乱分布。

......

除了辅助影像逼近病理,人工智能还可以在一定程度上成为预测疗效的工具。按照 NCCN(美国国立综合癌症网络)的指南,5 厘米以下的肝癌,射频消融和手术切除的效果是差不多的。在临床上,短期效果也确实如此。

......

上述这些临床上解决不了的问题,经由人工智能介入,可以做到对患者病情的个性化预测。癌细胞转移概率小的进行随访,概率大的去做放化疗,这样就能在很大程度上避免不必要的医疗资源浪费,减轻患者与家属的痛苦和负担。

（三）数字医疗 3D 打印技术

基于数字医疗,病人可以在更加高效、合理的流程中完成就诊,医生诊断准确率大幅提高,病人病历和历史病历等医学信息可以更加便利地保存,从而更加方便医生诊断和病人自查,真正实现远程会诊所需的病人综合数据随时调用,实现快速有效服务。特别是近年来,数字医疗设备的出现,大大推动了医学信息学科和实践的发展。从一维信息[如心电图(ECG)和脑电图(EEG)等重要的电生理信息]、二维信息(如 CT、MRI、彩超、DR 等医学影像信息),到三维(3D)可视化(如三维心脏影像),这些进展极大地丰富了医生的诊断技术,使医学进入了一个全新的可视化信息时代。

数字医疗领域,3D 打印生物医学是前沿、极具发展前景的技术之一。3D 打印技术是制造业中基于增材模式进行物料加工的快速成型技术,它以数字化设计文件为基础,通过计算机设计,将材料逐层沉积或黏合打印出三维物体。业界已经达成共识,3D 打印目前可以大规模推广的第一大产业就是生物医学领域。特别是,生物 3D 打印作为一门新兴交叉前沿技术领域,在国内外得到前所未有的战略关注(孟群等,2017)。如美国强调重点投资增材生物制造领域,欧盟则高度重视生物 3D 打印的战略意义。我国将以细胞和先进生物材料为基础的生物制造及生物 3D 打印技术视为国家重要战略发展方向。据 Smar Tech Markets 预测,包括牙科在内的医学市场在整个 3D 打印市场中所占比重非常大,2015 年占比为 37.8%,到 2023 年将占到 41.0% 的比重,达到近 80 亿美元的市场规模。预计到 2023 年,中国生物 3D 打印市场直接收益将达到 16 亿美元以上,折合人民币 100 亿元左右(左宏等,2016)。

当前,3D 打印在医疗领域的应用主要包括以下三个方面:①体内植入物。这在骨科领域的应用非常广泛,医生可以先通过 CT、彩超等数字设备采集数据,再转化成三维立体信息,最后打印出来的植入物精准程度达到 0.01 毫米,手术成功率大大提升。②手术路线规划。作为手术导板,通过 3D 打印还原患者病况,可以引导医生更加有针对性地制订手术方案以提高成功率,也可以让异地的专家更直观地了解患者病情。③打印器官、细胞软组织。以活的细胞(或干细胞)为基本构建单元,辅以生物材料(也称生物墨水),在仿生原理和发育生物学原理的指导下,按照计算机预设的模型,通过 3D 打印技术将细胞/生物材料/生长因子等物质放置在特定的空间位置,并通过层层粘接形成所需的三维结构体;高度仿生的工程化人体组织和器官,让人类离"器官再生"的梦想更近了一步。

案例 7-11

当 3D 打印遇到医学①

3D 打印已越来越多地应用到医疗领域。比如,在粒子植入治疗中,通过预先对肿瘤进行 CT 扫描,将扫描图像传输到计算机系统,进行科学的针刺路径设计,可以精确地避开大血管、神经和人体重要组织器官,之后将设计图传输到 3D 打印机指导打印出根据术前检查设计的引导模板,再利用模板引导针刺,大大提高了粒子植入治疗精度,缩短了手术治疗时间。

增材制造即俗称的"3D 打印"技术问世已有二十多年,但以金属材料进行 3D 打印的历史则不过十余年。最初由电子束熔融成型技术开创了用金属粉末进行 3D 打印的先河,随后,激光熔融很快成为金属 3D 打印的另一种主要技术。引人关注的是,在过去短短几年时间里,金属 3D 打印技术在医学领域,尤其是在骨科专业的应用已经深受重视,迄今应用 3D 打印内植物进行骨科手术的成功案例不胜枚举,其创新潜力和应用前景更被业内普遍看好。中国骨科界似乎正在掀起一波 3D 打印技术临床应用的热潮。那么,3D 打印内植物在骨科领域的应用前途究竟如何呢?是会像某些当初的新技术,比如干细胞移植一样,从备受青睐到莫衷一是?还是会像不少同行期待的那样,会给骨科手术带来颠覆性变革?要真正认识并客观评价 3D 打印技术在骨科领域的应用价值,一方面需要弄清楚 3D 打印内植物的特性及其在骨科手术中可能发挥的优势,另一方面需要密切观察业已应用于临床的 3D 打印内植物的中期和远期疗效。

四、大健康产业技术创新的未来

结合国内外大健康产业的发展现状、大健康产业既有的技术水平以及我国的具体国情,在可预见的未来,我国大健康产业技术创新的趋势将体现在三个方面,即先进技术融合、个性化导向、国际化道路。

---

① 刘忠军. 当 3D 打印遇到医学[N]. 健康报,2017-04-29(4).

（一）先进技术融合

人工智能、物联网、纳米技术、生物技术等高科技将进一步融入大健康产业，促进大健康产业在更高的技术水平上快速发展。在实践中，高科技化主要体现在以下几个方面：①可穿戴设备、远程医疗、双向远程音频、慢性病监测等高科技手段将在健康领域广泛应用；②IT企业探索并协助医疗系统打造新的医疗服务生态产业链，同时，医疗信息化将重点着眼于技术与业务创新，运用大数据等新技术手段打造系统管理及应用平台；③人工智能、物联网等新兴技术将全面提升诊断、治疗和健康管理以及相关金融保险等服务的智能化水平；④生物技术将进一步提升企业的竞争力以及医院的治疗水平，并助力人类解决一些暂时难以攻克的疾病（如肿瘤、遗传性疾病等），助力人类寿命的延长；⑤包括纳米材料在内的新材料的出现，将极大地丰富医生的诊疗和康复手段。

量子计算、超导材料等其他领域的各种新技术层出不穷。虽然暂时未能在大健康产业内实现产业化应用，但相信在不远的将来，这些先进的技术必将被广泛应用于大健康产业，赋能人类健康。技术的跨领域融合已经是大势所趋，特别是对于大健康产业这种高度跨领域交叉的高速增长产业而言，源于各个领域的先进技术的融合，是促进大健康产业升级与发展的基础。

（二）个性化导向

既有医疗健康服务供给的一个显著特征是，难以根据每个人的具体需求提供个性化的服务。但随着人们生活水平的提高以及健康意识的增强，个性化的医疗健康服务供给已是必然趋势。未来，企业的技术创新必须以为每个独立的个体提供个性化的医疗健康服务为导向，更加了解用户，并有能力为用户提供个性化的产品和服务。具体而言，企业应当通过大数据、物联网等新的技术手段，收集健康数据，与用户之间建立有效的联系，并在此基础上提供个性化的产品和服务。

从经济学角度来看，个性化导向意味着大健康产业必须突破规模经济的掣肘。规模化的产品和服务供给，能有效保障供应方的利润，而在个性化需求下如何平衡成本与收益是亟待解决的问题。根本的解决办法，还是要在技术上寻求突破，即在满足个性化需求的同时，有效控制供给成本，从而保障收益。如前所述的可穿戴设备、远程手术机器人等技术的进一步精进，可以为民众提供个性化的医疗健康服务，相关企业和医疗机构必须着力在这些技术上取得新的进展。

（三）国际化道路

伴随着通信互联技术和国际贸易的发展,国际化已是大势所趋。各国资源禀赋存在差异,特别是在大健康产业相关技术上,我国在很多方面需要借鉴发达国家的优势技术。在过去相当长的一个时期,我国只能引进国外的技术;但随着技术经验的累积,我国在国际技术合作方面已经越来越能够平等地与发达国家对话。"一带一路"倡议也要求我国积极推进大健康产业的国际化。对于相关的企业和研究机构而言,在坚持自主创新道路的同时,还要学会放眼世界,通过合作学习先进的技术经验。此外,国际化也有助于我国将先进的技术转化为企业的利润,为技术开发积累资源,从而形成良性的技术升级闭环。

总体而言,我国大健康产业的发展还处于上升期。从产业与技术的匹配视角来看,大健康产业将是未来很多年技术创新最为活跃的领域之一。当然,我们应当看到,我国大健康产业技术创新在未来的发展中,仍然存在以下几个方面的重要问题亟待解决:①从国际竞争环境来看,以美国为首的西方发达国家近年来对我国采取的技术封锁和经济制裁,对大健康产业中的部分关键产业链造成了较为严重的破坏。因此,通过自主创新,在关键技术上实现突破就变得至关重要(潘为华等,2021)。② 技术的发展,离不开制度环境的保障。为此,我国应当进一步完善专利保护的法律法规,构建技术转移服务体系,培育一批专业的技术转移机构以促进技术的产业化。③技术的进步,归根结底还是要靠人才。在国家层面,应当瞄准医疗健康领域的科技前沿,聚焦重大需求,加强系统整合布局,大力培养科技创新领军人才。

📖案例 7-12

AI 制药有用吗?[①]

从美国麻省理工学院(MIT)走出来的温书豪,早在顶尖药企云集的波士顿,就感受到人工智能(AI)在药物研发中的可能性与巨大潜力。

一款已上市的治疗婴幼儿皮肤疾病的药物,让他记忆很深。一家药企收购了一款在研药物,按照传统的新药内部评估流程,至少需要一年到一年半的时间

---

① 信娜. AI 药物研发,离落地还有多远?［EB/OL］.（2021－04－09）［2022－07－14］. http://magazine.caijing.com.cn/20210409/4754483.shtml.

才能达到新药申报的要求。偏偏竞争对手的研发也在推进中。竞争,让研发时间不得不骤然缩短。温书豪拿到这个订单,花了一个多月帮这家药企解决了问题,他用算法预测技术代替传统的实验探索,加速了这家药企的研发决策。温书豪说:"最终这款药物上市的日期提前了八到十个月。"近几年,温书豪愈发感受到中国药企对研发创新药的渴望。国内的"带量采购""药品一致性评价"等政策都在倒逼药企不能只停留在做仿制药。同一款药,如果药企做不到价格战的前三、前五,可能就无法取得一定的市场占有率了。

在大环境的驱动下,已有多家国内药企主动与晶泰科技合作研发新药。这时,温书豪又发现了新的问题。国内药企做创新药时,如果大家都采取传统模式,那么速度其实差不多。目前,国内最领先的 5~10 家创新药企,研发实力确实很强。但是,以仿制药为主导的传统药企仍占主流,其中甚至包括年销售额超过十亿元的药企。"我能感受到企业的研发压力和急切的创新需求。"温书豪说,一个国内客户使用传统的研发技术与手段,花了一年半的时间做了一款新药候选,但活性和选择性还是不尽如人意。而利用 AI 技术筛选只用了三个半月,就做到了活性、选择性等重要药物特性几十倍甚至百倍的提升。

在新药发现方面,AI 展现了超越个人极限的学习能力,通过积累数据及专利信息进行模型训练,AI 算法可以成为药物科学家的研发利器。针对一个靶点,传统研发与 AI 的效率差距十分明显。传统研发需要通过不断的实验筛选,从几百个分子中寻找有治疗效果的化学分子。而 AI 在短时间内就能够产生一百万到几百万个针对该靶点的有效分子。温书豪分析,人类思维有一定的趋同性,针对同一个靶点的新药,有时难免结构相近,进而引发专利诉讼。而 AI 算法可以摆脱研究者经验的局限和研发效率的瓶颈,同时优化多种药物特性,设计出丰富多样、药物性质最理想的候选分子。

对于 AI 在药物研发上所起到的作用,《财经》记者采访了六位创新药企负责人,大家的看法不一。"目前还没有帮助,因为技术还没那么成熟。"一位创新药企负责人毫不犹豫地回答。另一位药企负责人的心态则有所不同,他认为,AI 已经被广泛地应用于药物的生产管理,如果能够开发合适的 AI 算法,那么 AI 在药物研发中也一定很好用。

虽然观点不同,但这些药企负责人有一个共识,即 AI 是未来的趋势。"我们现在对人工智能的使用,主要集中在临床各个阶段对大数据的利用上。"一位接触过 AI 的药企负责人对《财经》记者说。从他举的例子中可以看出,AI 在药物研发早期多环节都有介入。比如,前期项目立项时,对流行病学数据的使用;试验设计上,对历史临床数据的深度挖掘,以及用肿瘤标记物筛选患者;项目启动阶段,根据医院历史诊疗数据选择最佳的临床中心;试验进行中,监控各临床中心的实时数据并进行分析,预测风险,提高成功率;试验后,做数据清洗整理。

未来,如果数据更丰富、结构统一性更好,AI 就可以发挥更大的作用。"目前,候选药物筛选上应用 AI 的确比较多,可以用机器学习筛选大量分子库,提高效率。"上述接触过 AI 的药企负责人认为,这是一个发展阶段,随着应用场景的增加,AI 的作为更大。新药的靶点,目前呈爆发性的涌出,这个领域挤满了新兴的生物企业。另一位药企负责人指出,AI 会从宏观上给药企带来前所未有的指导意义,能够提供挖掘新靶点的机会,突破当前的瓶颈,帮助企业从目前的困境中走出来。

肿瘤药物是当下热门的新药研发领域。PD-1 这种肿瘤免疫治疗新药于 2014 年 9 月在美国上市后,全球多家公司扎进来,国内有君实生物、信达生物、恒瑞医药的 PD-1 产品上市,还有多家药企在等待,谁将借助 AI 跃出?

上述接触过 AI 的药企负责人寄望于利用 AI 催生新的理念,找出下一个 PD-1。这样的观点受到了其他药企负责人的挑战。一位负责人一言以概之: "目前 AI 制药尚处于初级阶段,可能帮助不到我们企业。"一个新事物的出现总会有质疑,也会有很多泡沫,到最后才会显现那个富有真正实力的巨头。

参考文献

[1] HASPESLAGH P C, JEMISON DW. Managing acquisitions: creating value through corporate renewal[M]. New York: Free Press, 1991.

[2] MJ∅S O D. Foreword: biotechnology, health, and peace[J]. Biotechnology annual review, 2007, 13: v-viii.

[3] NARASIMHAN R, SWINK M, VISWANATHAN S. On decisions for integration implementation: an examination of complementarities between product-process technology integration[J]. Decision sciences, 2010, 2(14): 355-372.

[4] 陈建伟.人工智能催化医药产业革新[N].健康报,2017-08-05(3).

[5] 陈欣然,李国正,崔一迪,等.基于专利计量的全球人工智能技术在医疗健康领域应用发展态势分析[J].科技管理研究,2021,41(3):139-147.

[6] 陈珧.技术获取型海外并购整合与技术创新:基于中国企业和韩国企业的对比研究[J].世界经济研究,2016(8):114-125.

[7] 甘贝贝.智慧医学终将改变医学未来:访中国工程院院士、上海交通大学医学院附属瑞金医院院长宁光[N].健康报,2020-12-23(5).

[8] 国务院办公厅.国务院办公厅关于促进"互联网+医疗健康"发展的意见[A/OL].(2018-04-28)[2021-06-20].http://www.gov.cn/zhengce/content/2018-04/28/content_5286645.htm.

[9] 刘先敏,李睿娴,石方志,等.中国制造业企业跨国并购技术整合的多案例研究:基于全球创新链视角[J].国际商务财会,2017(1):90-96.

[10] 刘忠军.当3D打印遇到医学[N].健康报,2017-04-29(4).

[11] 马飞.自主创新,向全球亮真实力[N].医药经济报,2020-12-31(3).

[12] 孟光兴,邱家学.模仿创新:让新药研发驶入快行道[N].中国医药报,2003-09-04(AO5).

[13] 孟群,尹新,梁宸.中国"互联网+健康医疗"现状与发展综述[J].中国卫生信息管理杂志,2017,14(2):110-118.

[14] 倪郭明,朱菊萍,李思慧.大健康产业发展的国际经验及其对我国的启示[J].卫生经济研究,2018(12):64-68.

[15] 牛禄青.掘金"互联网+大健康"[J].新经济导刊,2016(Z1):52-55.

[16] 潘为华,贺正楚,潘红玉,等.大健康产业的发展:产业链和产业体系构建的视角[J].科学决策,2021(3):36-61.

[17] 彭玉凌,王蕾,夏咏梅."互联网+大健康"时代中医药产业供给侧结构性改革初探[J].卫生经济研究,2018(7):34-36.

[18] 秦卫华.新需求驱动产业新思考[N].医药经济报,2019-05-30(F02).

[19] 任军慧.生物技术发展对人类健康的影响[J].医疗保健器具,2008,15(7):51-53.

[20] 施培公.后发优势:模仿创新的理论与实证研究[M].北京.清华大学出版社,1999.

[21] 王宏广,张俊祥,朱姝,等.疫情之后,这个关乎国家安全的脊梁产业该上场了[J].健康中国观察,2020(6):83-86.

[22] 王振海,冯国忠.浅谈模仿创新在我国制药企业发展中的应用[J].齐鲁药事,2010,29(6):373-375.

[23] 魏婉笛.看清医学影像的"雾中花":访北航-首医大数据精准医疗高精尖创新中心主任田捷[N].健康报,2021-07-05(4).

[24] 吴兴海,杨家诚,张林,等.互联网+大健康:重构医疗健康全产业链[M].北京:人民邮电出版社,2016.

[25] 夏宁邵,张天英.新冠疫苗点亮希望之光[J].中国科学基金,2021,35(2):223-224.

［26］新浪财经.21 深度丨获批新冠疫苗 16 款、产能超 150 亿剂,全球疫苗市场竞争格局生变［EB/OL］.(2021－06－18)［2021－06－20］. https://finance.sina.com.cn/chanjing/cyxw/2021－06－18/doc-ikqciyzk0339761.shtml.

［27］信娜. AI 药物研发,离落地还有多远?［EB/OL］. (2021－04－09)［2022－07－14］. http://magazine.caijing.com.cn/20210409/4754483.shtml.

［28］易先忠,张亚斌,刘智勇.自主创新、国外模仿与后发国知识产权保护［J］.世界经济,2007(3):31－40.

［29］袁建伟,丁志刚,庞飞,等.中国大健康产业发展模式研究［M］.杭州:浙江工商大学出版社,2017.

［30］张宏庆,贾利.基于人工智能与 5G 通信的医疗检测设备管理系统设计［J］.电子设计工程,2021,29(11):113－116.

［31］张建民,张玥凌. 透明质酸"大爆发"才刚开始［N］. 医药经济报,2021－07－05(7).

［32］张磊. 医疗健康产业或成新投资风口［N］. 健康报,2019－03－27(7).

［33］张舒逸,杨婧,李彩霞.医药健康产业的国外经验借鉴研究［J］.科技和产业,2020,20(11):164－167.

［34］张旭东,陈校云,舒婷.中国医疗人工智能发展报告(2020)［M］.北京:社会科学文献出版社,2020.

［35］张学勇,柳依依,罗丹,等.创新能力对上市公司并购业绩的影响［J］.金融研究,2017(3):159－175.

［36］赵伟. 5G 助力医疗健康产业加速信息化［J］. 城市开发, 2020(17):69.

［37］郑阳.医疗人工智能的关键技术及应用［J］.医学信息,2021,34(2):19－22.

［38］中共中央国务院."健康中国 2030"规划纲要［A/OL］. (2016－10－25)［2021－06－20］. http://www.gov.cn/gongbao/content/2016/content_5133024.htm.

［39］中共中央科技部."十三五"生物技术创新专项规划［A/OL］. (2017－05－25)［2021－06－20］. http://www.most.gov.cn/kjbgz/201705/t20170524_132924.html.

［40］中国政府网.中国新冠病毒疫苗获批上市!［EB/OL］(2020－12－31)［2021－06－20］. http://www.gov.cn/xinwen/2020－12－31/content_5575757.htm.

［41］朱贻庭.伦理学大辞典［M］.上海:上海辞书出版社,2010.

［42］左宏,饶琴,肖琳子.3D 打印生物医学产业大有可为［J］.新湘评论,2016(17):53－55.

第八章

大健康产业投融资创新

案例 8-1

高瓴与云锋基金布局大健康产业①

疫情下,医疗大健康的价值更加突出。"高瓴将持续不断地增加投入。"高瓴联席首席投资官、合伙人易诺青向《财经》记者表示。业界公认,高瓴投资的都是医疗各细分领域的优秀企业,且一旦筛选出行业龙头,后续的速度会很快,一两个月就会完成投资。2020 年 3 月,高瓴斥资约 6.45 亿港元加仓微创医疗(0853.HK),持股比例升至 6.61%;4 月,包括高瓴在内的 7 家知名战略投资者投资微创医疗旗下子公司,投前估值 11 亿美元;7 月,微创医疗另一子公司融资1.05 亿美元,其中高瓴认购一半。但在 2020 年,微创医疗的业绩却由盈转亏。其中报披露,上半年净亏损 6 880 万美元,这是公司自 2014 年来中期业绩首次出现亏损。医疗器械行业,正是受新冠肺炎疫情冲击较大的细分领域之一。"原材料进不来,线下手术做不了,产品卖不出去,业绩肯定会下滑。"有医疗投资人分析,"大家主要是看好未来的市场。"高瓴的定位是创新型产业投资人,"我们战略投资了一大批原发技术创新的初创生物医药企业、医疗器械企业。"易诺青表示。除了创新医疗器械,另一个高瓴坚定看好的是创新药。这主要是基于药审改革的政策背景。"鼓励创新药研发,压缩仿制药和辅助用药空间,大幅提高审批速度,使得创新药的医保准入周期从 5～6 年缩短到 1～2 年。此举无疑将加速创新药上市速度,让创新药尽快地惠及更多的患者。"易诺青说。未

---

① 凌馨,赵天宇,李丽萍.掘金大健康[EB/OL].(2021-04-09)[2022-12-09].http://magazine.caijing.com.cn/20210409/4754426.shtml.

来十年将成为中国龙头制药企业进军全球市场的关键阶段。高瓴预测,中国药品市场规模预计十年后翻一番。药品结构也会发生重大变化,2019 年创新药市场规模达 1 200 亿元,预计十年后,年销售额将有 2 万亿元的增长空间。在投资者眼中,中国的临床研究发展已经落后于医药创新产业链其他环节。"临床研究的能力和资源问题若得不到及时解决,将大幅延缓中国创新药产业发展进程。"易诺青说。2020 年 10 月 24 日,高瓴和中国研究型医院协会签署了战略合作协议,以高瓴全资控股的高博医疗集团为载体,共同探索中国研究型医院的模式建设与创新。2021 年上半年,高瓴成为投资全球医疗健康最为活跃的机构之一,6 个月破纪录地投资 46 次,其投资标的以生物医药和医疗器械公司为主。

作为投资人,云锋基金执行董事黄潇表示:"现在行业整体融资的节奏肯定是比较快的,数量与金额处于景气和繁荣期,预期会看到泡沫。最后还是要看标的本身和细分领域是不是具有高成长的属性,是不是能兑现高估值的溢价。"药明奥测接受了云锋基金的"连理枝"。实际上,在药明奥测 2019 年完成的上一轮融资中,云锋基金报价并非最高。"我们不需要财务投资人",药明奥测 CEO 刘釜均称,他们看重的不是云锋基金给予的估值,对现在的药明奥测来说,更需要的是战略投资者。在新冠肺炎疫情期间,药明奥测与国内第二大体检机构爱康国宾的合作正是在云锋基金平台上达成的。作为国内首家核酸检测线上销售企业,爱康国宾在上海使用的正是药明奥测研发的试剂盒;而上海首条免下车检测路线,就设在药明奥测旗下的医学检验所。

黄潇预测,随着科创板扩容,"未来可能会有 500 家到 600 家以上的大健康企业上市。但国内第一梯队的券商研究团队,假设一人可以关注 8 家到 10 家企业,可能也只能覆盖到 20%。这将导致所谓的头部基金定价权增强,券商也会更看重头部机构投过的企业,从而导致估值的分化"。

头部基金的偏好十分明确,即细分领域龙头企业。"我们做过很深入的研究,复盘了欧美药企从初创到龙头的历程。从行业角度来看,龙头的地位是非常稳固的,几乎不会被后进者动摇。"黄潇说,"除关注龙头企业之外,我们也会帮助有龙头潜质的公司来确认龙头地位。"2020 年下半年,云锋基金已有多笔大额股权投资被披露,包括医疗器械 CDMO 企业、药品全产业链提供 MAH(药品上市许可持有人制度)持证及转化服务公司、医疗 SaaS 提供商等。新药方面,云锋基金以 7 000 万美元入股科笛生物医药(上海)有限公司,这是一家致力于皮肤科疾病药物研发的企业,对恒翼生物医药科技(上海)有限公司的投资也完成交割。黄潇称,未来还有两三家要交割。黄潇的另一项预期是,伴随资本市场的扩容和企业估值的分化,会出现一批并购重组整合的机会。2018年,云锋基金曾助力万东医疗(600055.SH)收购排名全球第六的超声设备供应商意大利百胜医疗,并联合微创医疗收购了全球前五的心脏起搏器供应商法国索林集团。

高瓴、云锋基金的布局,都是要形成一个创新药、医疗器械、医疗服务、医药外包、医药零售的完整生态链。大型基金既能提供资金,还能帮助被投企业打通上下游,共享生态圈资源,在医疗投融资的"卖方市场"中占尽优势。"大家对高瓴又爱又恨,很喜欢跟着高瓴一起投,也很希望高瓴投我们的项目,但是又怕与高瓴拼速度。"一家专注医疗领域的投资机构人士说。无论投资者如何选择或表述,不可否认的是,疫情极大地影响了2020年大健康领域的投融资节奏。一些受访者预测,医疗一级市场的火热仍将持续一段时间,随后逐渐进入行业大洗牌。

一、大健康领域企业融资

(一) 企业发展阶段与融资方式

大健康领域的企业虽然在商业模式和盈利模式方面具有许多独特之处,但其主要的融资模式仍然符合财务学的一般规律。随着发展阶段的变化和生命周期的演化,企业融资方式和融资结构也会发生明显的变化(Damodaran,2015)。融资优序理论(Pecking Order Theory)指出,当企业存在融资需求时,首先会选择内源融资,其次会选择债务融资,最后才选择股权融资(Myers and Majluf,1984)。如图8-1所示,企业的生命周期一般可以分为初创期、成长期、扩张期、成熟期和衰退期等几个阶段,在初创期和成长期,企业的收入和利润都很少,利润的创造甚至为负,企业的运营难以产生足够多的现金流以支持发展,需要大量吸收外部融资。随着增长速度的加快,企业开始进入扩张期和成熟期,此时企业运营产生的现金流越来越多,融资方式也逐渐转为依靠公开资本市场的普通股和债券融资以及银行借款。当企业步入衰退期,对资金的需求量大幅减少,甚至低于运营产生的现金流,此时企业的外部融资主要以偿还债务和回购股票为主。

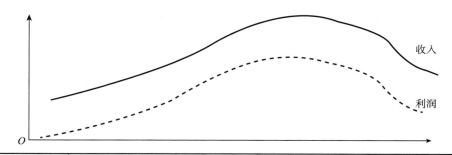

项目	生命周期				
	初创期	成长期	扩张期	成熟期	衰退期
外部融资需求	很大	很大	中等	减少	很少
内部产生资金	为负或极少	为负或极少	较少	较多	超过需求
外部融资方式	创业者资金 天使投资	风险投资 私募股权	银行借款 普通股	银行借款 债券 普通股	偿还债务 回购股票

图 8-1 企业生命周期与融资

实务中,从创业阶段开始直至首次公开上市(IPO),企业通常会采用分阶段融资的方式进行多个轮次的融资,常见的阶段包括种子轮、天使轮、泛 A 轮(Pre-A 轮、Pre-A+轮、A 轮、A+轮)、泛 B 轮(B 轮、B+轮)、泛 C 轮(C 轮、C+轮)、D 轮、E 轮、F 轮、股权融资、股权转让、战略融资、交叉轮、Pre-IPO 轮等。资金的提供方包括创业团队、创业投资基金、天使投资、风险投资、私募股权投资、产业投资基金等多个类型的投资机构。

总体来看,近年来医疗健康领域的投资与融资呈现如下特点:投资方式基金化,包括专业的投资基金、政府引导基金,以及由医药企业尤其是医药类上市公司发起或参与的产业投资基金等多种类型的投资基金;海外投资日益增加,海外投资和并购的案例不断涌现;投资方向多样化,除传统的医药制造和医疗器械外,对医疗机构、健康养老、医疗美容等行业的投资同样热情(曹健等,2021)。

根据产业大数据及人工智能科技公司火石创造的统计,2020 年我国医疗健康领域共发生融资案件 947 起,披露金额约为 2 087.04 亿元。从各细分领域来看:药品 307 起,融资金额占比 31.52%;医疗器械 259 起,融资金额占比 26.59%;产业服务 125 起,融资金额占比 12.83%;医疗服务 80 起,融资金额占比 8.21%。2020 年医疗健康领域的融资以 A 轮融资为主,共有 258 起,融资金额为 195.02

亿元;其次是 B 轮融资,共有 164 起,融资金额为 400.45 亿元。2020 年医疗健康领域融资规模前十的项目如表 8-1 所示。

表 8-1　2020 年医疗健康领域融资规模前十项目

序号	公司简称	业务	轮次	金额	投资方
1	百济神州	抗肿瘤药物研发商	战略融资	20.80 亿美元	高瓴资本,Baker Brothers Advisors LLC,AMGN
2	京东健康	互联网+医疗健康服务提供商	战略融资	13.60 亿美元	GIC(新加坡政府投资公司),高瓴资本,Black Rock Tiger Global Management,清池资本,中国国有企业结构调整基金
3	华大智造	全套生命数字化设备和系统解决方案提供商	B 轮	超 10.00 亿美元	IDG 资本,中信产业投资基金,华兴新经济基金,国方资本,华泰紫金,钛信资本,赛领资本,基石资本,鼎锋资产,国泰君安,中信证券投资,金石投资,松禾资本,信达风,华兴资本,湖北省科技投资集团,华盖资本,海控集团,前海长城
4	科兴中维	药品生产商	战略融资	5.15 亿美元	中国生物制药
5	丁香园	疫苗研发商	战略融资	5.00 亿美元	挚信资本,腾讯投资,高瓴资本
6	微创机器人	数字医疗健康服务提供商	战略融资	30.00 亿元人民币	高瓴资本,中信产业投资基金,致凯资产,远翼投资,易方达资产管理,科创投集团,国新科创基金,上海銮阙资产,瑞世财富,凯利易方资本,国方资本
7	天境生物	智能微创医疗器械制造商	股权融资	4.18 亿美元	高瓴资本
8	凯莱英	医药研发生产商	战略融资	23.00 亿元人民币	高瓴资本,中国国有企业结构调整基金,高盛中国,北信瑞丰基金,南方基金,招商基金,大成基金,九泰基金,天津津联海河国有企业改革创新发展基金

（续表）

序号	公司简称	业务	轮次	金额	投资方
9	微医集团	移动医疗服务平台	战略融资	3.50亿美元	未披露
10	晶泰科技	智能药物研发技术和药物临床前研究服务提供商	C轮	3.19亿美元	五源资本,软银愿景基金,人保资本,中金资本,招银国际资本,Mirae Asset Venture Investments,中信证券投资,中信资本,海松资本,顺为资本,方圆资本,IMO Ventures,Parkway Fund,腾讯投资,红杉资本中国,国寿股权投资,SIG(海纳亚洲创投基金)

资料来源:火石创造数据库。

（二）天使投资、风险投资与私募股权投资

在企业创立和发展的初期,通常需要较多的资金投入,而企业自身尚未开始产生净的现金流入,发展前景的高度不确定性和抵押物的缺乏导致初创期企业很难获得债务融资(Debt Financing),而主要采用股权融资(Equity Financing)方式。对于初创期企业来说,融资主要来源于创业者/创业团队的个人资金或天使投资(Angel Investors)。初创期企业不但尚未开始创造利润,甚至未能产生收入,最极端的情形可能只有一个创意或产品的想法与相关专利。天使投资的资金通常来自高净值的个人或家庭,其希望尽可能早地入资有发展潜力的企业且后续获得高回报。

随着初创期企业的成长,其产品或服务逐渐进入市场并获得一定的占有率,盈利模式逐步显现。但是成长期企业仍然需要大量的资金,此时各类型的风险投资与私募股权投资构成了投资的主体。典型的风险投资(Venture Capital,VC)通常采用有限合伙制的方式,包括有限合伙人(LP)和普通合伙人(GP)。有限合伙人主要是高净值个人或家族以及各类机构投资者(公司、养老金、保险公司等),以出资数额为上限承担有限责任;而普通合伙人对风险投资决策的制定、投资组合的选择以及管理运营负无限责任,因而通常更为积极地参与投资管理。风险投资一般会通过出售被投资企业的股权或者推动被投资企业进行IPO来实现投资的退出。从历史来看,风险投资对医疗健康产业的发展发挥了不可忽视的作用。美国的生物技术在20世纪七八十年代初才形成一个行业。之前

大型制药公司使用内部现金流来资助研发,利用知识产权(主要是专利)来保护研发成果。克莱纳·铂金斯(Kleiner Perkins)领导的天腾投资对胰岛素研发企业(基因泰克)的风险投资具有标志性意义,多只生物技术和医疗专业基金在20世纪80年代成立。医疗风投于1985年在美国新泽西州成立,后来成为该领域最大的风投公司之一(尼古拉斯,2020)。

在投资实践中,私募股权投资(Private Equity,PE)虽然与典型的风险投资有所区别,但是其对投资阶段的选择与风险投资非常类似,也是相对着重投资企业发展的早期,主要的退出方式同样借助IPO或股权转让。与典型的风险投资所不同的是,许多私募股权投资除了提供资金,对被投资企业的战略制定、经营管理、发展方向等多个方面都会提供大量的支持与辅导。这些股权投资基金已经不是单纯的财务投资者,而是扮演战略投资者的角色。在我国医疗健康投资领域较为活跃的高瓴资本、鼎晖投资、云锋基金等股权投资基金都兼具财务投资者和战略投资者的角色。Maksimovic and Pichler(2001)研究了新兴行业中的领先企业是如何选择融资时机与融资方式的,后者主要表现为IPO或私募股权融资。研究者发现,企业在产品市场竞争层面上的风险是其融资方式的重要决定因素,企业的风险越高,发展成本越高,越难以被竞争对手在技术上超越,越有可能选择私募股权融资方式。

随着投资实践的发展,企业风险投资(Corporate Venture Capital,CVC)开始越来越多地扮演日益重要的角色。对于企业而言,设立风险投资部门是企业进行外部研发与获取新技术的有效途径(田轩,2018)。在我国的投资实务中,企业风险投资更多地被称为产业投资基金。近年来,越来越多的医药公司尤其是上市公司开始牵头成立产业投资基金或参与产业投资基金的运作。根据有关机构的统计,2015—2017年,我国上市公司发起设立或参与的医疗健康产业基金数量近160只,募集资金超过2 400亿元。

📖 **案例 8-2**

泰格医药与江苏瑞华共设基金[①]

2021年3月创业板上市公司泰格医药(300347.SZ)发布公告,公司投资平

---

① 黄明森.泰格医药(03347)拟与江苏瑞华共同发起设立瑞华-泰格基金[EB/OL].(2021-03-29)[2022-10-20].https://www.zhitongcaijing.com/content/detail/437621.html.

台杭州泰格股权投资合伙企业（有限合伙）拟以自有资金人民币 2 亿元，与江苏瑞华创业投资管理有限公司（简称"江苏瑞华"）共同发起设立瑞华–泰格基金。合伙企业拟认缴出资总额为人民币 10 亿元。该合伙企业投资方向为大健康产业，主要集中在生物医药、医疗器械及医疗服务三个领域。其中，生物医药领域，合伙企业重点关注创新药物研发类公司、化学制药类项目及企业、生物制药类项目及企业；医疗器械领域，合伙企业重点关注诊断试剂、高值医用耗材、生物材料；医疗服务领域，合伙企业重点关注信息化移动医疗、健康体检机构、连锁专科医院。

泰格医药称，本次发起设立产业投资基金，可以结合公司在生物健康领域的专业优势，拓展投资渠道，获取投资收益；同时，该合作模式也将帮助公司提升综合服务能力，发展优质项目储备。

（三）首次公开发行与股权再融资

企业进入资本市场的最主要方式就是公开上市（首次公开发行，IPO），而上市也是企业在生命周期的特定时点改变自身财务和所有权结构的重要方式。那么，公开上市成为公众公司（Public Company）对企业到底有什么影响？Pástor et al.（2009）发现，企业在取得突破性创新之后会选择公开上市。朱凯等（2010）的研究表明，在我国金融发展较为滞后的地区，公司 IPO 以后债务融资水平显著提高，而且非国有公司 IPO 以后可以获得更多的信贷资源。Bernstein（2015）则采用实证研究的方法检验了公开上市对企业创新的影响，以专利数据度量创新，研究发现 IPO 之后，企业的内部创新能力下降了，具体表现为企业上市后研发人才的流失和创新效率的下降。Aggarwal and Hsu（2014）同样研究了公开上市对企业创新产出（专利数量和引用率）的影响，其样本全部来自生物医药行业，这些企业成立于 1980—2000 年，样本期限延伸到 2006 年。研究结果显示，企业公开上市后创新效率下降，保持私有控制企业的创新效率更高。Ferreira et al.（2014）构建了理论模型来分析公开上市对企业创新的影响，其理论推导得出的结论为：公开上市对创新型企业开发和推广已有创意或技术更加有利；如果创新型企业更关注开发新创意或新技术，那么最好保持私有（相对于公开交易股票而言）的所有权结构。Baranchuk et al.（2014）将新近上市公司和未上市企业进行配对检验，发现上市公司高管的激励性薪酬计划有助于企业进行更多的创新活动。

我国的 A 股市场目前主要由上海证券交易所的主板和科创板，深圳证券交易所的主板、中小板和创业板组成，其中科创板（STAR-Market）的推出及其股票发行采用的注册制是我国资本市场改革的里程碑。2019 年 7 月 22 日,首批 25 家科创板企业正式挂牌上市;2019 年 10 月 12 日,明晟公司(MSCI)宣布从 11 月起将科创板上市公司中符合条件的股票纳入 MSCI 全球可投资市场指数(GIMI),这也标志着科创板市场初步得到国际投资界的认可。截至 2021 年 12 月 31 日在科创板上市的大健康领域上市公司达到 68 家。

📖 **案例 8-3**

盛世泰科调整上市预期①

IPO 几乎已是医疗投融资的"标配"。虽然投资者暂时还没有提出硬性的要求,2020 年下半年正在进行 B 轮融资的盛世泰科生物医药技术(苏州)有限公司(以下简称"盛世泰科")已经重新调整上市预期。

"原来想着 2024 年,现在希望 2022 年就上市。"盛世泰科创始人余强告诉《财经》记者,考虑到科创板第五套标准和港股 18A 的窗口未必会永远开放,"我们就想越早(IPO)越好。"与明显提速的上市预期相对应的是更加紧凑、更成系统的融资时间表。领投方向盛世泰科 CEO 余强表示,希望尽早完成交易,并在 2021 年启动 B+轮融资。

余强的 B+轮估值目标为 30 多亿元。最终指向的,则是科创板第五套标准的"门槛"——预计市值不低于 40 亿元。作为一名科学家出身的创始人,余强对"纸面财富"保持着理性,"实在拉不到 40 亿元,也不想硬去达到。"毕竟,创始人与投资人不同,IPO 并不意味着真正的变现。但不可否认的是,40 亿元几乎是所有医疗创新企业共同的估值目标,这其中存在泡沫也已成为共识。

在余强心中,理想的领投方最好满足三个条件:投资额 1 亿元以上,在投资行业有知名度,有医药领域资源。一句话,"帮忙不添乱"。即使身处 B 轮,余强也希望通过 IPO 募资后可以实施并购操作,同时引进更多国外顶尖创新药,研发更多属于中国的 Best-in-Class(同类最优)和 First-in-Class(同类第一)药物。

"我没有考虑过'纸面财富'会给我带来真正的财富自由,我就想做成一件大事。"这已是像余强这样的医疗创新从业者们共同的"野心"。今天看到的是千亿级公司,明年或之后几年,万亿级的中国巨头呼之欲出。

---

① 凌馨,赵天宇,李丽萍.掘金大健康[EB/OL].(2021-04-09)[2022-12-09].http://magazine.caijing.com.cn/20210409/4754426.shtml.

在首次公开发行之外,上市公司再次发行股票进行股权融资的行为被称为股权再融资(Seasoned Equity Offering,SEO)。我国资本市场中股权再融资的主要方式包括配股(向现有股东按持股比例配售股票)、公开增发(面向不特定对象增发股票)以及定向增发(面向特定对象增发股票)。其中,定向增发认购方式相对较为灵活,通常是上市公司引进长期战略投资或进行重大资产重组的主要手段。

(四) 债务融资

企业的债务从属性来讲可以分为金融负债、商业负债和自发性负债。其中,金融负债是指向银行等金融机构的借款或者向资本市场发行的各类债券,通常是大型企业和上市公司主要采用的融资方式。商业负债来源于商业活动中的赊销和赊购行为,是对供应商和客户资金的一种占用。自发性负债是企业正常运营过程中因付款义务产生和支付之间的时间差异而导致的资金占用,比如企业的各种应付职工工资、应缴纳的各种税款等,这些负债不断发生并不断得到偿付随之继续产生,成为企业可以长期使用的资金来源。

📖 案例 8-4

华大基因信用稳定发展①

创业板上市公司华大基因(300676.SZ)2020 年 4 月 21 日发布了 2020 年面向合格投资者公开发行公司债券(第一期)发行公告。本期债券发行规模不超过 5 亿元(含 5 亿元),募集资金用途为补充流动资金,包括但不限用于补充日常运营资金,补充及置换前期为新冠肺炎疫情防控投入的资金,如采购新冠肺炎疫情检测物资及防护物资、增扩疫情防控相关业务产能等。发行人将根据本期债券募集资金实际到位情况及疫情发展情况,适当调整具体用于补充支持疫情防控相关业务的资金规模。随着经营规模的不断扩大,发行人对流动资金的总体需求逐步增加,发行本期债券募集资金补充流动资金,将对公司正常经营发展提供有力保障。公司的主体长期信用等级为 AA,本期债券的信用等级为 AAA,评级展望为"稳定"。

---

① 2020 年面向合格投资者公开发行公司债券(第一期)发行公告[Z].深圳华大基因股份有限公司,2020-04-22.

（五）大健康领域上市公司的融资结构

我们选择大健康领域在不同板块上市的 3 家公司来展示其上市之后的融资方式，由于难以直接获得企业每笔银行贷款的发生和偿还时间，本章采用上市公司现金流量表中筹资活动现金流量下的"取得借款收到的现金"进行衡量，如表 8-2 所示。

表 8-2　大健康领域典型企业上市以来的融资（截至 2021 年 6 月 22 日）

融资方式	爱尔眼科		微芯生物		美年健康	
	金额（亿元）	占比（%）	金额（亿元）	占比（%）	金额（亿元）	占比（%）
上市以来累计募资	131.69	100.00	12.01	100.00	317.33	100.00
直接融资	50.21	38.13	10.21	85.02	105.38	33.21
首次公开发行	9.38	7.12	10.21	85.02	1.60	0.50
股权再融资	40.83	31.01			103.78	32.70
配股						
定向增发	40.83	31.01			103.78	32.70
公开增发						
优先股						
可转债						
债券融资					13.00	4.10
累计取得借款收到的现金	81.48	61.87	1.80	14.98	198.95	62.69

资料来源：Wind 金融终端。

爱尔眼科（300015.SZ）于 2009 年 10 月 12 日在深圳证券交易所的创业板进行了首次公开发行，募集资金 9.38 亿元，2018 年 1 月 15 日、2020 年 7 月 7 日（两笔）分别进行了定向增发，募集资金 40.83 亿元，股权融资（直接融资）合计占外部融资总额的 38.13%，其中股权再融资占了较大比重，达到了外部融资总额的 31.01%。通过银行借款获得的融资占外部融资总额的比重达到了 61.87%，成为公司外部融资的主要方式。

微芯生物（688321.SH）于 2019 年 7 月 30 日在上海证券交易所的科创板进行了首次公开发行，募集资金 10.21 亿元，截至 2021 年 6 月 22 日，公司股权融资占外部融资总额的比重高达 85.02%，公司上市后股权募集资金全部来自 IPO，尚未进行任何的股权再融资,通过银行借款获得的融资占外部融资总额的比重为 14.98%。

美年健康(002044.SZ)于 2005 年 4 月 21 日在深圳证券交易所的中小板上市,至 2021 年 6 月 22 日通过股权融资累计募集资金 105.38 亿元,占外部融资总额的33.21%,其中主要来自多次的定向增发,分别于 2015 年(4.00 亿元和 50.75 亿元)、2017 年(23.47 亿元和 5.10 亿元)以及 2019 年(20.46 亿元)进行了定向增发。在债务融资方面,美年健康在 2017 年分别通过短期融资券(4 亿元)和中期票据(4 亿元)合计募集资金 8 亿元,在 2018 年又通过发行公司债募集资金 5 亿元。公司债务融资和外部融资的主体都来自银行贷款,通过现金流量表的数据可以发现,美年健康自上市至 2021 年 6 月 22 日累计通过银行授信获得贷款 198.95 亿元,占公司外部融资总额的比重为 62.69%。

二、基于财务报表的大健康产业投资逻辑

基于企业财务报表的基本面分析是连接大健康产业的商业故事与投资估值的桥梁,缺乏基本面分析的商业故事会给投资者带来巨大的风险。虽然大健康产业的投资具有其独特的行业特征,但是财务与金融领域的基本投资逻辑仍然成立。根据会计与金融学者克莱德·P. 斯蒂克尼(Clyde P. Stickney)等的建议,有效的财务报表分析与估值包含六个相互关联、先后有序的步骤(斯蒂克尼等,2014):

(1)识别特定公司所在行业的经济特征。

(2)识别公司获得并保持竞争优势所采用的战略。

(3)评估公司财务报表的质量,在必要时调整财务报表使之达到更加令人满意的可持续性和可比性。

(4)利用财务报表信息,分析公司当期的盈利能力和风险。

(5)编制预计财务报表。

(6)对公司进行估值。

我国著名会计学者张新民教授认为,对企业进行财务报表分析的框架可以称为"八看",即看战略、看经营资产管理与竞争力、看效益和质量、看价值、看成本决定机制、看财务状况质量、看风险、看前景(张新民,2021)。

案例 8-5

史上最大血液检测案："女版乔布斯"伊丽莎白·霍姆斯①

2003 年,19 岁的伊丽莎白·霍姆斯(Elizabeth Holmes)在斯坦福大学读大二,从学校辍学后开始创办公司。霍姆斯创办的西拉诺斯公司专注于医疗保健领域的血液检测,她开发了 Theranos Nanotainer 微型血液存储器,比传统测试所需血量要少得多。Theranos 一词由治疗(Therapy)和诊断(Diagosis)组合而成。公司宣称 Nanotainer 容器中的一滴血可以进行 30 次实验室检测,每项检测的价格大幅低于现有的市场价格。这个故事对所有人来说都是无法抗拒的——鼓励创业的斯坦福教授、提供资金的风险投资家以及医疗保健服务提供商等。霍姆斯很快成为偶像人物,《福布斯》杂志称其为"全球最年轻的白手起家的女富豪",此外她还是 2015 年"霍雷肖·阿尔杰奖"获得者。

2015 年 10 月 16 日,《华尔街日报》的一篇文章称,Theranos 夸大了 Nanotainer 容器的潜力,借助该容器进行的血液检测结果并不可靠。随后,美国 FDA 调查该公司后对其提供的数据和产品的可靠性表示担忧。霍姆斯还曾宣称葛兰素史克已将公司的产品投入使用,但葛兰素史克表示在此前两年并未与该公司有业务往来。2016 年 7 月,FDA 明令禁止霍姆斯运营实验室,同时其商业伙伴也纷纷放弃与之合作,公司走向崩溃。

2018 年 3 月 14 日,霍姆斯同意交出公司控制权,了结监管机构对她"大规模欺诈"的指控,由她主导的"抽指血查癌症"神话正式破裂。如果破产清算,霍姆斯就必须归还诈骗所得的至少 7.5 亿美元。美国证券交易委员会(SEC)指控西拉诺斯公司及其执行总监霍姆斯、总裁拉梅什·巴尔瓦尼(Ramesh Balwani)以虚假血液检测技术骗取逾 7 亿美元融资。霍姆斯当天同意与 SEC 和解,放弃对西拉诺斯的控制权,返还 1 890 万股公司股份,支付 50 万美元罚金。她同时被罚 10 年内不得出任上市公司高级主管或董事。

(一)初步认识财务报表

一般来说,在开始正式的财务报表分析之前,我们需要对企业的商业模式和竞争战略有充分的了解,哥伦比亚大学的斯蒂芬·H. 佩因曼(Stephen H.

① 达摩达兰. 故事与估值[M]. 廖鑫亚,艾红,译.北京:中信出版社,2018.

Penman)教授建议在分析报表之前从六个方面了解企业的商业模式和竞争战略
(佩因曼,2017)。表8-3结合佩因曼教授的分析框架并根据大健康产业的相关
特点和中国上市公司的实际情况,列示了了解企业商业模式和竞争战略六个方
面的视角。

表 8-3 了解企业商业模式和竞争战略六个方面的视角

视角	具体内容
了解企业的产品/服务	产品/服务的不同类别 消费者对产品/服务的需求情况 产品/服务的价格弹性,企业是否拥有定价权 每种产品/服务的替代品是什么,差异体现在价格方面还是质量方面 与产品/服务相关的品牌名称 与产品/服务相关的专利情况
了解企业将产品/服务推向市场所需要的技术细节	产品的生产过程/服务的提供过程 产品/服务的营销过程 产品的分销渠道 供应商网络及供应链的运作情况 成本结构 规模经济效应
了解企业的技术基础	相关技术变革的方向和速度以及企业对此的把握情况 相关的研究与开发项目 与信息网络之间的关系 在产品/服务开发方面的创新能力 在生产技术方面的创新能力 学习的难易度
了解行业的竞争情况	行业的集中度,企业的数量及规模大小情况 行业的进入壁垒,新进入者和替代产品/服务出现的可能性 行业中是否存在品牌保护 客户转换成本的高低 企业在行业中所处的地位,是领先者还是跟随者,是否有成本优势 供应商的定价权,供应商是否具有市场定价能力 企业劳动力成本的弹性和成本黏性 行业整体的产能情况,是产能过剩还是产能不足 与其他企业之间的关系和结盟情况

（续表）

视角	具体内容
了解企业的实际控制人、股权结构和管理层	创业团队和实际控制人的情况,实际控制人是否在公司任职,是否具有企业家精神——专注点在于经营上市公司还是持续创业 前十大股东中除实际控制人的股权外,其他股东的性质和股权集中度 管理层的任职经历和业绩 管理层的权力制衡和监督情况,决策时对股东利益的重视程度 股权激励计划更加有利于管理层的利益还是股东的利益 独立董事、外部审计机构等公司治理机制的强度
了解法律、监管和道德环境的影响	公司受到的法律约束情况,包括反垄断法、消费者权益保护法、劳动法和环保方面的法律规章等 公司面临的监管情况,包括产品监管和市场监管等方面 公司面临的税收压力和政府补助的获取情况与持续性

资料来源:佩因曼.财务报表分析与证券估值(原书第 5 版)[M].朱丹,屈腾龙,译.北京:机械工业出版社,2017.

开展大健康产业的投资需要较多的专业知识,认识典型企业的财务报表,有助于我们理顺投资逻辑。在本章中,我们主要以大健康产业中不同细分领域的五家典型上市公司的财务报表为代表,介绍基于财务报表的大健康产业投资逻辑。如表 8-4 所示,本章选择的五家典型上市公司基本涵盖了医疗健康领域的主要细分领域,包括生物制药、健康体检、医疗机构、医疗器械和医疗美容等。

表 8-4 医疗健康领域典型上市公司的主营业务介绍

股票简称	主要领域与成立日期和上市日期	主营业务介绍
微芯生物 （688321）	生物制药 2001.3.21 2019.8.12	专注于对人类生命健康造成严重威胁的恶性肿瘤、糖尿病等代谢性疾病、自身免疫性疾病、抗病毒、中枢神经系统五大领域的原创新药研发,致力于为患者提供可承受的、临床急需的、具有革命性疗效的创新机制药物
美年健康 （002044）	健康体检 1991.1.22 2005.5.18	作为专业健康体检和健康咨询的医疗服务机构,主要从疾病早期筛查入手,开展全面、可靠、精准的检查;同时以健康大数据为依据,围绕专业预防、健康保障、医疗管家式服务等领域展开服务,为企业和个人客户提供优质的健康管理服务

（续表）

股票简称	主要领域与成立日期和上市日期	主营业务介绍
爱尔眼科（300015）	医疗机构 2003.1.24 2009.10.30	作为专业的眼科连锁医疗机构,主要从事各类眼科疾病诊疗、手术服务与医学验光配镜,目前医疗网络已遍及中国、欧洲、美国、东南亚,奠定了全球发展的战略格局
迈瑞医疗（300760）	医疗器械 1999.1.25 2018.10.16	主要从事医疗器械的研发、制造、营销及服务。历经多年的发展,已经成为中国最大、全球领先的医疗器械及解决方案供应商。主要产品覆盖生命信息与支持、体外诊断及医学影像三大领域,拥有国内同行业中最全的产品线,以安全、高效、易用的"一站式"整体解决方案满足临床需求
朗姿股份（002612）	医疗美容 2006.11.9 2011.8.30	于2016年正式进军医疗美容服务领域,经过多年的经验累积,并通过外延式扩张和内涵式增长两种发展方式,截至2020年年末,拥有19家医疗美容机构,参股并受托管理机构1家,其中医院4家、门诊或诊所16家,主要分布在成都、西安、重庆、深圳、长沙、宝鸡和咸阳等地区,目前在运营的有"米兰柏羽""晶肤医美"和"高一生"三大医美品牌

资料来源:各公司2020年年度报告。

上市公司主要在季度和年度披露财务报告,包括审计报告、财务报表以及报表附注。财务报表一般包括资产负债表（Balance Sheet）、利润表（Income Statement）和现金流量表（Cash Flow Statement）,以及所有者权益变动表（股东权益变动表,Statement of Changes in Shareholders' Equity）。资产负债表和利润表是狭义的会计报表,其编制基础为权责发生制（也称应计制,Accrual-basis）——以交易或事项的实际发生时间入账,而非以款项的收入和支付时间入账。现金流量表则是按照收付实现制来编制的,即以实际收付现金（款项）的时间为入账的标准。表8-5、表8-7和表8-9展示了上述五家上市公司2020年的合并资产负债表、合并利润表和合并现金流量表。

（二）结构分析法

在分析财务报表的过程中,如果涉及对不同规模企业的对比,那么报表中各项目的原始金额就明显缺乏可比性,此时通常会使用结构分析法（Structure Analysis Approach）。该方法也被称为共同比法（Common-size Approach）,一般用于对资产负债表和利润表的分析。结构分析法以资产负债表的总资产为100%,

计算资产负债表各组成项目占总资产的百分比;以利润表中的营业收入为100%,计算利润表各组成项目占营业收入的百分比。结构分析法揭示了报表中各个组成项目的相对重要性,有助于我们了解企业所处行业的特点、商业模式与竞争战略对报表构成特征的影响,也有助于我们寻找对分析对象来说最为重要的项目进行分析。运用结构分析法对同一家企业多个年份财务报表的分析则有助于我们认识企业财务活动的变化趋势(张新民和钱爱民,2019)。表8-6和表8-8是前述五家上市公司以结构分析法构建的结构百分比合并资产负债表和结构百分比合并利润表。

（三）资产负债表

资产负债表反映的是企业在某一特定日期的财务状况,(在我国)年度资产负债表以12月31日为特定的反映日期。资产负债表建立在会计恒等式"资产=负债+所有者权益"的基础上,通过企业的资金用途等于资金来源这一平衡关系来呈现企业在特定日期掌握的、未来能够带来经济利益流入的资源(资产)与目前承担的现时义务(负债)和所有者的剩余索取权(Residual Claimants)。我国企业的资产负债表是按照流动性的强弱(能否在一年以内或者长于一年的一个营业周期内变现或偿付)对资产和负债进行分类呈报的。

如表8-5和表8-6所示,从五家公司的资产负债表可以初步分析其商业模式和竞争战略。五家公司中迈瑞医疗流动资产占比远大于其他四家公司,达到了总资产的64.95%,在一定程度上表明迈瑞医疗"轻资产"运营的战略意图。在流动资产中,我们重点关注货币资金、交易性金融资产、应收票据和应收账款以及存货等项目。在流动资产中,迈瑞医疗在2020年年末储备了大量的货币资金(占总资产的47.63%),考虑到货币资金(主体为银行存款)未来的盈利能力在各项资产中最弱,这可能预示着该公司可能会在未来有大量的投资或并购支出。朗姿股份货币资金占总资产的比重最小,只有5.65%,表明该公司已经将资金基本上用于其他资产的投资。交易性金融资产是企业为了利用闲置资金而购入并准备在短期内出售获取差价的金融资产,包括股票、债券和基金等。五家公司中微芯生物、爱尔眼科和朗姿股份在交易性金融资产上有所投资,其中微芯生物的占比最大,约占总资产的15%。应收票据和应收账款是企业向客户提供商业信用(即赊销)而产生的商业债权,五家公司中美年健康的应收账款规模及占总资产的比重明显大于其他四家公司,这与其行业特点和销售模式有关。存货是企业持有的已经完工或外购的用于出售的产品或商品,存货一方面通过出售可以给企业带来营业收入,另一方面也是资金的占用。存货的金额与占比既受到企业行业特点和商业模式的影响,又体现出企业的存货管理政策与管理效率。五家公司中迈瑞医疗和朗姿股份的存货规模及占比都比较大。

在非流动资产中,我们主要关注长期股权投资、投资性房地产、固定资产和在建工程、无形资产以及商誉等项目。长期股权投资是企业对被投资方可以实现控制或施加重大影响的权益性投资,体现了企业通过股权投资进行扩张的程度。五家公司中朗姿股份的长期股权投资占总资产的比重最大,达到了 17.17%。投资性房地产是企业为了资本增值或收取租金以及二者兼有而持有的房地产,与企业生产运营所用的房地产不同。五家公司中迈瑞医疗和朗姿股份有一定的投资性房地产。固定资产和在建工程是企业生产经营活动所使用的设备,或者企业作为生产经营活动场所的厂房与办公楼等,其中在建工程是企业当年截止 12 月 31 日尚未完工的固定资产新建、改扩建或大修理等工程的支出。企业在固定资产和在建工程方面的投资也被称为资本性支出(Capital Expenditures),五家公司中微芯生物拥有占总资产 27.27% 的在建工程,表明该公司在实验室、研发设备等方面有巨额投资。无形资产是企业拥有或控制的没有实物形态可辨认的非货币性资产,一般包括专利权、非专利技术、商标权、著作权、特许经营权及土地使用权等。五家公司中迈瑞医疗的无形资产规模最大,而朗姿股份的无形资产占比最大,微芯生物的开发支出占比与无形资产接近。开发支出是企业研发支出中处于开发阶段但尚未达到无形资产确认条件的支出,微芯生物以创新药的研发为主要业务活动,因此其无形资产和开发支出占总资产的比重达到 15.18%。需要强调的是,很多实质上的无形资产因为在未来产生回报的时间、金额等方面都具有高度的不确定性,所以并没有作为无形资产列入资产负债表,比如人力资本的价值、企业的信誉和品牌价值、企业独特的商业秘密以及企业文化等。商誉是企业在并购时的出价超过被并购方可辨认净资产的公允价值的部分,是并购溢价所形成的资产。商誉信息有助于我们判断公司通过并购实现外延式增长的程度,五家公司中美年健康和爱尔眼科由于上市时间较早,在有了一定的利润积累后开始通过大量并购来实现增长,导致商誉占总资产的比重接近 1/4。如果企业在做并购决策时对被并购方发展前景的判断过于乐观,同时被并购方签订了对赌协议与业绩承诺,就将极容易产生过高的并购出价,由此形成的巨额商誉将会导致潜在的商誉减值风险。会计准则要求,当被并购方实际带来的经济利益低于预期时,并购方要确认商誉价值的减少并通过减值损失冲减利润。因此,对于商誉金额和占比较大的企业,我们要分析其并购决策的合理性以及潜在的商誉减值风险。

表 8-5　合并资产负债表

2020 年 12 月 31 日　　　　　　　　　　　　　　　单位:亿元

项目	微芯生物	美年健康	爱尔眼科	迈瑞医疗	朗姿股份
流动资产：					
货币资金	3.19	35.45	30.63	158.65	2.91
交易性金融资产	2.62		3.00		2.22
应收票据和应收账款	0.41	25.39	14.16	15.39	2.94
应收票据		0.01		0.96	0.01
应收账款	0.41	25.38	14.16	14.43	2.94
预付款项	0.05	1.89	1.39	2.06	0.34
其他应收款（合计）	0.08	6.14	1.86	2.95	0.80
应收股利		0.43	0.02	0.00	
应收利息		0.00	0.01	2.39	
其他应收款	0.08	5.71	1.82	0.56	0.80
存货	0.12	1.33	4.95	35.41	9.30
一年内到期的非流动资产		5.15		0.24	
待摊费用					
其他流动资产	1.21	1.85	0.46	1.63	0.92
流动资产合计	7.69	77.20	56.45	216.32	19.43
非流动资产：					
其他债权投资			1.29		
其他权益工具投资			0.05		0.04
其他非流动金融资产		12.62	16.22		0.79
长期应收款		4.05		0.03	
长期股权投资		10.49	0.01	0.26	8.85
投资性房地产				0.61	3.86
固定资产（合计）	1.15	23.84	20.98	31.99	4.06
在建工程（合计）	4.71	0.73	6.62	9.30	1.73
无形资产	1.29	1.58	5.46	11.45	3.92
开发支出	1.33			1.74	

（单位：亿元）（续表）

项目	微芯生物	美年健康	爱尔眼科	迈瑞医疗	朗姿股份
商誉		40.05	38.78	12.25	6.27
长期待摊费用	0.06	5.89	7.00	0.30	1.51
递延所得税资产	0.03	1.61	1.58	5.02	0.92
其他非流动资产	1.00	5.31	0.97	43.80	0.14
非流动资产合计	9.57	106.16	98.95	116.75	32.10
资产总计	17.26	183.36	155.41	333.06	51.54
流动负债：					
短期借款	0.35	19.38	4.87		1.35
衍生金融负债		0.38	0.65		
应付票据和应付账款	0.04	10.87	14.54	15.00	1.70
应付票据		0.15			
应付账款	0.04	10.73	14.54	15.00	1.70
合同负债		17.52	1.61	32.93	3.39
应付职工薪酬	0.21	6.24	5.39	15.17	0.20
应交税费	0.10	1.39	2.54	3.47	0.39
其他应付款（合计）	0.75	4.24	1.60	12.39	2.43
应付利息		0.00	0.09		
应付股利		0.06	0.00		
其他应付款	0.75	4.18	1.51	12.39	2.43
一年内到期的非流动负债	0.02	20.20	2.13		
其他流动负债				3.40	0.82
流动负债合计	1.47	80.22	33.34	82.36	10.28
非流动负债：					
长期借款	0.23	14.41	13.82		
应付债券					4.22
长期应付款（合计）		1.59	0.01		
长期应付款		1.57	0.01		
专项应付款		0.02	0.00		

（单位：亿元）（续表）

项目	微芯生物	美年健康	爱尔眼科	迈瑞医疗	朗姿股份
长期应付职工薪酬				13.89	
预计负债	0.01		0.97	1.45	0.05
递延所得税负债		0.06	0.74	0.47	0.94
递延收益——非流动负债	0.62	0.13		1.57	0.07
其他非流动负债		0.03		0.42	
非流动负债合计	0.86	16.22	15.54	17.80	5.29
负债合计	2.32	96.44	48.88	100.16	15.57
所有者权益：					
实收资本	4.10	39.14	41.22	12.16	4.42
资本公积	10.69	25.38	23.77	81.53	16.41
减：库存股		3.00			
其他综合收益		0.11	0.00	−1.23	−0.06
盈余公积	0.10	0.84	5.88	6.08	1.39
未分配利润	0.05	17.26	27.68	134.24	7.45
归属于母公司所有者权益合计	14.94	79.73	98.54	232.78	29.61
少数股东权益		7.20	7.98	0.13	6.36
所有者权益合计	14.94	86.92	106.52	232.90	35.97
负债和所有者权益总计	17.26	183.36	155.41	333.06	51.54

资料来源：Wind 金融终端。

表 8-6　结构百分比合并资产负债表

2020 年 12 月 31 日　　　　　　　　　　　　　　　　　　　　　　　单位：%

项目	微芯生物	美年健康	爱尔眼科	迈瑞医疗	朗姿股份
流动资产：					
货币资金	18.46	19.33	19.71	47.63	5.65
交易性金融资产	15.17		1.93		4.31
应收票据和应收账款	2.40	13.85	9.11	4.62	5.71
应收票据		0.01		0.29	0.02
应收账款	2.40	13.84	9.11	4.33	5.70

（单位：%）（续表）

项目	微芯生物	美年健康	爱尔眼科	迈瑞医疗	朗姿股份
预付款项	0.31	1.03	0.90	0.62	0.66
其他应收款（合计）	0.48	3.35	1.20	0.89	1.55
应收股利		0.23	0.01		
应收利息		0.00	0.01	0.72	
其他应收款	0.48	3.11	1.17	0.17	1.55
存货	0.72	0.73	3.18	10.63	18.04
一年内到期的非流动资产		2.81		0.07	
其他流动资产	7.00	1.01	0.30	0.49	1.79
流动资产合计	44.55	42.10	36.33	64.95	37.71
非流动资产：					
其他债权投资			0.83		
其他权益工具投资			0.03		0.08
其他非流动金融资产		6.88	10.44		1.54
长期应收款		2.21		0.01	
长期股权投资		5.72	0.01	0.08	17.17
投资性房地产				0.18	7.49
固定资产（合计）	6.69	13.00	13.50	9.61	7.89
在建工程（合计）	27.27	0.40	4.26	2.79	3.35
无形资产	7.47	0.86	3.51	3.44	7.62
开发支出	7.71			0.52	
商誉		21.84	24.96	3.68	12.17
长期待摊费用	0.35	3.21	4.50	0.09	2.93
递延所得税资产	0.19	0.88	1.02	1.51	1.79
其他非流动资产	5.77	2.90	0.62	13.15	0.28
非流动资产合计	55.45	57.90	63.67	35.05	62.29
资产总计	100.00	100.00	100.00	100.00	100.00
流动负债：					
短期借款	2.04	10.57	3.13		2.62

（单位:%）（续表）

项目	微芯生物	美年健康	爱尔眼科	迈瑞医疗	朗姿股份
衍生金融负债		0.20	0.42		
应付票据和应付账款	0.21	5.93	9.36	4.50	3.31
应付票据		0.08			
应付账款	0.21	5.85	9.36	4.50	3.31
合同负债		9.56	1.04	9.89	6.59
应付职工薪酬	1.22	3.40	3.47	4.56	0.39
应交税费	0.58	0.76	1.63	1.04	0.75
其他应付款（合计）	4.35	2.31	1.03	3.72	4.71
应付利息		0.06			
应付股利		0.03			
其他应付款	4.35	2.28	0.97	3.72	4.71
一年内到期的非流动负债	0.11	11.02	1.37		
其他流动负债				1.02	1.59
流动负债合计	8.51	43.75	21.46	24.73	19.95
非流动负债：					
长期借款	1.32	7.86	8.89		
应付债券					8.19
长期应付款（合计）		0.87	0.00		
长期应付款		0.86	0.00		
专项应付款		0.01			
长期应付职工薪酬				4.17	
预计负债	0.05		0.63	0.43	0.10
递延所得税负债		0.04	0.48	0.14	1.83
递延收益——非流动负债	3.59	0.07		0.47	0.14
其他非流动负债		0.01		0.13	
非流动负债合计	4.96	8.84	10.00	5.34	10.26
负债合计	13.46	52.59	31.46	30.07	30.21

（单位:%）（续表）

项目	微芯生物	美年健康	爱尔眼科	迈瑞医疗	朗姿股份
所有者权益:					
实收资本	23.75	21.35	26.52	3.65	8.59
资本公积	61.94	13.84	15.29	24.48	31.85
减:库存股		1.64			
其他综合收益		0.06	0.00	-0.37	-0.12
盈余公积	0.56	0.46	3.78	1.82	2.70
未分配利润	0.29	9.41	17.81	40.30	14.45
归属于母公司所有者权益合计	86.54	43.48	63.41	69.89	57.46
少数股东权益		3.92	5.14	0.04	12.34
所有者权益合计	86.54	47.41	68.54	69.93	69.79
负债和所有者权益总计	100.00	100.00	100.00	100.00	100.00

资料来源:Wind 金融终端。

资产负债表另一端的负债和所有者权益代表了企业的资金来源及经营成果的归属。负债和所有者权益之间的关系被称为资本结构,反映了债权人与股东之间的相对权利和义务。由于债权人除了要求本金和利息的偿付,无法再要求企业额外的经营成果,股东使用债权人的资金进行经营可以发挥杠杆的作用,因此负债的使用也被称为财务杠杆。五家公司中微芯生物总负债占总资产(资产负债率)的比重最小,美年健康的资产负债率最高,超过50%,其他三家公司的资产负债率约为30%。在负债中,短期借款、一年内到期的非流动负债(主要是一年内到期的长期借款、长期应付款和应付债券)、长期借款和应付债券从属性上可以划分为金融类负债,这些负债一方面主要是通过向银行等金融机构借款或者在资本市场上公开发债所形成,另一方面对于本金和利息的偿付通常会通过债务契约条款进行明确规范,对企业来说偿债的强制性压力比较大。从2020年年末的数据来看,五家公司中只有朗姿股份拥有未偿付的债券,其他公司的金融类负债主要是银行借款,其中美年健康的短期借款、一年内到期的非流动负债和长期借款合计约占总资产的30%。

与应收票据和应收账款相对应,应付票据和应付账款是企业对供应商的资金占用所形成的负债,其规模与企业在供应链中的议价能力和企业的供应链管理策略有关。五家公司中只有爱尔眼科的应付票据和应付账款占比较大,为总资产的9.36%。合同负债是企业已收客户的款项而尚未转让商品或提供服务所形成的负债,对于一般企业来说,合同负债通过转让商品或提供服务进行偿付,偿付的同时可以确认营业收入。所以,合同负债对企业而言偿债压力并不大,而且可以在一定程度上预示着企业未来营业收入的来源。美年健康和迈瑞医疗的合同负债分别约占总资产的10%,其他三家公司的合同负债相对较少。

所有者权益是资产扣除负债之后由所有者(股东)享有的剩余权益,包括投入资本(实收资本和资本公积)与留存收益(Retained Earnings,包括盈余公积和未分配利润)两个主要组成部分。实收资本是投资者对企业的投资所形成的资本基础,对上市公司来说也称为股本,等于股票面值与已发行股份数量的乘积。资本公积则主要是企业收到投资者的超出其在企业股本中所占份额的投资以及某些特定情形下直接计入所有者权益的项目。实收资本和资本公积的合计数可以大致衡量投资者对上市公司历次投资的累计数。在五家公司中,微芯生物由于上市时间较短,股票投资者的投入金额占了所有者权益的大部分,实收资本和资本公积的合计占比达到总资产的85.69%;作为对比,美年健康上市时间较长,进行了多次不同方式的融资,实收资本和资本公积占总资产的比重为35.19%。留存收益是企业根据当年实现的净利润提取的准备金(盈余公积)和留待以后年度分配的累积结存利润(未分配利润),在一定程度上衡量了企业累积的盈利,是企业内源融资的最主要来源,也是未来企业可以扩大生产经营、弥补亏损以及分配股利的基础。五家公司中迈瑞医疗的留存收益占比最为突出,达到总资产的42.12%;而微芯生物由于发展历程较短,尚未进入明显的盈利区间,留存收益的规模(1 500万元)和占比(不到总资产的1%)几乎可以忽略不计。

除了投入资本和留存收益,根据会计准则的规定,企业部分主营业务活动之外的利得(Gains)和损失(Losses)不直接计入当期的利润而是直接增加或减少当期的所有者权益,这些利得或损失被称为其他综合收益(Other Comprehensive Income)。对于主营业务活动较为集中的企业来说,其他综合收益占总资产或所有者权益的比重一般比较小,如上述五家公司的其他综合收益占总资产的比重都远小于1%。此外,企业对实现"控制"的子公司应当编制合并报表以反映企业(母公司)和子公司所构成的企业集团的财务状况。所有者权益下的"归属于母公司所有者权益合计"反映的是整个企业集团(母公司+子公司)的所有者权益中归属于母公司权益的部分,对于上市公司来说,就是上市公司股东所享有的上市公司及其子公司的权益。与之相对照,"少数股东权益"反映的是企业集团中不属于母公司所有者享有的权益份额,实际上是企业的非全资子公司中不属于母公司所有者的权益份额。朗姿股份的非全资子公司有约占总资产12%的权益归上市公司股东以外的其他投资者享有,其少数股东权益额在五家公司中最大。

(四)利润表

利润表反映的是企业在一定期间的经营成果,是投资者评价企业盈利能力最主要的依据之一。我国企业的利润表采用的多步式结构,对收入、费用、支出项目按性质分类,按照计算净利润的过程列示一些中间性的利润类指标(中国注册会计师协会,2021)。上市公司的利润表一般需要分步列示营业总收入、营业总成本、营业利润、利润总额、净利润、其他综合收益、综合收益总额以及每股收益,净利润下区分持续经营净利润和终止经营净利润,合并利润表还要区分归属于母公司所有者的净利润和少数股东损益。

为了节省篇幅,表8-7和表8-8中省略了部分利润表的项目。对于非金融企业来说,营业总收入就等于营业收入,营业总成本则包含多个科目(营业成本、税金及附加、销售费用、管理费用、研发费用、财务费用)。在营业总成本中,营业成本更加集中反映企业在产品生产或服务提供过程中发生的支出,一般能够以较为经济合理的方式归集到某项具体的产品或服务类型;销售费用、管理费用、研发费用和财务费用被称为期间费用,通常是指企业作为整体从事生产经营活动所发生的支出,一般难以直接归集到某项具体的产品或服务类型。营业收入减去营业成本(注意不是营业总成本)的差额称为毛利,毛利占营业收入的比重称为毛利率(Gross Margin)。毛利率是评价企业盈利能力的主要指标之一,代表了企业产品或服务在市场中的竞争力。微芯生物2020年的毛利率高达95%,一方面反映了微芯生物所生产的创新药得到了市场的认可;另一方面也与微芯生物自身的业务模式有关,作为创新药的研发、生产和销售厂商,公司更多的支出发生在药品的研发和销售上,所以销售费用占营业收入的44.21%,研发费用占营业收入的34.25%。美年健康2020年的毛利率只有37.06%,作为以体检和相关服务为核心业务的企业,公司营业成本占营业收入的比重较大,另外销售费用也占到营业收入的24.12%,作为服务企业,公司研发支出较少,仅为营业收入的0.59%。爱尔眼科作为医疗机构,其毛利率超过50%,期间费用主要体现在管理费用上。朗姿股份在营销方面的支出较多,销售费用占营业收入的比重与营业成本占营业收入的比重接近。

表 8-7　合并利润表

2020 年度　　　　　　　　　　　　　　　　　　　　　单位:亿元

项目	微芯生物	美年健康	爱尔眼科	迈瑞医疗	朗姿股份
营业总收入	2.69	78.15	119.12	210.26	28.76
营业总成本	2.61	77.44	86.11	139.01	28.33
营业成本	0.13	49.19	58.34	73.66	13.19
税金及附加	0.03	0.09	0.30	2.18	0.17
销售费用	1.19	18.85	10.66	36.12	11.22
管理费用	0.46	5.74	14.25	8.97	2.36
研发费用	0.92	0.46	1.64	18.69	0.93
财务费用	−0.13	3.11	0.90	−0.61	0.45
其中:利息费用	0.01	3.73	0.75		0.41
利息收入	0.18	0.24	0.39	3.86	0.01
加:其他收益(损失以"−"号填列)	0.24	0.37	0.50	4.76	0.17
投资净收益(损失以"−"号填列)	0.01	12.43	1.59	−0.04	0.99
其中:对联营企业和合营企业的投资收益(损失以"−"号填列)		0.07	0.00	−0.04	0.49
公允价值变动净收益(损失以"−"号填列)	0.02	−0.01	−3.80		
资产减值损失(损失以"−"号填列)		−3.39	−3.63	−1.10	0.00
信用减值损失(损失以"−"号填列)	0.01	−1.77	−0.94	−0.30	−0.07
资产处置收益(损失以"−"号填列)		−0.05	0.01	−0.02	0.06
汇兑净收益(损失以"−"号填列)					−0.03
营业利润	0.37	8.29	26.74	74.55	1.56
加:营业外收入	0.00	0.11	0.15	0.54	0.03
减:营业外支出	0.01	0.56	3.26	0.70	0.21
利润总额	0.36	7.84	23.63	74.38	1.38
减:所得税	0.05	1.39	4.86	7.79	0.02
净利润	0.31	6.45	18.77	66.60	1.36
减:少数股东损益		0.91	1.53	0.02	−0.06

（单位：亿元）（续表）

项目	微芯生物	美年健康	爱尔眼科	迈瑞医疗	朗姿股份
归属于母公司所有者的净利润	0.31	5.54	17.24	66.58	1.42
加：其他综合收益		0.11	0.28	−1.21	−0.05
综合收益总额	0.31	6.56	19.05	65.38	1.30
减：归属于少数股东综合收益总额		0.91	1.53	0.02	−0.11
归属于母公司普通股东综合收益总额	0.31	5.65	17.52	65.36	1.41

资料来源：Wind 金融终端。

表 8-8　结构百分比合并利润表

2020 年度　　　　　　　　　　　　　　　　　　　　　　　单位：%

项目	微芯生物	美年健康	爱尔眼科	迈瑞医疗	朗姿股份
营业总收入	100.00	100.00	100.00	100.00	100.00
营业总成本	96.77	99.09	72.28	66.11	98.48
营业成本	5.00	62.95	48.97	35.03	45.85
税金及附加	0.94	0.12	0.26	1.03	0.59
销售费用	44.21	24.12	8.95	17.18	39.01
管理费用	17.20	7.34	11.97	4.27	8.22
研发费用	34.25	0.59	1.38	8.89	3.24
财务费用	−4.83	3.98	0.76	−0.29	1.57
其中：利息费用	0.40	4.77	0.63		1.42
利息收入	6.81	0.31	0.33	1.83	0.04
加：其他收益（损失以"−"号填列）	8.89	0.48	0.42	2.27	0.58
投资净收益（损失以"−"号填列）	0.51	15.91	1.34	−0.02	3.45
公允价值变动净收益（损失以"−"号填列）	0.67	−0.01	−3.19		
资产减值损失（损失以"−"号填列）		−4.34	−3.05	−0.52	0.00
信用减值损失（损失以"−"号填列）	0.43	−2.27	−0.79	−0.14	−0.23

（单位:%）（续表）

项目	微芯生物	美年健康	爱尔眼科	迈瑞医疗	朗姿股份
资产处置收益（损失以"-"号填列）		-0.06	0.01	-0.01	0.20
汇兑净收益（损失以"-"号填列）					-0.09
营业利润	13.72	10.60	22.45	35.46	5.44
加:营业外收入	0.01	0.14	0.12	0.26	0.10
减:营业外支出	0.31	0.72	2.73	0.33	0.75
利润总额	13.42	10.03	19.84	35.38	4.79
减:所得税	1.90	1.78	4.08	3.70	0.07
净利润	11.52	8.25	15.76	31.67	4.72
减:少数股东损益		1.16	1.29	0.01	-0.22
归属于母公司所有者的净利润	11.52	7.09	14.47	31.66	4.94

资料来源:Wind 金融终端。

在营业总收入扣减营业总成本之后,利润表中列示了一系列与企业生产经营活动没有直接关系的事项所导致的收益和损失,包括其他收益（主要是政府补助）、投资净收益（对外投资在持有期间和处置时获得的净收益）、公允价值变动净收益（交易性金融资产和投资性房地产在持有期间因公允价值变动而带来的净收益或损失）、资产减值损失（资产未来带来的经济利益低于账面价值）和信用减值损失（对可能无法收回的应收票据和应收账款计提的减值损失）以及资产处置收益（企业处置如厂房、设备等非流动资产而获得的收益）、汇兑净收益（外币折算导致的净收益或损失）。对于专注于主业的企业来说,上述项目占营业收入的比重都应当比较小。上述五家公司中,只有微芯生物因获得了大量的政府补助而导致其其他收益占营业收入的比重接近9%,其他四家公司相关项目占比几乎可以忽略不计。营业总收入扣减营业总成本及上述项目后得到的就是营业利润（Operating Income）,我们可以认为营业利润是企业日常生产经营活动所创造的利润。营业利润除以营业收入得到营业利润率（Operating Margin）,是衡量企业盈利能力的重要指标之一。五家公司中迈瑞医疗的营业利润率最高,达到35.46%,朗姿股份的营业利润率最低,只有5.44%。

营业利润加上营业外收入减去营业外支出后就得到利润总额。营业外收入和营业外支出是企业发生的与日常生产经营活动没有直接关系的收入和支出,对于正常经营的企业来说,二者占营业收入的比重应当非常小,如表 8-8 所示,五家公司中只有爱尔眼科的营业外支出占营业收入的比重接近 3%(主要是 2020 年发生的对外捐赠),其他四家公司的营业外收入和营业外支出占比都非常小。利润总额又称税前利润,在扣除所得税费用(企业按照会计准则计算的所得税费用,而非按照税法真正应当缴纳的所得税费用)之后得到的就是净利润,净利润占营业收入的比重称为销售净利率(Net Margin)。在合并利润表中,净利润还区分为少数股东损益和归属于母公司股东的净利润进行列示。

（五）现金流量表

与资产负债表和利润表不同,现金流量表是按照收付实现制来编制的,反映企业在一定期间内现金及现金等价物的流入与流出状况。现金及现金等价物(Cash and Cash Equivalents)包含企业的银行存款、库存现金以及持有的期限短、流动性强、易变现并且价值减损风险较小的投资。一般来说,权益性投资(股票)不属于现金等价物。现金流量表根据现金流量的来源和去向将其分为三类,即经营活动产生的现金流量(Cash Flow from Operating Activities)、投资活动产生的现金流量(Cash Flow from Investing Activities)和筹资活动产生的现金流量(Cash Flow from Financing Activities)。投资活动是指企业长期资产的购建和不包括在现金等价物范围内的投资及其处置活动。筹资活动是指导致企业资本及债务规模和构成发生变化的活动,应付票据和应付账款等商业类的债务属于经营活动而非筹资活动。经营活动是指企业投资活动与筹资活动以外的所有交易和事项。我国会计准则规定,企业经营活动产生的现金流量应当采用直接法填列,即通过现金收入和现金支出的主要类别列示经营活动的现金流量;企业还应当在附注中披露将净利润调节为经营活动现金流量、不涉及现金收支的重大投资和筹资活动、现金及现金等价物净变动情况等信息。现金流量表不仅有助于我们了解企业的现金获取、支付与周转能力,还能够帮助我们对企业的发展阶段、战略布局等做出一定的判断。

从表 8-9 来看,五家公司展现了完全不同的发展特征与战略布局:2020 年微芯生物经营活动产生的现金流量净额不到 1.00 亿元;投资活动方面进行了较大规模投资的同时也收回了类似规模的投资资金,投资活动的现金净流出略超过 1.00 亿元;筹资活动增加了 2 500.00 万元的借款但是也偿还了 6 700.00 万元的借款,筹资活动净返还 4 500.00 万元;现金及现金等价物净减少 6 500.00 万元,公司现金及现金等价物的存量金额也较少。整体来看,公司还未完全展现盈利能力,通过部分投资的收回可以大致维持其投资需求。美年健康经营活动产生的现金流量净额约为 10.00 亿元;投资活动现金净支出 3.23 亿元;筹资活动净支出 18.58 亿元,其中偿还债务支付 50.32 亿元,同时也新增借款 35.31 亿元;现金及现金等价物净减少 12.07 亿元。整体来看,公司的经营活动较为稳健,能够覆盖投资活动所需的现金支出,筹资活动方面能够与银行维持较为稳定的贷款关系,偿付债务占据筹资活动的主要方面,同时也有稳定的股利分配,现金及现金等价物的存量虽然较年初下降,但是整体存量规模较大,综合来看美年健康的现金流量特征更加接近于成熟期企业的发展特征。爱尔眼科经营活动产生的现金流量净额高达 33.44 亿元;投资活动净支出为 10.57 亿元;筹资活动净支出 8.52 亿元,其中股权融资(8.26 亿元)和银行借款(26.10 亿元)与偿还债务(30.44 亿元)和分配股利(6.00 亿元)基本相当,还发生了 7.83 亿元的其他与筹资活动有关的现金流出(主要是公司收购少数股权支付的现金)。整体来看,爱尔眼科经营活动带来的巨额现金净流量完全可以覆盖投资活动的现金需求,同时还可以用于收购少数股权,期末现金及现金等价物增加约 1 倍,公司可以说处于一个盈利稳健且快速扩张的阶段。迈瑞医疗经营活动产生的现金流量净额为 88.70 亿元;投资活动净支出 51.91 亿元;筹资活动净支出 18.53 亿元,与爱尔眼科的现金流量特征较为相似,但是在规模上各类现金流量都明显超过爱尔眼科。其中,投资活动的现金支出中有 11.83 亿元用于增加固定资产提升产能,还有 40.00 亿元投放于一年以上的定期存款(支付其他与投资活动有关的现金)。迈瑞医疗还进行了巨额的股利分配,达到 18.24 亿元。整体来看,迈瑞医疗的主营业务盈利非常强势,公司获得了巨额的现金净流入,在分配了高额股利之后还有大量的现金并选择了定期存款的投资方式,未来公司可能需要进一步寻求新的、回报水平更高的投资方式。朗姿股份经营活动产生的现金流量净额不到 4.00 亿元;收到其他与投资活动有关的现金以及支付其他与投资活动有关的现金均与银行理财产品有关;筹资活动净支出 2.90 亿元,主要为偿付债务的现金支出。整体来看,朗姿股份的主营业务能够创造一定的现金流入,但是缺乏更好的投资机会,经营活动创造的现金主要用于投资理财产品和偿付债务。

表 8-9　合并现金流量表

2020 年度　　　　　　　　　　　　　　　　　　　　　　单位:亿元

项目	微芯生物	美年健康	爱尔眼科	迈瑞医疗	朗姿股份
经营活动产生的现金流量:					
销售商品、提供劳务收到的现金	3.24	77.17	117.39	251.83	31.71
收到的税费返还				6.47	0.01
收到其他与经营活动有关的现金	0.27	2.13	3.78	6.11	0.38
经营活动现金流入小计	3.51	79.29	121.17	264.41	32.10
购买商品、接受劳务支付的现金	0.04	27.75	36.90	91.78	10.90
支付给职工以及为职工支付的现金	1.19	29.64	27.68	46.09	6.38
支付的各项税费	0.19	2.88	6.16	22.51	1.27
支付其他与经营活动有关的现金	1.15	9.29	16.99	15.33	9.76
经营活动现金流出小计	2.57	69.56	87.73	175.70	28.31
经营活动产生的现金流量净额	0.94	9.73	33.44	88.70	3.79
投资活动产生的现金流量:					
收回投资收到的现金	17.42	0.26	8.41		3.17
取得投资收益收到的现金	0.21	0.81	1.78		0.23
处置固定资产、无形资产和其他长期资产收回的现金净额	0.00	0.62	0.05	0.03	0.35
处置子公司及其他营业单位收到的现金净额		1.92			
收到其他与投资活动有关的现金		4.52		0.09	16.27
投资活动现金流入小计	17.63	8.13	10.24	0.12	20.01
购建固定资产、无形资产和其他长期资产支付的现金	3.36	3.26	8.94	11.83	1.31
投资支付的现金	15.35	4.44	11.58	0.20	1.86
取得子公司及其他营业单位支付的现金净额		2.66	0.30		0.04
支付其他与投资活动有关的现金		0.99		40.00	15.73
投资活动现金流出小计	18.71	11.36	20.81	52.03	18.94
投资活动产生的现金流量净额	−1.09	−3.23	−10.57	−51.91	1.06

（单位：亿元）（续表）

项目	微芯生物	美年健康	爱尔眼科	迈瑞医疗	朗姿股份
筹资活动产生的现金流量：					
吸收投资收到的现金		1.07	8.26		0.57
其中：子公司吸收少数股东投资收到的现金		1.07	1.32		0.09
取得借款收到的现金	0.25	35.31	26.10		1.36
收到其他与筹资活动有关的现金		0.85	1.39		
筹资活动现金流入小计	0.25	37.24	35.75		1.93
偿还债务支付的现金	0.67	50.32	30.44		3.77
分配股利、利润或偿付利息支付的现金	0.03	4.93	6.00	18.24	1.02
其中：子公司支付给少数股东的股利、利润		0.83	0.69		0.14
支付其他与筹资活动有关的现金		0.57	7.83	0.30	0.04
筹资活动现金流出小计	0.70	55.82	44.26	18.53	4.83
筹资活动产生的现金流量净额	−0.45	−18.58	−8.52	−18.53	−2.90
汇率变动对现金的影响	−0.04	0.01	−0.10	−1.97	0.01
现金及现金等价物净增加额	−0.65	−12.07	14.25	16.28	1.97
期初现金及现金等价物余额	3.36	46.96	15.84	140.94	0.94
期末现金及现金等价物余额	2.72	34.89	30.09	157.23	2.91

资料来源：Wind 金融终端。

　　Dickinson（2011）结合经济学和管理学理论，基于现金流量符号的组合建立了企业生命周期的分类标准，并且使用大样本数据证明了其合理性。如表 8—10 所示，微芯生物、爱尔眼科和迈瑞医疗被归入成熟期，但是因为微芯生物的现金流体量过小，所以分类结果可能不够准确。美年健康可能处于业务的震荡重组期，朗姿股份的现金流量符号组合更接近于成长期企业的特征。需要强调的是，仅仅用各类现金流量的符号组合判断企业的生命周期在大样本的分析情境下更为适用，对于具体的个案分析，还应当结合各类现金流量的规模加以进一步分析才能得出较为可靠的结论。

表 8-10　现金流量符合组合与企业生命周期划分

现金流类型	引入期 （Introduction）	成长期 （Growth）	成熟期 （Mature）	震荡重组 （Shake-Out）	淘汰期 （Decline）
经营活动	−	+	+	+/−	−
投资活动	−	−	−	+/−	+
筹资活动	+	+	−	+/−	+/−

资料来源：Dickinson（2011）。

三、财务报表的四维分析法

在对财务报表有了初步的认识后,本节基于四维分析法,介绍对大健康产业典型上市公司的财务报表进行分析的逻辑。该方法由著名会计学者、长江商学院的薛云奎教授总结和独创,从经营、管理、财务及业绩四个维度深入剖析公司的内在投资价值(薛云奎和郭照蕊,2020)。表 8-11 对四维分析法的各分析层面及其主要分析内容进行了简单的介绍。

表 8-11　财务报表的四维分析法

分析层面	主要分析内容
经营层面	销售收入的构成及其增长率 销售收入的质量,主要通过内生增长还是并购来实现增长 产品的市场定位:毛利率分析 企业的经营理念:比较企业对营销和研发的重视程度
管理层面	资产配置与资产质量:轻资产与重资产,流动资产与非流动资产 资产利用效率:周转率分析 人均产值:人均销售收入
财务层面	财务风险分析:资产负债率,短期偿债能力(流动比率与速动比率) 资本成本分析:债务资本成本,权益资本成本,加权平均资本成本
业绩层面	利润构成分析 利润与现金流对比分析 股东回报分析:净资产收益率(ROE)指标

资料来源:薛云奎,郭照蕊.薛云奎的价值投资课:财务报表分析[M].北京:机械工业出版社,2020.

四维分析法在实施时通常要基于 10 年或更长周期的公开财务报表数据,考虑到企业未上市的财务数据与上市之后批露的经会计师事务所审计的财务数据在公允性和客观性方面存在明显差异,下面以上述典型上市公司中的爱尔眼科为例具体介绍四维分析法。

（一）经营层面分析

从经营层面来看,如表 8-12 所示,爱尔眼科的各项主要财务指标在 2012—2021 年的十年间都取得了相当高的增速,营业收入的平均增速为 27.86%,营业利润、归属于母公司股东的净利润以及基本每股收益的十年平均增速依次为 31.36%、30.13% 和 28.99%。当然,在高速增长的过程中,公司各项指标存在一定的波动,例如营业收入的增速从 2012 年至 2014 年逐年下降,2015 年和 2016 年有所波动,2017 年达到一个增速高峰,其后至 2020 年增速逐年下降,2021 年又有所回升。

表 8-12　爱尔眼科 2012—2021 年主要财务指标的同比增速　　　单位:%

年度	营业收入	营业利润	归属于母公司股东的净利润	基本每股收益
2012	25.14	4.18	6.18	7.50
2013	21.02	26.94	22.43	20.93
2014	21.01	34.00	38.34	37.91
2015	31.79	39.90	38.44	37.50
2016	26.37	16.62	30.24	27.27
2017	49.06	59.20	33.31	34.15
2018	34.31	40.05	35.88	31.72
2019	24.74	29.79	36.67	36.85
2020	19.24	32.26	25.01	23.28
2021	25.93	30.66	34.78	32.82
十年平均	27.86	31.36	30.13	28.99

资料来源:Wind 金融终端。

表 8-13 和表 8-14 展示了爱尔眼科的营业收入构成分析。从"分业务"的角度来看,2012—2021 年医疗服务是爱尔眼科最主要的业务,平均占比在 70%

左右,视光服务占比在 20% 左右,药品销售业务在 2015 年之后被其他病种和其他业务取代。收入的构成基本符合公司专注眼科治疗和相关服务的定位。医疗服务的毛利率平均在 45% 左右,2019—2021 年逐年上升,视光服务的毛利率则要高于 50%。从"分地区"的角度来看,为爱尔眼科带来较多收入的几个地区包括华中、西南、华东和东北等,其中来自西南和东北地区的收入占比逐年下降,但是来自华南地区的收入占比则明显提升。

表 8-13　爱尔眼科 2012—2021 年营业收入的构成分析(分业务)

业务	2012年	2013年	2014年	2015年	2016年	2017年	2018年	2019年	2020年	2021年
医疗服务										
收入(亿元)	11.70	13.96	16.54	25.17	30.60	46.13	58.82	70.94	83.28	101.60
毛利率(%)	46.59	47.35	46.21	44.62	44.32	44.46	45.50	48.98	49.28	50.39
占比（%）	71.34	70.34	68.87	79.50	76.49	77.36	73.44	71.01	69.91	67.74
视光服务										
收入(亿元)	2.75	3.62	4.73	6.38	8.72	11.72	14.77	19.30	24.54	33.78
毛利率(%)	50.58	51.87	51.00	53.74	52.27	53.66	55.47	55.92	56.93	58.04
占比(%)	16.79	18.22	19.68	20.16	21.80	19.65	18.44	19.32	20.60	22.52
药品销售										
收入(亿元)	1.94	2.25	2.73							
毛利率(%)	27.17	26.93	26.02							
占比(%)	11.85	11.36	11.35							
其他病种										
收入(亿元)				0.08	0.63	1.72	6.39	9.50	11.18	14.33
毛利率(%)				91.52	47.89	44.12	40.55	37.76	50.69	47.89
占比(%)				0.25	1.57	2.88	7.97	9.51	9.39	9.55
其他业务										
收入(亿元)	0.00	0.02	0.02	0.03	0.05	0.07	0.11	0.16	0.12	0.28
毛利率(%)	95.73	94.59	97.72	60.26	46.24	64.13	80.72	81.59	83.21	76.35
占比(%)	0.03	0.09	0.10	0.09	0.13	0.11	0.14	0.16	0.10	0.19

资料来源:Wind 金融终端。

表 8-14　爱尔眼科 2012—2021 年营业收入的构成分析（分地区）

地区	2012年	2013年	2014年	2015年	2016年	2017年	2018年	2019年	2020年	2021年
中国（不包括港澳台）										
收入（亿元）	16.40	19.83	24.02	31.66	38.62	54.93	69.48	88.23	105.90	132.90
毛利率（%）	44.96	45.85	44.91	46.59	46.72	47.25	47.86	50.48	52.25	52.71
占比（%）	99.97	99.91	100.00	100.00	96.55	92.12	86.75	88.32	88.87	88.59
其中：华中										
收入（亿元）	5.97	7.45	8.97	11.27	14.18	18.87	26.89	34.98	38.69	47.31
毛利率（%）	58.18	55.10	52.79	54.45	51.67	47.78	49.79	51.57	53.92	53.30
占比（%）	36.39	37.54	37.32	35.59	35.45	31.65	33.58	35.01	32.48	31.54
西南										
收入（亿元）	3.61	4.02	4.79	6.40	7.42	9.74	11.15	13.70	16.08	19.56
毛利率（%）	38.24	40.94	41.39	41.54	44.03	45.09	44.46	49.06	51.03	50.90
占比（%）	22.02	20.27	19.92	20.22	18.55	16.34	13.92	13.72	13.50	13.04
华东										
收入（亿元）	1.84	2.23	2.94	4.12	4.84	8.31	8.78	11.83	15.89	20.81
毛利率（%）	31.30	34.72	38.22	42.81	43.01	45.79	43.60	47.77	49.76	50.85
占比（%）	11.24	11.21	12.25	13.02	12.09	13.93	10.96	11.84	13.34	13.87
华南										
收入（亿元）	0.68	0.87	1.34	2.17	2.83	5.44	7.68	10.58	14.55	18.60
毛利率（%）	39.24	34.71	35.56	41.61	42.08	48.02	51.92	54.42	54.68	56.09
占比（%）	4.16	4.38	5.56	6.87	7.06	9.13	9.59	10.59	12.22	12.40
东北										
收入（亿元）	2.59	3.02	3.17	3.93	4.54	5.65	6.61	7.80	9.16	11.06
毛利率（%）	45.72	49.55	45.98	47.51	49.89	50.67	49.43	49.69	53.20	54.71
占比（%）	15.78	15.22	13.20	12.42	11.36	9.47	8.25	7.81	7.69	7.37
华北										
收入（亿元）	1.16	1.43	1.88	2.50	3.26	5.17	6.32	7.09	7.94	10.64

（续表）

地区	2012年	2013年	2014年	2015年	2016年	2017年	2018年	2019年	2020年	2021年
毛利率（%）	29.57	32.54	34.64	36.99	38.71	49.22	47.36	49.74	49.10	51.58
占比（%）	7.07	7.21	7.82	7.89	8.14	8.67	7.89	7.10	6.67	7.09
西北										
收入（亿元）	0.54	0.81	0.94	1.26	1.56	1.75	2.05	2.25	3.54	4.90
毛利率（%）	27.29	37.48	38.97	39.23	41.83	41.16	40.55	42.78	45.20	47.27
占比（%）	3.32	4.08	3.92	3.99	3.89	2.93	2.56	2.25	2.97	3.27
港澳台及海外地区										
收入（亿元）					1.38	4.70	10.61	11.67	13.26	17.12
毛利率（%）					29.09	34.97	41.35	40.45	41.30	45.81
占比（%）					3.45	7.88	13.25	11.68	11.13	11.41

资料来源：Wind 金融终端。

表 8-15 分析了爱尔眼科的经营战略。公司的销售费用率（销售费用占营业收入的比重）呈下降趋势，反映了公司投入在营销方面的资金相对减少，而研发费用率（研发费用占营业收入的比重）则有明显的逐年上升趋势，也反映了公司逐渐从依靠营销和渠道销售转向自主创新、增强核心竞争力的战略。爱尔眼科在 2020 年的年报中披露：公司推进实施"创新驱动，科技爱尔"发展战略，加大科技创新力度，升级科教研创新平台，推进产学研协同发展，稳步提升科研学术能力，全力打造"科技爱尔"，助推公司高质量发展。爱尔眼科的毛利率长期维持在 45% 左右的水平，2020 年和 2021 年上升至 50% 以上。

表 8-15　爱尔眼科 2012—2021 年销售费用率与研发费用率对比　　单位：%

年度	毛利率	销售费用率	研发费用率
2012	44.97	12.06	0.19
2013	45.89	11.55	0.21
2014	44.91	11.36	0.40
2015	46.59	12.79	0.57
2016	46.11	12.80	0.55
2017	46.28	12.98	0.69

（单位：%）（续表）

年度	毛利率	销售费用率	研发费用率
2018	47.00	10.31	1.22
2019	49.30	10.50	1.52
2020	51.03	8.95	1.38
2021	51.92	9.65	1.48

资料来源：Wind 金融终端。

（二）管理层面分析

资产是能够为企业带来未来经济利益的资源，衡量企业管理效率的主要维度就是资产的周转速度，即资产在耗用过程中通过转化为成本而创造营业收入的能力，常用的各类资产周转率定义和计算公式为：

$$存货周转天数 = 365 \div (营业成本 \div 存货的平均余额) \qquad (8-1)$$

$$应收账款周转天数 = 365 \div (营业收入 \div 应收账款的平均余额) \qquad (8-2)$$

$$应付账款周转天数 = 365 \div (营业成本 \div 应付账款的平均余额) \qquad (8-3)$$

$$流动资产周转率 = 营业收入 \div 流动资产的平均余额 \qquad (8-4)$$

$$固定资产周转率 = 营业收入 \div 固定资产的平均余额 \qquad (8-5)$$

$$总资产周转率 = 营业收入 \div 总资产的平均余额 \qquad (8-6)$$

在管理层面，表8-16和图8-2是对爱尔眼科2012—2021年管理效率的分析。整体来看，公司的总资产周转率保持了上升趋势，但是2016—2021年略有下降，流动资产周转率与总资产周转率的变化趋势类似；而固定资产周转率的上升趋势更为明显，反映了公司对固定资产的利用效率明显提升。具体来看爱尔眼科对流动资产主要构成项目的管理效率，我们围绕公司的供应链展开分析可以发现，公司的存货周转天数几乎是逐年下降，反映了公司的存货管理效率日渐提升；而应收账款周转天数则明显上升，可能是公司为了推进收入的增长而大量采用赊销方式，在信用政策方面可能有所放宽，需要关注公司近年来的坏账发生情况；2018—2020年应付账款周转天数有所上升，显示出公司对供应商资金的占用程度有所增加。营业周期=存货周转天数+应收账款周转天数，净营业周期（现金转换周期）= 存货周转天数+应收账款周转天数-应付账款周转天数，这两个指标反映了公司与整个供应链有关的资金占用和管理效率，由于公司应收账款周转天数不断上升，因此营业周期也逐年延长；与此同时，由于公司对供应商资金的占用程度有所增加,因此净营业周期能够始终保持为负数,即通过加强存货管理和有效管理供应链关系可以借助其他方(供应商)的资金来实现运营。从人均层面来看,如表 8-16 和图 8-3 所示,爱尔眼科在大部分年份里都能保持员工人数增长率低于营业收入增长率,因此人均销售收入增长率除 2016 年和2020 年外保持为正数,也反映了公司强有力的管理效率。

表 8-16　爱尔眼科 2012—2021 年管理效率相关评价指标

指标	2012年	2013年	2014年	2015年	2016年	2017年	2018年	2019年	2020年	2021年
存货周转天数(天)	34.50	35.40	35.10	33.60	31.80	27.00	26.80	26.10	26.80	26.60
应收账款周转天数(天)	14.90	17.60	18.60	20.00	22.30	24.10	31.40	37.20	39.20	35.20
应付账款周转天数(天)	67.90	71.20	70.00	68.10	65.20	63.60	70.10	72.30	78.60	70.70
营业周期(天)	49.40	53.00	53.60	53.70	54.20	51.10	58.20	63.20	66.00	61.80
净营业周期(天)	-18.50	-18.20	-16.40	-14.50	-11.10	-12.50	-11.90	-9.10	-12.50	-8.94
流动资产/总资产(%)	45.70	47.90	49.40	45.30	39.40	39.50	33.50	33.90	36.30	33.00
流动资产周转率(次)	1.90	2.10	2.10	2.30	2.60	2.30	2.30	2.80	2.50	2.30
固定资产周转率(次)	3.00	3.50	4.20	5.20	5.70	6.30	6.20	6.20	6.20	6.70
总资产周转率(次)	0.90	1.00	1.00	1.10	1.10	0.90	0.90	0.90	0.90	0.80
营业收入(亿元)	16.40	19.85	24.02	31.66	40.00	59.63	80.09	99.90	119.12	150.01
营业收入增长率(%)	25.10	21.00	21.00	31.80	26.30	49.10	34.30	24.70	19.20	25.90
员工人数(人)	6 457	6 866	7 929	10 093	13 071	15 702	16 430	18 241	22 808	26970
员工人数增长率(%)	16.70	6.30	15.50	27.30	29.50	20.10	4.60	11.00	25.00	18.20

（续表）

指标	2012年	2013年	2014年	2015年	2016年	2017年	2018年	2019年	2020年	2021年
人均销售收入（万元）	25.40	28.90	30.30	31.40	30.60	38.00	48.70	54.80	52.20	55.60
人均销售收入增长率（%）	7.20	13.80	4.80	3.50	-2.40	24.10	28.40	12.40	-4.60	6.50

资料来源：Wind 金融终端。

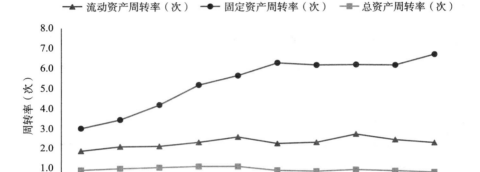

图 8-2　爱尔眼科 2012—2021 年资产周转率趋势

资料来源：Wind 金融终端。

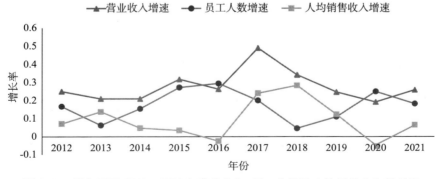

图 8-3　爱尔眼科 2012—2021 年营业收入、员工人数及人均销售收入增长率

资料来源：Wind 金融终端。

（三）财务层面分析

在财务层面，常用的短期偿债能力指标包括流动比率、速动比率和现金比

率,常用的长期偿债能力指标则有资产负债率、现金流量与负债比率和利息保障倍数,这些指标的公式为:

$$流动比率 = 流动资产 \div 流动负债 \tag{8-7}$$

$$速动比率 = 速动资产 \div 流动负债 \tag{8-8}$$

其中,速动资产等于流动资产扣除存货、预付款项、一年内到期的非流动资产及其他流动资产等。

$$现金比率 = 货币资金 \div 流动负债 \tag{8-9}$$

$$资产负债率 = 总负债 \div 总资产 \tag{8-10}$$

$$现金流量与负债比率 = 经营活动产生的现金流量净额 \div 总负债 \tag{8-11}$$

$$利息保障倍数 = 息税前利润 \div 利息费用$$
$$= (净利润 + 利息费用 + 所得税费用) \div 利息费用 \tag{8-12}$$

表 8-17 对爱尔眼科 2012—2021 年的资本结构和偿债能力进行了分析。从表中可以看出,公司的整体资产负债率不高,从 2017 年开始明显上升,到 2020 年有所下降但 2021 年又有所上升。从负债的期限结构来看,2014 年及以前,公司的负债基本上都是流动负债,从 2015 年开始对长期负债的使用程度有较为明显的增加,2017—2021 年长期负债占总负债的比重在 30%～45%。从衡量短期偿债能力的几项财务指标(流动比率、速动比率、现金比率)来看,公司的短期流动性明显下降。公司的流动比率和速动比率如果比较低但能够长期维持,且流动负债主要以经营类负债为主,就说明公司在供应链管理中具有显著的竞争优势(张新民,2020)。公司经营活动产生的现金流量净额能够对负债水平有一定的覆盖,但是有明显的逐年下滑趋势,不过在 2020 年有所回升,2021 年受到新冠肺炎疫情影响又有所回落;利息保障倍数显示公司的利润和现金流足够保障利息支出。总体来说,随着上市以来经营业务的不断扩展和业绩的稳健表现,爱尔眼科不断地调整资本结构,增加对长期负债的使用程度,公司的财务风险和偿债压力不大。

表 8-17　爱尔眼科 2012—2021 年资本结构和偿债能力相关评价指标

指标	2012年	2013年	2014年	2015年	2016年	2017年	2018年	2019年	2020年	2021年
资产负债率(%)	18.70	17.94	17.76	23.26	27.76	41.24	37.98	40.96	31.46	44.05
流动负债/负债合计(%)	99.35	99.44	99.56	76.50	83.40	55.20	55.84	59.09	68.21	65.21

（续表）

指标	2012年	2013年	2014年	2015年	2016年	2017年	2018年	2019年	2020年	2021年
非流动负债/ 负债合计(%)	0.65	0.56	0.44	23.50	16.60	44.80	44.16	40.91	31.79	34.79
流动比率	2.46	2.69	2.79	2.54	1.70	1.74	1.58	1.40	1.69	1.15
速动比率	2.19	2.38	2.48	2.24	1.48	1.61	1.40	1.27	1.54	1.06
现金比率	1.55	1.64	1.60	1.24	0.82	1.21	0.63	0.74	1.01	0.75
经营活动产生的现金 流量净额/负债合计	0.84	1.09	1.00	0.69	0.60	0.35	0.38	0.43	0.68	0.42
利息保障倍数	—	—	—	—	—	52.00	36.16	31.48	65.70	30.63

资料来源：Wind 金融终端。

（四）业绩层面分析

在业绩层面，如表 8-18 所示，从利润结构来看，2017—2021 年爱尔眼科经营活动净收益占公司利润总额的比重非常大，反映了公司经营活动的稳健与良好效果。来自金融资产投资的价值变动净收益占公司利润总额的比重较小，且在 2020 年和 2021 年都出现明显的亏损，对公司的净利润造成了一定的负面影响。营业外收支都是净支出的状态，摊薄了公司的利润总额；从另一个侧面来看，扣除非经常性损益后的净利润占公司净利润的比重超过 100%，说明非经常活动为公司带来的基本上是亏损，尤其是 2020 年非经常活动的亏损额占到净利润的 23.62%。爱尔眼科的净利润具有非常高的"含金量"，2017—2021 年经营活动产生的现金流量净额均超过净利润，并且保持较为明显的上升趋势。

表 8-18　爱尔眼科 2017—2021 年的利润结构与含金量分析

项目	2017 年	2018 年	2019 年	2020 年	2021 年
经营活动净收益/利润总额(%)	101.52	110.51	105.53	120.38	117.45
价值变动净收益/利润总额(%)	3.89	0.56	3.10	-9.37	-9.76
营业外收支净额/利润总额(%)	-8.19	-12.86	-9.87	-13.16	-11.00
扣除非经常性损益后的净利润/净利润(%)	104.47	106.96	103.63	123.62	119.77
经营活动产生的现金流量净额/净利润	1.68	1.31	1.45	1.78	1.65

资料来源：Wind 金融终端。

最后,通过杜邦分析体系对公司业绩的核心衡量指标——净资产收益率(ROE)——进行分解,以评价爱尔眼科 2012—2021 年的业绩表现。如表 8-19 所示,2012—2021 年爱尔眼科保持了非常高的业绩水平,并且呈现明显的逐年上升趋势,2015—2021 年的 ROE 都接近或超过了 20%。杜邦分析体系利用数学中的等量变换,将 ROE 进行分解,从三个方面了解和评价公司的业绩表现:

$$ROE = 净利润 \div 所有者权益$$
$$= (净利润/营业收入) \times (营业收入/总资产) \times (总资产/所有者权益)$$
$$= 销售净利率 \times 总资产周转率 \times 权益乘数 \tag{8-13}$$

杜邦分析体系以衡量股东投资回报水平的 ROE 为核心,采用分解的方式从获利能力(销售净利率)、资产管理能力(总资产周转率)和权益乘数(杠杆水平)三个角度探讨 ROE 的影响因素。从表 8-19 来看,推动爱尔眼科 ROE 不断提升的主要原因在于销售净利率较为稳定,而且逐渐提升,这表明公司在增加收入的同时能够更有效地控制成本费用。权益乘数的上升对 ROE 提升的作用明显,这说明爱尔眼科通过有效利用负债,以负债的杠杆作用撬动 ROE 的提升。对 ROE 提升不利的因素是 2016—2021 年公司总资产周转率略有下降。需要注意的是,表 8-19 中 ROE 的数值与三项因素的乘积可能存在细微的差异,原因在于表格中 ROE 指标采用的是上市公司公布的数值,计算 ROE 时分子使用的并非"净利润"而是"归属于母公司股东的净利润",而计算销售净利率时分子使用的是"净利润",由于计算口径不同会导致二者不相等,但对一般企业来说二者的差异比较小。

表 8-19 爱尔眼科 2012—2021 年的 ROE 指标及杜邦分析

指标	2012年	2013年	2014年	2015年	2016年	2017年	2018年	2019年	2020年	2021年
ROE	12.74	14.12	16.76	19.37	21.54	18.57	18.50	22.45	20.96	21.96
因素分解:										
销售净利率	11.10	11.05	13.03	13.79	14.18	13.29	13.31	14.33	15.76	16.47
权益乘数	1.27	1.28	1.27	1.31	1.41	1.67	1.74	1.75	1.67	1.77
总资产周转率	0.90	0.98	1.03	1.09	1.09	0.89	0.85	0.93	0.87	0.80

资料来源:Wind 金融终端。

四、大健康领域企业估值方法

（一）现金流量折现模型

现金流量折现模型（Discount Cash Flow，DCF）是企业估值中应用最广泛的绝对估值法之一，基本思想是任何资产的价值应当等于其未来产生的现金流量按考虑风险的折现率进行折现后的现值。现金流量折现模型在具体应用时根据估计的现金流量的不同，可以分为股利贴现模型（Dividend Discount Model，DDM）、股权自由现金流量模型（Free Cash Flow to Equity，FCFE）和公司自由现金流量模型（Free Cash Flow to the Firm，FCFF）。本章主要以公司自由现金流量模型为示例，首先计算企业实体的价值，然后以企业实体的价值减去净债务的价值得到股权的价值。为了尽量模拟企业发展阶段的变化，可以分为两个阶段进行估计，即企业实体价值=预测期价值+永续期价值。

根据爱尔眼科 2020 年度报告中"经营情况讨论与分析"的披露：2021 年，公司将围绕新十年的战略目标，全面开启高质量发展新征程，坚持规范经营、创新服务，强化医疗质量管控，加大医疗能力建设，加快数字化转型，加大科技创新和学科建设，实现公司可持续健康发展。本章假设预测期为 10 年，从第 11 年起公司进入永续增长期，则公司自由现金流量模型为：

$$\sum_{t=1}^{10} \frac{公司自由现金流量_t}{(1 + 加权平均资本成本)^t} + \frac{\dfrac{公司自由现金流量_{11}}{加权平均资本成本 - 永续增长率}}{(1 + 加权平均资本成本)^{10}}$$

$$(8-14)$$

为了简化起见，我们假设爱尔眼科在未来的加权平均资本成本保持不变，需要估计或设定的参数包括：①加权平均资本成本；②未来 1—10 年每年的公司自由现金流量；③未来 1—10 年和永续期（第 11 年及以后）的增长率。我们先来展示作为贴现率的加权平均资本成本如何计算：

$$加权平均资本成本 = 股权价值占比 \times 股权资本成本 + 长期债务占比 \times$$
$$长期债务资本成本 \times (1 - 所得税税率)$$

本章采用金融领域经典的资本资产定价模型（CAPM）计算股权资本成本：

$$股权资本成本 = 无风险利率 + \beta \times 股权风险溢价 \qquad (8-15)$$

根据 Wind 金融终端的统计，以 2022 年 9 月 20 日为截止点计算的最近 100

周内爱尔眼科的 β 值为 1.2752,根据公司金融和估值领域的知名教授 Damodaran 的计算,2022 年 7 月中国股票市场的股权风险溢价为 7.00%[①],我们以一年期国债收益率来代表无风险利率,2022 年 9 月 20 日的数据为 1.85%[②],由此计算出股权资本成本为:1.85%+1.2752×7.00% = 10.78%。

爱尔眼科在 2011 年年末有 6 400 万元的长期借款,2012 年至 2014 年没有任何长期借款,2012 年有 6 400 万元的一年内到期的非流动负债(基本上是当年到期的长期借款)。从 2015 年开始长期借款逐渐增加,2015 年至 2021 年长期借款与一年内到期的非流动负债之和占总负债的比重依次为 23%、17%、45%、39%、40%、33%、18%,由此可以判断公司近年来长期借款的规模不断增加。查询公司的年度报告发现,公司长期借款大多采用浮动利率形式,难以直接计算其利率,而上市公司从 2018 年开始明确披露利息支出,故本章运用 2018—2021 年每年的利息支出除以公司(短期借款+一年内到期的非流动负债+长期借款年末余额)来估算公司的债务资本成本,依次为 3.2%、2.7%、3.6%、6.9%。考虑到长期借款的利率一般要高于短期借款的利率,本章以上述结果的平均值(4.1%)为债务资本成本,查询公司年度报告发现,公司适用的所得税税率为 15%。

本章在估值过程中计算加权平均资本成本时设定公司目标资本结构(长期债务占长期债务和股东权益之和的比重)为 2015—2021 年的均值(31%)。由此可以计算出爱尔眼科的加权平均资本成本为:

$$(1-31\%) \times 10.78\% + 31\% \times 4.1\% \times (1-15\%) = 8.52\%$$

作为对照,根据阿斯瓦思·达莫达兰(Aswath Damodaran)教授在 2022 年 1 月使用中国企业数据(24 家公司)估计的结果,医疗机构和医疗健康设施(Hospitals/Healthcare Facilities)这一细分行业以人民币价值计算的股权资本成本为 7.43%、债务资本成本为 3.76%、加权平均资本成本为 8.31%,这说明本章的数据估算结果较为合理。

公司自由现金流量=经营活动现金净流量+(利息费用-利息收入)×(1-所得税税率)- 购建固定资产、无形资产和其他长期资产支付的现金 (8-16)

根据爱尔眼科 2021 年财务报表的相关数据,计算公司自由现金流量为:

① 参考 http://people.stern.nyu.edu/adamodar/。
② 参考中国债券信息网 http://yield.chinabond.com.cn/。

$$40.84+(1.64-0.58)\times(1-15\%)-14.94=26.80(亿元)$$

在估计爱尔眼科未来 1—10 年每年的公司自由现金流量时,按照标准的估值程序,首先应当预测未来的财务报表,然后基于预测的财务报表数据计算各年度的公司自由现金流量。受篇幅所限,本章采用简化的估计方法,直接设定爱尔眼科公司自由现金流量在预测期的增长率和永续期的增长率进行估值。本章设定爱尔眼科未来 10 年每年公司自由现金流量的增长率为 20%,来自 Wind 金融终端的市场一致预测对爱尔眼科 2022 年的同比收入增长率预测值为 20.4%,从第 11 年起的永续增长率为 5%,如表 8-20 所示,现金流量折现模型的估计结果显示爱尔眼科的内在价值为 35.82 元/股。

表 8-20 爱尔眼科公司自由现金流量估值

预测年度	公司自由现金流量(亿元)	现值(亿元)
0	26.8	
1	32.2	29.6
2	38.6	32.8
3	46.3	36.2
4	55.6	40.1
5	66.7	44.3
6	80.0	49.0
7	96.0	54.2
8	115.2	59.9
9	138.3	66.2
10	165.9	73.3
永续期价值	4 949.9	2 185.2
企业价值	2 670.8	
2021 年年末:债务合计+少数股东权益+货币资金	149.4	
股权价值	2 521.4	
发行在外的普通股数量(亿股)	70.4	
每股内在价值(元)	35.82	

资料来源:基于 Wind 金融终端数据计算。

近年来,越来越多的企业将商业模式转变为订阅模式,即通过订阅用户的定期付费来获取价值,传统的基于现金流量折现的估值模型需要做出调整,充分考虑用户信息来估计企业可以创造的现金流量。如图8-4所示,达莫达兰建立了基于订阅模式的企业估值模型(达莫达兰,2019)。基于平台生态系统的互联网平台是以用户为核心价值的平台商业模式,平安好医生、春雨医生及微医等医疗平台的快速成长得到广泛的关注。在对这些采用平台模式的互联网+医疗健康服务企业进行估值时,需要参考基于订阅模式的企业估值模型。越来越多的平台型大健康领域的企业也在增加用户信息披露,例如京东健康(06618.HK)在2020年年报中披露:"报告期内,我们的年活跃用户数累计8 980万,平台的日均问诊量超过10万。"平安好医生(01833.HK)则在2020年年报中披露:"截至2020年12月31日,公司注册用户数达到372.8百万人,较2019年年末增加57.6百万人,增长率为18.3%;2020年12月的月活跃用户数和月付费用户数分别达72.6百万人、4百万人,同比分别增长8.5%和34.1%;2020年全年日均咨询量达到90.3万,较2019年上涨23.9%。我们持续精细化运营用户流量,特别是进一步聚焦医疗类用户的变现,报告期内平均付费用户转化率达到4.9%,较去年同期的4.0%提升0.9个百分点,付费用户中医疗付费用户占比达到35.1%,日处方销售单量较2019年上涨88%。"

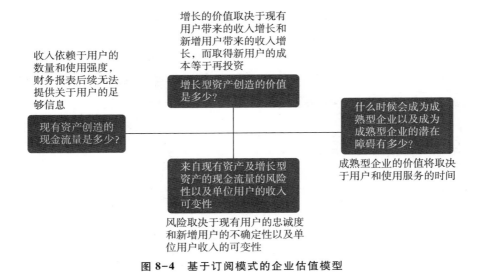

图8-4 基于订阅模式的企业估值模型

资料来源:达莫达兰.估值:难点、解决方案及相关案例(原书第3版)[M].刘寅龙,译.北京:机械工业出版社,2019:20.

（二）相对估值法

相对估值法认为,在股票市场有效的情形下,股票价格是对公司股权内在价值的合理估计。相对估值法的核心思路在于设定一个影响公司市场价值的指标,通常以每股市场价格或企业实体价值除以某个公司层面的关键变量(如每股净利润、每股净资产、每股销售收入、息税折旧摊销前利润等)来定义。该指标被称为价格乘数(Price Multiples),因此相对估值法也被称为"价格乘数法"。相对估值法在确定了核心的价格乘数后,寻找一组与估值目标较为类似的企业(可比企业),计算可比企业价格乘数的平均值,最后用目标企业预期的关键变量乘以可比企业价格乘数的平均值得到目标企业的估值。

在相对估值法的实践中,人们经常采用的价格乘数的定义和计算公式为:

$$\text{市盈率}(P/E) = \text{每股市价} \div \text{每股收益}(\text{每股净利润}) \tag{8-17}$$

$$\text{市净率}(P/B) = \text{每股市价} \div \text{每股净资产}(\text{每股所有者权益}) \tag{8-18}$$

$$\text{市销率}(P/S) = \text{每股市价} \div \text{每股销售收入} \tag{8-19}$$

$$EV/EBITDA = \text{企业实体价值} \div \text{息税折旧摊销前利润} \tag{8-20}$$

与绝对估值法相比,相对估值法的理念更为简单,计算过程也更为简便。但是相对估值法的前提假设是否成立需要谨慎看待,如果股票市场对可比企业存在系统高估或低估,那么对目标企业的估值同样会出现高估或低估。

作为举例,本章主要采用常用的 P/E 价格乘数对爱尔眼科股票的内在价值进行估计。根据爱尔眼科的主营业务,本章选择 Wind 金融终端"专科医院"这一细分领域来定义同行业的可比企业,除爱尔眼科外,共涉及 13 家公司(通策医疗、澳洋健康、普瑞眼科、何氏眼科、华韩股份、长峰医院、京城皮肤、莲池医院、科恩口腔、利美康、万承志堂、荣恩集团、海医 5)。使用 P/E 的估值结果如表 8-21 所示。

表 8-21　爱尔眼科相对估值法的应用

项目	数值	说明
2022 年每股收益的预测值(元)	0.4235	31 家机构的一致预测值
同行业可比企业预计 2022 年 P/E 的平均值	88.0500	同行业可比企业预计 P/E 的平均值
P/E 估值(元)	37.2892	每股收益预测值×同行业可比企业预计 P/E 的平均值

资料来源:基于 Wind 金融终端数据计算。

五、大健康产业投资创新

案例 8-6

社会资本进公立医院，光有钱还不够[①]

从 2010 年起，国家出台一系列政策鼓励社会办医，为社会办医"拆墙松绑"，社会资本纷纷涌入，始于 2013 年的医院并购潮在 2016 年达到井喷状态。公立医院引入社会资本，主要有融资租赁、共同设立营利性法人、特许经营、整体转让，以及管理、服务外包等合作模式。无论哪种合作模式，双方的权利与义务都较为相似。

医院方的权利与义务是以无形资产参与合作，以品牌、技术等优势医疗资源出资，负责协调合作范围内与所在地各主管部门的关系，保证合作项目具有合法资质，同时也为社会资本方免费提供所需场地。当设备折旧期满时，所有权归属医院。

社会资本方的权利与义务是，社会资本以现金、管理技术出资，帮助公立医院提高管理和技术水平，不定期邀请国内外专家顾问到公立医院访问讲学，举办学术会议，或者邀请专家到指定的医院进行培训讲课，提高专家和医院的知名度。

合作给双方带来了颇为明显的收益。对于公立医院而言，在严格限制医院规模扩张的政策下，公立医院通过吸收社会资本"借鸡生蛋"，迂回扩张，比如所采购的高精尖医疗设备不仅审批采购流程便捷，而且价廉物美；突破事业单位人事薪酬管理的限制，薪酬自主权提高，对人才引进十分有利；新设医疗机构不触动原有医院的产权性质，成为公立医院医师多点执业的场所，有效扩大医疗服务容量，患者可以在更大的范围内得到优质服务。对于社会资本方而言，借助公立医院的平台，快速进入医疗服务市场，依托医疗行业现金流大的优势，在金融市场获取高额回报。同时，社会资本还看重医疗设备、药品或耗材等供应链渠道的高额利润，进入医疗机构后以此获取丰厚回报。

然而，社会资本投资公立医院也带来了一些新的问题，如产权不清、合理回报难以兑现等。从 2017 年 10 月起就有"远程视界"的诉讼信息，因逾期付款，一家融资租赁公司将合作医院及远程视界等告上法庭。一年后，同样因未收到租金，租赁公司将与其合作的 100 多家医院告上法庭。尔后多家医院陆续收到法

---

① 邓勇.资本进入公立医院，缘何事与愿违？〔J〕.财经，2021-05-18.

院判决的败诉通知,被要求继续履行租赁合同。2020年12月初,恒康医疗决定转让旗下大连辽渔医院100%的出资人权益及与之相关的全部权益,转让价格为9 000万元。曾经资本市场上的香饽饽,一时间成为烫手山芋。

(一)大健康产业的特色投资模式

1. 成立并购基金

并购是大健康产业的重要投资方式。随着《上市公司重大资产重组管理办法(2016年修订)》的发布,成立并购基金逐渐成为上市公司完成并购的主要方式,在健康领域也是如此。上市公司参与并购基金的主流方式是"PE+上市公司"的模式,也有"券商或券商系基金+上市公司"的模式。前者的例子如上市公司中恒集团、大股东中恒实业、PE机构北京盛世景投资管理有限公司及其负责募集的出资方在2014年共同设立医疗产业并购基金,收购或参股具备良好成长性的医药企业。后者的例子有昆明制药联合平安证券旗下的平安财智和平安智汇成立医疗产业并购基金(马永斌,2020)。政策环境和产业环境都预示着大健康产业将迎来并购重组的重大机遇,并购基金扮演的角色将愈加重要。

2. 许可引进

许可引进(License-in)是指向药品授权方支付一定的首付款,约定一定金额的里程碑付款以及未来的销售提成,从而获得药品在某些国家(地区)的开发、生产和销售等权利。大健康领域的医疗产业尤其是创新药的研发周期通常比较长,新药从研发到真正上市的风险很高、资金消耗巨大。因此,近年来许可引进成为很多中国创新药企业采用的模式。例如,百济神州获得了Mirati Therapeutics公司Sitravatinib靶向药在亚洲(日本除外)、澳大利亚及新西兰开发、生产和商业化的独家授权,以此拓宽产品管线惠及更多患者;基石药业与Blueprint Medicines公司达成合作,获得阿伐替尼、普拉替尼在大中华地区独家开发与商业化的权利。医疗产品的许可引进丰富了国内医药企业对产品管线多样化的需求、降低了研发过程中的风险。在当前鼓励创新药研发的背景下,许可引进将会获得很好的发展契机,有利于尽快将国外优质项目引入国内发展。

国内企业目前引进的药品以临床Ⅰ期和Ⅱ期为主,带有风险投资的特点,合作双方基于风险和收益采取国际通行的交易模式:首付款+里程碑付款+未来销售提成。一般来说,适合采用产品许可引进的医疗健康企业在引进药品的相关领域通常具有强大的销售渠道和销售能力,自身具备较强的项目分析能力和研发能力,能够对引进的产品进行有效培育,当然也需要具备较强的融资能力或自有资金,可以顺利及时付款。近年来,许可引进模式在我国大健康领域发展较快,通过精准许可引进,入场较早的企业已经进入收获期(巩志荣,2021)。

3. 成立合资企业

成立合资企业(Joint Ventures)在大健康领域也是常见的投资模式之一,合资的具体领域可以是研发、生产或销售等价值链的各个环节。其中,合资研发公司是成立合资企业的主要形式之一,通常也是许可引进的具体实现方式。至于合资销售公司和合资生产公司的设立地点一般取决于目标市场、当地工资水平、税收、政策等多方面因素。例如,昆明制药投资美国 Rani、CPI、RiMO 等国际创新药物研发平台,逐步实现从产品国际化到产业国际化的布局。再如,以岭药业与顺腾国际合作,借助顺腾国际的渠道优势,在境外进行产品销售,并通过电商平台共同推广,未来将共同打造境内外的中医门诊网络与中医药保健品国际标准中心(曹伟华,2021)。

(二) 大健康产业未来投资机会

根据动脉橙和蛋壳研究院发布的《2021 年 H1 全球医疗健康产业报告》,2021 年上半年国外医疗健康融资额同比翻番,国内医疗健康融资额创历年同期新高,同比增长 70%。数字健康成为国外融资最热门的领域,国内则是医疗器械和耗材融资火热。人工智能+制药和医疗机器人成为快速发展的新兴领域。大健康产业未来的投资机会可能主要体现在以下三个方面:

1. 数字健康和智慧医疗

随着大数据与人工智能技术的发展,数字健康和智慧医疗将会持续成为大健康产业未来最主要的热门投资领域。数字技术和智能技术与医疗健康的融合既体现在产业链前端的创新药研发方面,又会在药物和医疗器械的生产制造环节发挥作用;大数据和机器学习等技术会为医疗健康企业的采购、供应链管理、营销与销售等环节提供服务,数字化还会为医疗健康企业的服务流程、交易流程和支付结算流程提供极大的便利。企业借助数字化可以构建生物医药领域的产业互联网,形成可持续发展的生态模式。目前,我国 2 700 多家智慧医疗企业在北京、广东、上海、江苏和浙江形成了五大产业集群,以智能硬件(智能温度计、智能血压计、智能血糖仪等)、远程医疗(跨地区、跨医院远程医疗协作协同)、移动医疗(预约挂号、问诊、医药电商、互联网医药等)以及医疗信息化(电子病历、转诊平台、医院信息系统等)为核心产业(黄芳,2021)。可以预期,数字健康和智慧医疗的大方向将成为未来极具成长潜力的投资领域,未来的细分投资领域包括 5G 应用场景下的远程会诊与手术、医疗机构的智能管理、个性化健身(硬件与指导)、患者体检或诊疗案例的大数据中心、人工智能辅助诊疗与手术等。

案例 8-7

京东健康药京采助力乡村振兴①

"药京采"是京东健康旗下的药品一站式采购及服务平台,从 2017 年 3 月正式上线运营至今承接了京东健康"医药全产业链"布局任务。药京采连接了医药工业企业、商业企业、零售企业和医疗机构,为医药全产业链提供了开放、透明的交易平台,大大降低了信息不对称程度,对于药品的买方和卖方来说都更加便捷。在药品销售的过程中,大型药企的药品很难到达乡镇、村等基层市场,但是这些市场越来越成为重要的增量市场。药京采有针对性地与一些区域性的、辐射下沉能力较强的中小型药品商业公司合作,让上游的产品能够更加容易地下沉市场渠道;同时,药京采加强与基层药店、诊所的合作,让乡村地区的卫生室、养老院、诊所和药店都能够采购到价格更低廉、品质更高的药品。京东健康药京采事业部总经理周新元表示,药京采将整合京东集团在物流、金融、技术、供应链等方面的优势资源,以终端覆盖为基础,以终端数字化管理为核心,打造一个药品流通领域的一体化、数字化服务平台,继续为行业降本增效。

2. 医药外包服务

随着创新药产业的爆发式发展,与之有密切关系的医药外包服务产业也将具有较大的投资潜力。医药外包服务覆盖了从药品的前期研究到销售流通的全生命周期,包括 CRO(前期研究、临床前研究和临床试验 I—Ⅲ期)、CMO/CDMC(生产上市)和 CSO(销售流通)等环节。根据预测,到 2023 年我国医药外包服务产业的市场规模将达到 1 500 亿美元(刘晓凡和陈淑琳,2021)。目前,我国医药外包服务产业的市场规模整体较小但增速很快,头部企业药明康德和泰格医药在 2020 年均达到千亿元市值。我国医药外包服务企业的工程师红利和成本优势,叠加医药行业政策引导转向创新方向、国内医药企业创新药研发投入持续增加,将会推动我国的医药外包服务产业快速发展,因而该领域极具投资潜力。

3. 中药产业

中药产业是大健康产业的重要构成,也是我国的战略性产业。中药产业的上游主要包括中药农业以及为中药行业提供相关设备的行业,中游为生产制造环节,下游为中药的流通市场(阚灵等,2021)。国务院发布的《中药材保护和发展规划(2015—2020 年)》《中医药发展战略规划纲要(2016—2030 年)》《"健康中国 2030"规划纲要》《关于促进中医药传承创新发展的意见》等政策文件规范

---

① 方玮.贯通医药全产业链？京东健康药京采助力乡村振兴[J].财经,2021-03-23.

了中药产业的市场秩序,医改中提高中药饮片报销比例和零差价等制度等都为中药产业的发展奠定了良好的基础。新冠肺炎疫情的冲击凸显了中医药的价值,为中药产业的发展提供了有利的国际环境。未来中药产业的投资机会存在于药材的生产种植基地建设、种子种苗研究机构的发展、研发转化服务平台以及中药的质量评估等细分领域,中药企业同样可以在生产、销售、服务等环节进行数字化转型,例如北京同仁堂等代表性中药企业已经开展数字化转型的探索。

案例 8-8

大健康产业投资中的泡沫①

一、掘金大健康

"看不懂,和去年(2019 年)比,这家公司有什么变化?"一位医疗产业投资人私下表达了自己的困惑。就在 2019 年,她曾对一家创新医疗器械企业做过调研,"公司基本面没有本质变化,国内刚刚有家大机构估值翻了一倍投进去。几个月后,另一家巨型的海外(美元)基金估值再翻倍,又投进去了。"据易凯资本有限公司董事总经理、医药组负责人张骁观察,新冠肺炎疫情使 2020 年整个医疗行业的热度和估值均有所提升,多则成倍上涨,少的估计也有 10%~20%的涨幅。尤其是偏医疗器械相关领域的融资,完成交易的数量、规模比 2019 年明显增长。

那些之前没有太多医疗领域经验的投资机构,或者重点投资方向不在医疗领域的,2020 年也把主要方向放在医疗产业上。不仅是国内机构,在全球经济受到新冠肺炎疫情冲击的背景下,海外基金也在试图进入中国的医疗一级市场。还有"一些富有的家族和个人,可能刚刚从上市公司退出,其资产配置也在医疗领域做一些布局。我们接触到的这类群体还蛮多的。"北京浩悦咨询服务有限公司(以下简称"浩悦")的创始合伙人丁亚猛注意到,这些人对医疗行业的兴趣均始于 2020 年。在上述医疗产业投资人眼中,如今的医疗行业就是过去几年的互联网行业,"一年前没人投,半年内估值翻两三倍,这是互联网才会有的事

① 凌馨,赵天宇,李丽萍.掘金大健康[EB/OL].(2021-04-09)[2022-12-09].http://magazine.caijing.com.cn/20210409/4754426.shtml;信娜,小雪.医美概念有多火[J].财经,2021-06-04.

情"。这类新进入者往往更追逐潮流,而且基于原有的经历,他们对互联网医疗行业有着天然的兴趣。

然而,对一些医疗领域的专业投资人来讲,互联网未必是最好的选择。"有些企业的数据,比如利润率是有水分的,但是也成功 IPO 了,所以很难辨识,只有最终像瑞幸一样踢爆了才知道。"有医疗产业投资人指出。至于 2020 年业绩表现最为强劲的 IVD 行业,从业者还没有看清自己的未来。一位 IVD 业内人士谈及知名企业科华生物委身格力地产一事时指出:"新冠肺炎疫情之后路向何方,很多公司目前没能解答。"IVD 行业的火爆,某种程度上也是一种泡沫。"中国IVD 的弊端表现为——全是一堆'小芝麻',这其实是产业发展的窘境,没有规模优势,缺乏真正意义上的创新。"上述 IVD 业内人士对《财经》记者分析道。

这样的问题存在于很多领域。前述医疗产业投资人认为,最大的泡沫当属创新药领域。如有的创新药已经到了上市阶段,"有大量重复竞争,一旦接受市场检验,发现卖不掉,泡沫就会破裂"。一家新药研发企业的创始人也承认,"泡沫在我们这个领域是 100% 有的"。受访的创业者们坦承,在目前的融资轮次中,他们的初始估值的确有一定"泡沫"。

对于一些资质不够好的企业,投资人并非一无所知。因为正处融资阶段,上述新药研发企业创始人常与投资人交流,对方也会谈及本机构的已投项目,并询问他的看法。因为知根知底,偶尔新药研发企业创始人也会告知,"这家企业100% 能上市,但是你们在它股票解禁后、产品要上市前要赶紧跑"。然而,投资人对此并不介意,因为在某些项目上,其目标就是"快进快出"。

泡沫终将破裂,IPO 也未必会成为所有股权投资人成功退出的节点。谁能做到专业化,谁才能保持微笑。从新冠肺炎药品的应急审批来看,龙头企业的政府信任度、资金获取能力都远高于其他企业,出现"强者恒强"的局面,也是某种程度上的"贵者恒贵"的趋势。这对部分初创企业而言并非好事。专注生物 3D打印的苏州诺普再生医学有限公司联合创始人兼 CEO 杨熙就明显感觉到,A 轮或天使轮的融资在 2020 年变得更难了,热钱几乎都涌向了 Pre-IPO 企业。丁亚猛证实,这是多数投资人的真实偏好。他仍在坚持跟进初创企业的融资项目,浩悦也有成立医疗基金参与投资的计划,尽管如此他依然认为:"这一波行情是投资机构的机会,但对于部分企业,如果抓不住,再后来就被动了。"

二、医美概念有多火

进入 2021 年,资本对医疗美容的市场预期让 A 股接连不断刮起"医美风"。

主营婴幼儿消费品的金发拉比,4 月 2 日公告拟出资 2.38 亿元通过受让股权获得一家医疗美容机构 36% 的股权。消息一出,在紧接着的 10 个交易日,公司收获 10 个涨停板。

尽管医美业务并未产生收入,靠房地产支撑的奥园美谷只是宣布"聚焦美丽健康产业的战略转型,将收购医美机构",便受到市场追捧,连续多个交易日股价上涨。2021 年 5 月 10 日,240 家机构 454 人在线调研了奥园美谷,其中不乏知名机构,如嘉实基金、上投摩根。

"以前资本没这么多,现在全涌过来。"一位从业十余年的医美行业人士对《财经》记者说。这让正在苦思转型的老牌药企找到了一个新出路。医美市场具有较强的消费属性,价格由市场决定,不会有药品集采被迫降出"地板价"的风险。华东医药就收购了英国 Sinclair 公司,这是一家全球化运营的医美公司,其业务涵盖研发、生产、销售等全产业链。

资本的热情,也闹出了医美概念乌龙。主营化肥和医药制造的圣济堂,2021 年 5 月 12—14 日连续 3 个交易日涨停,有投资者将其列为"医美概念"股。但圣济堂公开回复,关注到有投资者及炒股软件将公司列为"医美概念"股,经核查,公司目前无"医美"产品生产。

参考文献

[1] AGGARWAL V, HSU D. Entrepreneurial exits and innovation[J]. Management science, 2014, 60(4): 867−887.

[2] BARANCHUK N, KIESCHNICK R, MOUSSAWI R. Motivating innovation in newly public firms[J]. Journal of financial economics, 2014, 111(3): 578−588.

[3] BERNSTEIN S. Dose going public affect innovation[J]. The journal of finance, 2015, 70(4): 1365−1403.

[4] DAMODARAN A. Applied corporate finance[M]. 4th ed. New York: John Wiley & Sons, 2015.

[5] DICKINSON V. Cash flow patterns as a proxy for firm life cycle[J]. The accounting review, 2011, 86(6): 1969−1994.

[6] FERREIRA D, MANSO G, SILVA A. Incentives to innovate and the decision to go public or private[J]. Review of financial studies, 2014, 27(1): 256−300.

[7] MAKSIMOVIC V, PICHLER P.Technological innovation and initial public offerings[J].Review of financial studies,2001(14):459-494.

[8] MYERS S,MAJLUF N. Corporate financing and investment decisions when firms have information that investors do not have [J]. Journal of financial economics, 1984(13): 187-221.

[9] PASTOR L L, TAYLOR L, VERONESI P. 2009, Entrepreneurial learning, the IPO decision, and the post-IPO drop in firm profitability[J]. Review of financial studies, 2009, 22(8): 3005-3046.

[10] 曹健,宫成宇,刘夏.医疗投资:基于价值的投资逻辑和实操[M].北京:机械工业出版社, 2021.

[11] 曹伟华.中医药国际化:加速启航[R].火石创造·中医药产业发展专题报告,2021.

[12] 达摩达兰.故事与估值[M].廖鑫亚,艾红,译.北京:中信出版社,2018.

[13] 达莫达兰.估值:难点、解决方案及相关案例(原书第3版)[M].刘寅龙,译.北京:机械工业出版社,2019.

[14] 动脉橙,蛋壳研究院.2021年全球医疗健康投融资报告[R/OL].(2021-07-19)[2021-09-01].https://baijiahao.baidu.com/s? id=1705678567689708024&wfr=spider&for=pc.

[15] 巩志荣.License in 如何拉动中国创新药发展[R].火石创造·产业大脑数字专刊,2021(6): 17-24.

[16] 黄芳.后疫情时代下中国智慧医疗产业蓄势待发[R].火石创造·产业大脑数字专刊, 2021(4):31-36.

[17] 刘晓凡,陈淑琳.医药外包服务产业图谱剖析[R].火石创造·产业大脑数字专刊, 2021(6):38-41.

[18] 马永斌.公司并购重组与整合[M].北京:清华大学出版社,2020.

[19] 尼古拉斯.风投[M].田轩,译.北京:中信出版社,2020.

[20] 佩因曼.财务报表分析与证券估值(原书第5版)[M].朱丹,屈腾龙,译.北京:机械工业出版社,2017.

[21] 阙灵,曹伟华,胡泊洋.中医药产业发展专题报告[R].火石创造·产业大脑数字专刊, 2021(6):38-41.

[22] 斯蒂克尼,布朗,瓦伦.财务呈报、报表分析与公司估值:战略的观点[M].朱国泓,译.北京:中国人民大学出版社,2014.

[23] 田轩.创新的资本逻辑[M].北京:北京大学出版社,2018.

[24] 薛云奎,郭照蕊.薛云奎的价值投资课:财务报表分析[M].北京:机械工业出版社,2020.

[25] 张新民.中小企业财务报表分析[M].北京:中国人民大学出版社,2020.

[26] 张新民.从报表看企业:数字背后的秘密[M].4版.北京:中国人民大学出版社,2021.

［27］张新民,钱爱民.财务报表分析［M］.5 版.北京:中国人民大学出版社,2019.

［28］郑华,涂宏钢.医疗行业估值［M］.北京:机械工业出版社,2021.

［29］中国注册会计师协会.2021 年注册会计师考试全国统一辅导教材·会计［M］.北京:中国财政经济出版社,2021.

［30］朱凯,万华林,陈信元.控股权性质、IPO 与银行信贷资源配置:基于金融发展环境的分析［J］,金融研究,2010,359(5):179-190.

第九章

大健康产业国际化

案例 9-1

鲲鹏出海——迈瑞医疗①

迈瑞医疗成立于 1991 年,在做了一年的医疗器械代理后,走上了自主研发创新的道路,并且在成立之初就确立了生命监护与支持、体外诊断、医学影像三大业务条线。2003 年"非典"席卷全国,这对国内医疗器械行业的发展来说是一个重要的转折点。从 2003 年开始,我国政府加大卫生医疗支出,各地医疗短板逐步得到一定程度的弥补。迈瑞医疗抓住了这波政策红利。在国内,迈瑞医疗的产品已成功进入 99% 以上的三甲医院,在监护仪、呼吸机、输注泵等领域均成为国内第一,其中监护仪市场占有率超过 50%。在美国,迈瑞医疗的产品已进入约 2/3 的医院和近万家医疗机构,并在 ICU(重症加强护理病房)、麻醉科、急诊科等核心科室广泛应用。

迈瑞医疗凭借自身产品高性能、低价格的特点逐步打开国际市场,并于 2006 年在纽约证券交易所上市,是国内第一家走出国门并在境外上市的医疗器械公司。

迈瑞医疗在出海的过程中,一直注重产品的高度多样化、定制化。进入欧洲地区时,欧洲的高端医疗器械市场几乎被通用电气、飞利浦和西门子等跨国巨头垄断,想要攻破这道坚固的防线,迈瑞医疗只能在更深、更细的地方下功夫。欧洲地区地域不广,但是语言多样,为了更好地满足当地客户需求,迈瑞医疗直接推出超过 20 种语言版本的监护仪,以"优价优质"的优势一举俘获众多大客户。

---

① 根据公开资料整理。

除此以外,迈瑞医疗也强调对客户需求"快速响应"。2020年,迈瑞医疗几十万台抗疫设备运到境外,没有接到一例投诉;设备在当地医院使用后,迈瑞医疗全天候24小时接听电话,以及时提供支持帮助和品质保障。除了产品的灵活性,迈瑞医疗的营销也极具灵活性。与中国市场以及大部分境外市场营销依靠代理商不同的是,美国市场进入认证难度大,又以直销为主,迈瑞医疗以往的境外推广模式一开始在这里收效甚微。然而美国作为全球医疗器械的主战场,是迈瑞医疗国际化战略绕不过的大山。为了啃下这块硬骨头,迈瑞医疗在美国市场花了非常多的时间和成本,专门搭建了与直销模式配套的销售、市场、售后服务、临床支持平台。为了快速提升在美国市场的信任度和品牌知名度,迈瑞医疗当年选择在纽约证券交易所上市,成为中国首家医疗器械境外上市公司。2020年新冠肺炎疫情伊始,国内呼吸机、监护仪、体外诊断试剂等大量医疗器械出现短缺,为迈瑞医疗2020年的业绩高爆发提供了机遇。除此之外,迈瑞医疗陆续宣布进军骨科、内窥镜和宠物医疗等领域,有望进一步丰富公司的产品矩阵,保证公司的业绩持续高增长。

在积极输出产品和技术服务的同时,迈瑞医疗也在积极开展境外并购,以期走出更多样化的国际化道路,持续优化战略布局。早在2008年,迈瑞医疗便以2.02亿美元的价格收购了美国Datascope公司的生命信息监护业务。作为纳斯达克上市公司以及全球第一台监护仪的生产者,Datascope成立于1964年,是主动脉内球囊反搏领域的全球领军厂商和多元化的医疗器械公司,在美国中小医院拥有50%的市场份额。2007年,Datascope生命信息监护仪销售额为1.613亿美元,相当于当时迈瑞医疗在中国市场的销售额。这项交易在当时被称为"医疗器械行业的联想收购IBM全球PC业务案"。

2013年,迈瑞医疗宣布与美国ZONARE医疗系统集团公司(以下简称"ZONARE")达成股权转让协议,以1.05亿美元全资收购ZONARE。ZONARE是一家在高端放射领域致力于超声技术开发的领军企业。迈瑞医疗表示,希望通过此次收购,加强公司在高端超声方面的研发能力,进一步拓展美国市场,并向全球高品质影像产品领导者的目标迈进。在此番收购三年后,迈瑞医疗推出高端彩超产品Resona 7,并迅速做到国内彩超市场占有率第一。

在资本的助力下,凭借专注的精神,依靠"创新+并购+本地化"的战略,截至2020年12月31日,迈瑞医疗在北美、欧洲、亚洲、非洲、拉丁美洲等地区超过30个国家设有39家境外子公司,其产品及解决方案已应用于全球190多个国家和地区。在全美排名前 10 的心脏医院中,有 9 家在使用迈瑞医疗的产品。据统计,2020 年,迈瑞医疗当年境外收入占比达到 47%。2021 年 5 月 16 日晚间,迈瑞医疗再次发布公告称,拟通过全资子公司迈瑞全球(香港)及其全资子公司迈瑞荷兰,以现金形式收购 Hytest 及其下属子公司 100% 的股权。据披露,本次收购总价预计约为 5.45 亿欧元(约合 42 亿元人民币),其中包含大约 4.65 亿欧元初步股权价值、约 0.65 亿欧元净债务与类债务、约 0.15 亿欧元锁箱利息。

之所以重视境外市场,迈瑞医疗董事会秘书李文楣是这样解释的:这是迈瑞医疗的前瞻性战略思考。中国虽然是迈瑞医疗的母国市场,也是全球范围内最有活力的市场,但是从体量上看,全球市场是块更大的蛋糕。中国的医疗器械市场规模为 4 000 多亿元人民币,而全球的医疗器械市场规模大约有 4 000 多亿美元。对于迈瑞医疗而言,广阔天地远在中国以外,因此迈瑞医疗提出了境外营业收入占比 70% 的目标。在国内外市场形势深刻调整的新风口,以进入全球前二十的目标来看,成立三十多年的迈瑞医疗有望在 5～10 年内实现年营业收入突破 100 亿美元,长期市值很可能会突破 1 万亿美元。

一、全球大健康产业新趋势

(一)全球大健康产业发展现状

大健康产业目前已成为全球最大的产业之一,市场潜力巨大。随着国际分工和交流的不断发展,在全球范围内,大健康产业的发展也呈现不可阻挡的态势。从图 9-1 可以看出,医疗健康领域融资额总体呈上升态势,并显示出快速的发展趋势和广阔的成长空间。2020 年新冠肺炎疫情的暴发更是为大健康产业带来了明显的变革和发展机遇。

大健康产业的发展驱动力主要体现在以下五个方面:

1. 全球老龄化的挑战

随着老年人口比重的不断提高,养老已成为全球性的问题(见图 9-2)。据统计,2021 年 65 岁及以上的老年人口占全球总人口的 9.84%,高达 7.47 亿人。庞大的老年人口基数使得养老成为亟待解决的核心问题。从现实情况出发,单凭国家和年轻人的力量不足以妥善处理养老问题,这也是大健康产业的市场所在。

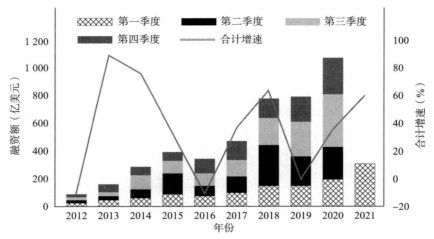

图 9-1　2012—2021 年全球医疗健康领域融资额

资料来源:中信证券研究部.医药行业每周医览药闻:CDMO 增长引擎,从工程师红利到引领创新红利[R/OL].(2021-06-20)［2021-08-10］.http://stock.finance.sina.com.cn/stock/go.php/vReport_Show/kind/search/rptid/67752 0831926/index.phtml.

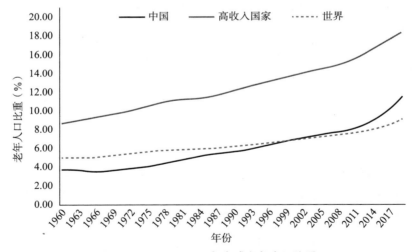

图 9-2　1960—2017 年全球老年人口比重

资料来源:国泰君安证券.商业养老保险行业研究报告:政策红利推动养老第三支柱崛起,利好大型险企[R/OL].(2021-03-03)［2021-11-09］.http://stock.finance.sina.com.cn/stock/go.php/vReport_Show/kind/industry/rptid/668105866723/index.phtml.

　　养老保障的主要来源有国家或地区政府、企业及个人,并由此发展出了养老金三支柱模型,第一支柱为公共养老金,第二支柱为职业养老金,第三支柱为个人养老储蓄（见表9-1）。这样的模式普遍存在第一支柱保障能力有限且承压过大,第二支柱普及率不高,第三支柱占比极小的局面。

表 9-1　全球养老金三支柱具体情况

国家或地区		第一支柱	第二支柱	第三支柱
发达国家或地区	美国	联邦公共养老金	雇主养老金计划	个人退休储蓄账户
	加拿大	老年保障金以及政府强制性养老金计划	雇主注册养老金储蓄计划	注册养老金储蓄计划及免税储蓄账户
	澳大利亚	基本养老金	超级年金	自愿型超级年金
	英国	国家基本养老金及国家补充养老金	职业养老金	个人储蓄计划
	法国	公共养老基金	企业年金	个人基金
	德国	法定养老保险	企业补充养老保险	私人养老保险
	日本	国民年金	厚生年金和共济年金	NISA&iDeCo
	荷兰	国家养老金	职业养老金	个人储蓄计划
发展中国家或地区	中国	基本养老保险	企业年金与职业年金	商业养老保险
	智利	强制个人养老金缴费计划	个人账户养老金	自愿型补充养老金
	南非	国家养老保险计划	缴费型养老金	私人储蓄

资料来源:光大证券研究所.非银行金融行业:养老金系列报告二:海外养老金体系深度研究:见贤思齐,反观诸己[R/OL].(2021-03-08)[2021-08-10]. http://data.eastmoney.com/report/zw_industry.jshtml? encodeUrl=/zTxERNekrgHbt6fjf0zE2dCTEZu8x6uG1Z7SUXuRnQ=.

> 📚 **知识小贴士**
>
> FOF(Fund of Funds)是指基金中的基金,与将股票、债券等作为投资标的的传统开放式基金有所不同,FOF 将基金作为投资标的。FOF 的优势在于较高的专业性和较低的风险,同时拥有低门槛、长周期的特点。FOF 的特点与养老这一目标的高度契合,使得许多养老型基金以 FOF 的形式进行资产配置。

以中国为例,多家机构定制了养老产品作为战略储备,养老 FOF 正在成为各大基金公司争相布局的热门赛道。自问世以来,养老 FOF 的数量和规模持续提升,不少产品业绩稳定向好。Wind 金融数据显示,已在养老投资领域布局二十多年的华夏基金成立了 7 支养老 FOF 产品,建立了完善的养老目标基金产品线。其中,华夏养老 2045 三年 A 自成立至 2022 年 8 月 17 日的收益率为 74.34%,是养老 FOF 中表现最好的基金。

2. 病毒和疾病威胁

在技术不断发展的同时,危害人类生命健康的各种病毒和疾病也在不断发展,人类与疾病的斗争是一场持久战。以有记载的全球疾病为例,中世纪的欧洲黑死病造成数千万人死亡;1918 年的西班牙流感造成近 1 亿人死亡;2003 年的非典造成全球感染 8 422 例,死亡 919 人,病死率近 11%。虽然中国科学家屠呦呦及其团队发现了青蒿素这种治疗疟疾的有效药物,在与疟疾的对抗中取得了暂时性的领先,但每年全球仍有数以亿计的疟疾病例出现,仅 2018 年就死亡 40 余万人。大健康产业需要持续的研发创新,同时研发创新也为产业不断向前发展提供了动力。

随着生命科学领域和医药领域研发投入的持续增加,市场热度也拓展了大健康产业的发展空间(见图 9-3 和图 9-4)。2020 年全球创新指数显示,医药行业研发投入占全球研发投入第二,仅次于信息技术行业。这不但体现出全球范围内大健康产业的重要性,而且代表了投资者对大健康产业发展前景的信心。

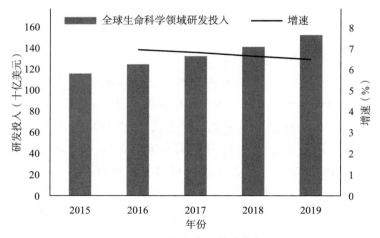

图 9-3　2015—2019 年全球生命科学领域研发投入

资料来源:中信证券研究部. 医药行业每周医览药闻:CDMO 增长引擎,从工程师红利到引领创新红利[R/OL]. (2021-06-20)[2021-08-10].http://stock.finance.sina.com.cn/stock/go.php/vReport_Show/kind/search/rptid/677520831926/index.phtml.

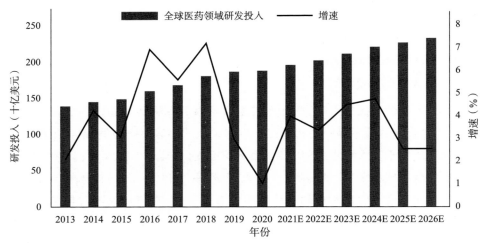

图 9-4　2013—2026 年全球医药领域研发投入

资料来源：中信证券研究部.医药行业每周医览药闻：CDMO 增长引擎，从工程师红利到引领创新红利［R/OL］.（2021－06－20）［2021－08－10］. http://stock.finance.sina.com.cn/stock/go.php/vReport_Show/kind/search/rptid/677520831926/index.phtml.

迎战疾病挑战是全人类共同的事业，需要全球大健康产业相互通力合作。在 2020 年新冠肺炎疫情中，对疫苗的研制充分体现了全球通力合作的重要性。早在 2020 年 1 月，中国实验室就公开了最初病毒基因组，在这之后，不断有国家和地区在全球流感共享数据库上共享新型冠状病毒序列。通过国际合作聚集了各地的资源和优势，减少了实验时间，加快了疫苗的研制进程。

3. 以信息技术为基础的新兴医疗手段兴起

信息技术开拓出的新市场具有强大的生命力，可以直接改变现有的商业模式和市场机制，从而为大健康产业的发展提供强大的技术动力。例如，信息技术催生的远程医疗，极大地变革了传统医疗方式，并在疫情环境下获得快速发展（见图 9-5）。Teladoc Health 公司是美国第一家成立的，也是规模最大的远程医疗平台，患者和医生可以通过电话或视频的方式进行全天候的问诊。目前，Teladoc Health 公司的业务遍布北美洲、南美洲、欧洲、亚洲和大洋洲五大洲，与全球超过 70 家保险和金融服务公司有业务往来，患者满意度高达 97%。虽然目前远程医疗在中国的普及率和使用率还不是很高，但根据中国历年市场的发展情况以及对美国发展现状的研究可预见，远程医疗在中国的发展前景广阔。

信息技术也可以应用于辅助活动，从而带动和促进相关产业的创新发展。以康复医疗器械中的创新升级为例，其经历了智能机器人外部辅助、非接触式的交互识别、可以克服直接交流障碍的脑机交流等人机交互的不同阶段,以及物联网实现信息整合和实时管理、虚拟现实沉浸式治疗等不同阶段的升级。信息技术的不断进步可以帮助患者选择最合适和有针对性的手段,丰富治疗模式,推进大健康产业中相关领域的发展。

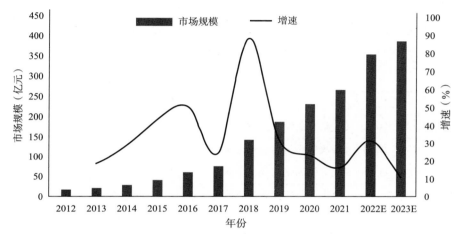

图 9-5　2012—2023 年远程医疗市场规模及增速

资料来源:民生证券. 疫情对计算机板块影响系列Ⅲ:政策推动+技术催化,远程医疗有望加速发展[R/OL].（2020-02-05）[2021-11-09].http://data.eastmoney.com/report/zw_in-dustry.jshtml? encodeUrl=ILhyfCRJrnSCGmU5Gntal Hh5JhAwJztS053khBtFg1M=.

4. 亚健康和慢性疾病

亚健康是健康和患病的过渡状态,对疾病指标进行检查并不能发现异常,但能明显感受到身体机能出现不适。快节奏的生活和来自各方面的压力使得70%以上的人出现亚健康问题。尤其是亚健康趋向年轻化,青少年群体普遍存在失眠、食欲不振等状况。由于并未出现疾病指示值,医生很难对亚健康对症下药,而营养保健、针灸、按摩和中药调理等手段成为有效的缓解方式,相关大健康产业得以生存和发展。

5. 各国政府相关政策的推动

各国政府相关政策的推动也成为全球大健康产业蓬勃发展的重要因素。例如,美国出台的政策推动了远程医疗的进步:2015年发布的《医疗服务获取及儿童健康保险项目再授权法案》确定了远程医疗的条件和贫困地区可申请补贴等办法,为远程医疗服务提供了资金、设备和法律上的支持。而2017年通过的《远程医疗立法法案》则废除了远程医疗必须建立在已有面对面诊断基础上的相关规定,进一步为远程医疗的发展提供了便利。

从我国的情况来看,2016 年中共中央、国务院发布的《"健康中国 2030"规划纲要》,明确了"健康中国"建设的总体纲要。2019 年出台的《健康中国行动(2019—2030 年)》和《促进健康产业高质量发展行动纲要(2019—2022 年)》,不仅引导了大健康产业的发展方向,明确了各个阶段的战略目标,还鼓励大健康产业开发创新,争取提供全方位、全周期的健康服务。各地区也纷纷出台相关政策积极响应国家的号召,进一步因地制宜地促进大健康产业的发展(见表 9-2)。

表 9-2　各地区助力大健康产业发展政策

地区	时间	政策
北京	2018 年 10 月	《北京市加快医药健康协同创新行动计划(2018—2020 年)》
江苏	2018 年 12 月	《省政府关于推动生物医药产业高质量发展的意见》
	2018 年 3 月	《江苏省深化医药卫生体制改革规划(2018—2020 年)》
山东	2018 年 7 月	《山东省医养健康产业发展规划(2018—2022 年)》
广东	2018 年 12 月	《广东省卫生健康委办公室关于进一步加强健康体检机构管理有关工作的通知》
安徽	2018 年 9 月	《关于促进"互联网+医疗健康"发展的实施意见》
上海	2018 年 4 月	《"健康上海 2030"规划纲要》
福建	2018 年 12 月	《关于加快推进"互联网+医疗健康"发展的实施意见》

资料来源:开源证券研究所. 提质增效成效显现,体检龙头价值回归——公司首次覆盖报告[R/OL]. (2020-08-22)[2022-07-18]. http://data.eastmoney.com/report/zw_strategy. jshtml? encodeUrl=Ax0OTx8jxMPv2waCMq03dok4lGkWX3A8OdQZJYhLmzY=.

各国对大健康产业发展的促进政策,提升了大健康产业发展的战略高度,也有助于国际交流与合作,推动了大健康产业在全球范围的升级和发展。

(二)全球大健康产业发展特征及应用领域

科技进步会影响大健康产业的表现形式和发展方向,人工智能+研发、医药电商、远程医疗等形式给产业带来了新业态。现代健康管理也开始追求损害最小化、康复最大化的精准医疗,为患者提供最适宜的治疗方式。整体而言,全球大健康产业呈现以下发展特征:

1. 定制化

定制化是指根据消费者自身情况,量身定做适合其需求的差异化产品。

GlobalData 的调查显示,全球 71% 的消费者认为,根据自己具体的健康需求定制的产品更有吸引力;另外,58% 的消费者在做选择时,会被产品与自身需求或个性的匹配程度影响。

　　大健康产业的定制化可以体现在硬件和软件上。硬件定制化主要是指医疗器械的定制化。大多数医疗器械根据标准化的样式生产,但也会有部分患者的疾病较为罕见或无法使用统一的医疗器械治疗,这时就需要定制化的医疗器械。例如,由于人类的脊柱骨骼形状大多不规则,使用标准化的医疗器械很难根据个人具体情况的不同,对需要去除部分脊椎的骨肿瘤疑难病例进行置换。硬件定制化可以很明显地改善医疗服务水平,响应了精准医疗的号召,提高了患者的康复率。

　　软件定制化是指健康服务的定制化,例如定制化体检、咨询,精准服务等。以健康食品为例,各大企业通过与健康大数据平台或电商合作,收集和了解消费者的健康与饮食相关数据,根据消费者的精准需求,匹配合适的营养指导和膳食套餐。例如,雀巢早在 2017 年就启动饮食定制化项目。2017 年,雀巢在人口老龄化严重的日本开展"健康大使"计划的试点工作,先后与各国进行合作,其中由日本 Halmek Ventures 公司提供血液检测,日本 Genesis Healthcare 公司进行基因分析,由社交媒体 Line App 反馈健康与饮食的相关数据,并收购了美国知名膳食保健品制造商 Atrium Innovations 作为定制化饮食的基础。2018 年,雀巢又与英国电商平台 THG Ingenuity 开展合作,依托其提供的大数据,开拓北美、欧洲和亚洲市场。

　　2. 规范化

　　规范化是指大健康产业在国际化进程中更加注重创新成果的保护和全球标准的统一。随着对外开放和"走出去"政策的不断深入,创新成果保护在国际化进程中非常重要,特别是对医药企业来说,其研发和获利过程具有高风险、高投入及回报周期长的特征,如果不对创新成果加以保护,就会抑制创新活动的持续性开展。同时,大健康产业也需要建立统一的国际标准。例如,中医药作为我国的传统文化,种种限制导致其名词术语的译法混乱或不够准确,海外各国对中药的效果和机理不清楚,给各国开展中医药教育、服务和科研以及商业推广和经贸等多方面带来困难。我国一直致力于中医药的标准建设,以更好地帮助中医药在国际上传播。例如,《中医基本名词术语中英对照国际标准》《中医基本名词术语中德对照国际标准》和《中医基本名词术语中法对照国际标准》在保障中医药特色的原则下,对其基本理论和诊断等词条进行了说明。我国还推动国际标准化组织(ISO)成立了中医药技术委员会(ISO/TC 249),截至 2019 年 5 月我国已发布 45 个中医药国际标准,通过技术类标准的制定与实施来推动中医药在国际上发展,更好地融入国际医药体系。

3. 智能化

智能化是指大健康产业的运行与智能设备结合,通过智能硬件和软件的辅助,更好地为消费者提供服务。例如,健康手环等智能健康硬件,可以实现实时监控和记录使用者的健康状态;便携式的穿戴设备(如医疗背心、腰带等),也可以实现对使用者血压、心率的监测和管理。智能健康硬件操作简单,突破了在医院等专业机构进行监测的缺陷,极大地改变了人们的生活方式,有助于实现自我健康管理。

智能化也改进了医疗器械或药物研发的过程,直接提升了医疗水平。医疗机器人的出现突破了传统的医疗过程和手段的局限性,同时能够更准确地帮助医生做出判断。例如,以往治疗肠胃病一般会采用内窥镜透视、放射造影或直接手术等检查手段,检查过程会给患者带来生理上的伤害和精神上的痛苦,甚至检查效果不理想等。而胶囊机器人可以进入人们的肠胃,自带的高清摄像头可以进行无死角的检查,这种无创、安全的形式不会对患者造成负担,过程中甚至可以进行简单的小手术。又如,康复训练中存在大量重复强化训练,对治疗师的治疗力度掌握和体力都有很高的要求,而康复机器人可以保障康复过程轨迹和力度的一致性与稳定性,进行更加精确的训练。

人工智能与研发过程的结合,可以大大缩短研发周期,降低研发成本。国际知名人工智能制药公司 Insilico Medicine(英矽智能)就利用人工智能发现了新机制和新药物,通过人体细胞和动物模型的多次实验,证明了人工智能研发是安全有效的。这项技术使药物研发到临床前的一系列过程仅历时不到 18 个月的时间,总费用大约 200 万美元,是药物研发在时间和成本上的巨大进步。

4. 信息化

在鼓励政策和大环境的双重推动下,大健康产业也呈现信息化的特征。以医疗领域为例(见图 9-6),信息化系统包括内部医疗系统、医保系统、医药系统和外部医疗系统几大类。大类系统下又有着具体的细分系统,如内部医疗系统又包含医院信息系统(HIS,医院各部门人流、物流、财流的综合管理)、电子病历系统(EMR)、影像归档和通信系统(PACS)、实验室信息管理系统(LIS)和分级诊疗系统等。信息化系统具有很高的综合性,与医疗流程紧密结合,使医院、政府和市场三方形成横向联系,也基于药品和资金数据的流向将产业中的上下游联系起来。

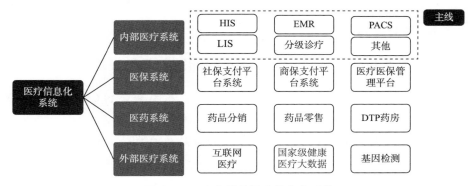

图 9-6　一个典型的医疗信息化系统

资料来源:东兴证券研究所.计算机行业:产业逻辑研究框架-中美对标医疗信息化研究报告之一[R/OL].(2020-10-28)[2021-11-09].http://data.eastmoney.com/report/zw_industry.jshtml? infocode=AP202010281424275209.

医疗信息化是目前国际上的发展趋势,但各国之间的发展水平不同。作为先行者,美国医疗信息化起步于 20 世纪 70 年代,经历了部门级应用与计费系统、临床数据中心、全院级电子病历系统和责任医疗系统四个阶段的发展,初步建立起以患者为中心推动医保支付的新模式。谷歌、微软和英特尔等公司也纷纷与医疗中心合作,推出医疗信息化服务平台来保障医疗安全。目前,我国的医疗信息化还处于初级建设阶段,但已经初步确定我国卫生信息化建设路线图,简称"3521 工程",未来发展潜力巨大。

信息化水平的提升一方面促进了产业变革,挖掘了医疗潜能,提高了效率和质量;另一方面带来的便利性提升了消费者的过程体验。医疗信息化使得数据存储、传送更加清晰明了,格式类型更加规范,减少了因人工失误而带来的误差。信息共享也减少了烦琐的操作步骤,消费者可以在网上进行预约或看诊,节约了时间,提升了满意度。

📖 知识小贴士

"3521 工程"是由原卫生部推出的"十二五"卫生信息化建设工程规划。"3521 工程"的具体内容为:建设国家级、省级和地市级 3 级卫生信息平台,加强公共卫生、医疗服务、新农合、基本药物制度、综合管理 5 项业务应用,建设健康档案和电子病历 2 个基础数据库和 1 个专用网络。

案例 9-2

人工智能+DNA 检测+社交,雀巢开始发力个性化营养定制①

老龄化、慢性疾病已成为困扰全球的难题。根据联合国《世界人口展望2015》统计,2015 年 60 岁及以上人口达 9.01 亿人,约占全球总人口的 12%;到2050 年,这一数字预计将激增至 21 亿。人口老龄化引起的主要问题之一就是慢性疾病负担随之增加。由于个性化的饮食、生活方式与慢性疾病的关系最为密切,使得功能保健食品及其他会对健康产生积极作用的食品品类市场需求变得极为旺盛。食品巨头雀巢迎合个性化营养趋势,融合人工智能、DNA 检测、社交媒体等打造"健康大使"计划,并以日本为首个试点进行推动。

看准个性化营养

前雀巢首席执行官彼德·包必达(Peter Brabeck-Letmathe)在其 2016 年出版的《营养:为了更好的生活》(Nutrition for a Better Life)一书中提出:"个性化的饮食健康计划是营养领域的未来,人们可以使用类似于 Nespresso 胶囊咖啡包装来定制方便食用的产品,也可以根据智能化健康建议,利用 3D 打印获取定制营养鸡尾酒或为自己制作食物。"

而现在畅想正在变为现实,雀巢已经开始加入个性化营养趋势的大潮,融合人工智能、DNA 检测以及流行的社交媒体 Instagram,选择老龄化最为严重并正在打造"终身不退休"社会的日本为首个试点,率先开启雀巢"健康大使"计划。该计划的初心源于解决日本老龄化严重的现状,主要针对的是想要改善自身健康状况的消费者,最终目的是为雀巢收集客户健康及饮食方面丰富、翔实的数据,同时为全球同样面临老龄化问题的其他国家(如美国、德国、中国等)提供可参考的解决方案。

参与"健康大使"计划的用户在应用程序(App)Line 上分享自己的食物照片,而后 App 利用人工智能推荐更适合的生活方式和定制特配食品,同时雀巢会提供 DNA 和血液采样的家用工具包,用于判断用户胆固醇是否高或患糖尿病等常见疾病的概率。其中,DNA 及血液检测由雀巢外部的第三方公司进行,日本 Halmek Ventures 公司提供血液检测,Genesis Healthcare 公司负责基因分析,

---

从而提供全面、准确的检测结果并及时向用户反馈。同时,用户每年需要花费600美元用于定制符合个人身体状况的胶囊茶、冰沙和其他产品(如强化维生素零食)。

在日本,"健康大使"计划吸引了约10万名用户参与进来,并且受到消费者的欢迎。其中,47岁的自由作家 Hitomi Kasuda 一周会喝四次定制的羽衣甘蓝冰沙及其他健康饮料,她认为这确实补救了自己不吃蔬菜的生活习惯,同时表示她没有启用 Line 上的社交聊天功能,但愿意接受 DNA 检测;Kasuda 说,DNA 及血液检测可以更好地帮助自己了解健康状况,即使自我感觉很健康。

咨询公司 L.E.K. 的合伙人 Ray Fujii 表示:"目前大多数个性化定制计划是由小型公司来推动的,这也正是该计划存在限制性的原因,因此雀巢决定采取进一步措施。"

其实在食品饮料领域的创新中,基因和人工智能之前便得到了应用。除雀巢外,早期践行者美国金宝汤公司于2016年以3 200万美元投资了旧金山初创公司 Habit。Habit 公司根据 DNA 及血液信息制定饮食建议,并提供营养指导和量身定制的膳食套餐。

改变自己,从零食糖果到膳食补充剂

为满足消费者对功能保健食品及天然健康食品的诉求,雀巢开始彻底放开手脚、改变自己,为推动自身销售额的增长,公司针对"更健康"的大方向动作不断。

2017年,雀巢先后投资了素食餐制造商 Sweet Earth Foods、半成品食材配送服务公司 Freshly;以23亿美元收购了美国知名膳食补充剂品牌 Atrium Innovations,英国《金融时报》形容,对 Atrium Innovations 的收购是雀巢新首席执行官施奈德上任后在消费保健领域的一次"最勇敢"的行动;因含糖产品需求下降,雀巢又以28亿美元出售了美国糖果业务给费列罗公司;"健康大使"计划的施行更是使雀巢在追求健康的道路上迈进一大步。

功能保健食品市场虽无法替代传统食品市场,但这一估值150亿美元的利基市场可能在很大程度上缓解雀巢的销售疲软。日本雀巢业务主管 Kozo Takaoka 表示:"雀巢认识到与食品营养相关的问题是一个大难题,而雀巢将致力于在全球范围内解决这个问题,并将其作为21世纪的使命,预计公司(日本)健康保健部门的销售额可能最终占日本雀巢总销售额的一半。"

二、走出去的中国健康企业

（一）中国大健康产业国际化概览

1. 医药产品国际化

2019 年,中国医药产品出口 738.3 亿美元,同比增长 14.60%。随着全球医药产业布局加速转移,部分特色原料药采购转向中国,跨国制药集团加大在中国的投资力度,直接带动中国特色原料药和西药制剂出口大幅增长,高端医药产品出口大幅提升;部分医药出口企业纷纷加大在新兴市场的开拓力度,中国医药产品在新兴市场的占有率继续提升,其中原料药、医疗器械尤其是医疗诊断用品增速最为显著(见表 9-3)。中国企业持续数年的转型升级,促使中国医药产品在国际市场具备了较强的竞争力。

表 9-3 2019 年中国医药产品进出口情况

产品	出口 （亿美元）	同比增长 （%）	进口 （亿美元）	同比增长 （%）	进出口 （亿美元）	同比增长 （%）
总计	738.30	14.60	718.61	42.50	1456.91	26.85
中医药	40.19	2.82	21.55	15.93	61.75	7.05
其中:草药提取物	23.72	0.19	8.49	16.85	32.21	4.10
中药成品	2.63	-0.45	3.93	-2.51	6.55	-1.69
中药饮片	11.37	10.32	3.58	25.82	14.96	13.68
保健品	2.47	0.21	5.56	24.77	8.03	16.02
中药和西药药品	411.09	11.46	429.20	62.55	840.29	32.77
其中:原料药	336.83	12.10	107.50	24.70	444.34	14.91
成品药	41.09	0.23	199.10	52.79	240.19	40.22
生化制品	33.16	21.25	122.60	157.95	155.76	108.02
医疗器械	287.02	21.46	267.85	20.84	554.87	21.16
其中:医用消耗品	27.16	4.16	5.44	25.13	32.61	7.15
一次性医疗用品	54.88	39.39	41.91	18.55	96.80	29.53
医疗诊断用品	124.56	23.61	186.65	23.39	311.21	23.48

（续表）

产品	出口 （亿美元）	同比增长 （%）	进口 （亿美元）	同比增长 （%）	进出口 （亿美元）	同比增长 （%）
康复产品	67.11	11.50	23.53	8.68	90.64	10.75
牙科器械和 材料	13.30	34.55	10.31	14.15	23.61	24.81

资料来源：产业信息网. 2019 年中国医药行业进出口贸易及发展趋势分析［EB/OL］.
（2020-11-23）［2021-08-10］. https://www.chyxx.com/industry/202011/911516.html.

目前,中国已成为全球最大的原料药和中小型医疗器械生产国。原料药包括化学原料药、生化原料药和植物提取物,以产量大、品种多、具有价格优势而著称,特别是在大宗抗生素、维生素、氨基酸等发酵、半合成类产品领域。原料药出口额最高的有肝素、维生素 C、维生素 E、阿莫西林、6-氨基青霉烷酸等 30 多种产品(中国药品蓝皮书编委会,2020)。

但是,中国的医药产业在"走出去"的过程中仍有三大痛点亟待根除:首先,原料药行业身处价值链低端,总体仍处于较为初级的工业化阶段,过于依赖成本比较优势,导致产品附加值难以提高。其次,研发投入不足,创新力弱。从主营原料药的 30 家上市公司的财务报表来看,2017—2019 年研发总投入超过 10 亿元的仅 3 家,而不足 1 亿元的有 10 家。最后,产业结构不合理,一般产品相对过剩与技术含量高、附加值大的产品短缺同时并存。在全球市场上,供应过剩的品种共有 828 个,中国和印度分别有 776 个、802 个品种,而美国、德国分别只有 248 个、167 个品种,差别较为明显。中国原料药行业产能过剩现象应引起重视,供给侧改革仍需加强。

2. 医疗器械国际化

随着中国医疗器械产业国际化步伐的加快,医疗器械产品的设计、研发、制造和服务越来越向国际先进水平靠近,产业出口结构不断优化升级,从单纯的产品贸易朝技术生产、资本输出和医疗服务整体解决方案方向发展。目前,中国已向全球 200 多个国家和地区出口医疗器械产品,其中亚洲、欧洲和北美洲是最主要的出口目的地。在巩固传统市场的基础上,中国企业不断开发新兴市场,同时产品及营销方式也呈现多元化的发展趋势。其中,对俄罗斯、巴西、印度等国家的出口量继续保持较快的增长速度,南美洲和非洲也已经成为更加广阔的潜在市场。

据中国海关数据统计,2019 年中国医疗器械产品进出口总额为 554.87 亿美元,同比增长 21.16%(见表 9-4)。2020 年 1—7 月,中国医疗器械产品出口额为 200.37 亿美元,同比增长 26.57%,其中三大类产品占出口总额的近 90%:医院诊断与治疗产品 88.79 亿美元,同比增长 28.58%,占比 44.32%,占比上升;一次性耗材产品 47.25 亿美元,同比增长 54.71%,占比 23.58%,占比上升;保健康复用品产品 42.96 亿美元,同比增长 17.91%,占比 21.44%,占比略降。

表 9-4 2019 年中国医疗器械进出口情况

商品名称	出口额 (亿美元)	同比增长 (%)	进口额 (亿美元)	同比增长 (%)	进出口额 (亿美元)	同比增长 (%)
医疗器械类	287.02	21.46	267.85	20.84	554.87	21.16
医用敷料	27.16	4.16	5.44	25.12	32.61	7.15
一次性耗材	54.88	39.39	41.91	18.55	96.80	29.53
医院诊断与治疗	124.56	23.61	186.65	23.39	311.21	23.48
保健康复用品	67.11	11.50	23.53	8.68	90.64	10.75
口腔设备与材料	13.30	34.55	10.31	14.15	23.61	24.81

资料来源:中国医药保健品进出口商会. 2019 年中国医疗器械进出口形势分析[EB/OL].(2020-07-08)[2021-11-11]. http://www.cccmhpie.org.cn/Pub/9649/176545.shtml.

3. 大健康产业监管国际化

近年来,中国药品监管体系国际化进程大大加快,监管制度改革成绩斐然。中国加入国际人用药品注册技术协调会(ICH)、全面实施药品上市许可持有人制度、鼓励以临床价值为导向的药物创新、鼓励境内外同步开发接受境外临床试验数据、加快推进仿制药一致性评价等系列政策,促进了中国对接国际药品监管体系。与此同时,中国本土医药企业创新研发能力日益精进,逐步从仿制创新向自主创新过渡,这也为中国医药企业更好地接轨国际药品监管体系奠定了基础。另外,中国医药企业通过海外投资建厂、设立研发机构、技术引进及转让、国际注册认证等方式,全方位参与国际市场竞争与合作,提高了应对国际药品监管的能力。

2019 年修订的《中华人民共和国药品管理法》就是中国对大健康相关产业监管日趋国际化的一个缩影。这是自 2001 年以来最大的一次全面修订。这次修订强调药物创新以"临床价值"为导向,鼓励药品创新,对临床急需的短缺药品、防治重大传染病和罕见病等的新药予以优先审评审批,同时引入临床试验默示许可制度、生物等效性试验备案制度、临床试验机构备案制度,并建立临床试验随时叫停的风险控制机制。其中,药品上市许可持有人制度是本次修订的核心,体现了中国大健康产业监管国际化的趋势。

(二) 中国健康企业"走出去"

1. 原料药

经过近年来的动荡发展,2019 年全球原料药市场规模约为 1 822 亿美元(见图 9-7),预计到 2024 年将达到 2 452 亿美元,市场前景广阔。2019 年,对美原料药出口百万美元以上的中国本土企业达到 29 家,在对美出口前 20 名企业中,中国本土企业占 18 个,其中南通联亚、人福医药、石药集团、齐鲁制药等出口增幅均在 30%以上;南京健友、上海宣泰、常州制药、安士制药、以岭药业等企业在美商业化取得突破性进展,出口额实现三位数增长;海南华益泰康、青岛百洋等企业的高端缓释制剂也首次实现对美出口。

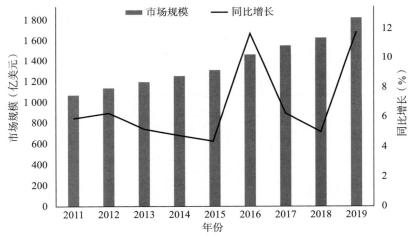

图 9-7　全球原料药市场规模及增长情况

资料来源:根据公开资料整理。

在本土制剂出口方面,2019 年,对欧盟出口前 25 名企业中,中国本土企业占 23 个,其中出口额超过 500 万美元的中国本土企业有 20 家,比两年前增加了 9 家,深圳天道、上海荣恒、桂林南药、瑞阳制药、山东新华、深圳致君、华益药业等对欧盟出口都实现了较大幅度的增长。

目前,中国不少原料药厂商是跨国医药企业的长期稳定供货商,中国原料药在全球市场上的不可替代性增强。药明康德、凯莱英医药等合同组织业务稳定增长,九洲药业、普洛药业等传统原料药企业也迎来了新的业务增长点;部分医药企业的规模原料药出口—特色原料药出口—制剂出口战略清晰,注重美国、欧盟等发达市场注册认证;头部企业新药申请增长较快、研发投入较高,注重全球研发生产资源整合,增强与其他国家科研机构与企业的合作,在较高层次上融入全球产业链,如恒瑞医药、华海药业、人福医药、海正药业、齐鲁制药等国际化龙头企业经历十余载国际化铺垫,逐渐进入收获期,并反哺国内市场。

然而,在中国成为原料药生产与供应第一大国的同时,大宗原料药产能周期性过剩、附加值低的结构性矛盾也逐渐表现出来。2010 年前后,原料药市场回暖引起新一轮扩产潮,例如青霉素在当时的全球总需求量只有 5 万～6 万吨,而中国的产能却超过 10 万吨,产品低水平同质化严重,低价竞争情况突出。如前所述,中国原料药行业结构性矛盾严重,行业产业链调整迫在眉睫。

2. 医疗器械

中国医疗器械企业"走出去"的步伐也十分快捷。中国的医疗器械已经实现从内销到出口的转变,覆盖全球 100 多个国家(地区),中国已经成为继美国、德国、荷兰、日本之后第五个可以生产高端医学影像设备的国家。2019 年中国医疗器械十大出口市场如表 9-5 所示。

表 9-5　2019 年中国医疗器械十大出口市场

	国家(地区)	出口额(亿美元)	同比增长(%)
	全球	287.0	21.46
1	美国	77.5	20.43
2	日本	18.1	14.22
3	中国香港	17.5	26.14
4	德国	16.8	15.17
5	英国	10.4	20.27
6	韩国	9.1	27.10
7	印度	7.9	22.83
8	荷兰	7.8	10.09
9	澳大利亚	5.8	17.18
10	法国	5.5	22.57
11	其他国家(地区)	110.7	24.46

资料来源:中国医药保健品进出口商会. 2019 年中国医疗器械进出口形势分析[EB/OL]. (2020-07-08)[2021-11-11]. http://www.cccmhpie.org.cn/Pub/9649/176545.shtml.

近年来,国产先进医疗器械企业迅速崛起,部分产品的技术标准也与国际接轨,实现了自主研发创新的转变。迈瑞医疗、奥泰医疗、微创医疗、奥美医疗、振德医疗和稳健医疗等民族企业逐渐在国际舞台上站稳脚跟,其产品和技术也逐渐在国际市场竞争中占据有利地位,降低了整个行业的技术成本。特别是 2020 年席卷全球的新冠肺炎疫情,更成为中国医疗器械企业走出去的绝佳机会。在经历了短暂的物资紧缺后,除了医疗器械企业,中国许多非医疗器械企业也加入医疗物资设备的生产队伍,负压救护车、消毒机、消杀用品、红外测温仪、智能监测检测系统等医疗器械产品第一时间被运送到疫情风险地区,整个医疗器械行业展现出强大的生命力。

以呼吸机为例,来自各国政府的订单让国内众多呼吸机厂家一直保持着高负荷生产:2020 年,自年初疫情暴发以来,鱼跃医疗呼吸机订单已经排到 4 月底,日产能从 300 台提升到极限 700 台以上;迈瑞医疗也收到上万台呼吸机海外订单,排单到了 6、7 月。此前声称要生产呼吸机的特斯拉创始人马斯克,也选择先直接从中国采购 1 255 台呼吸机运送到洛杉矶救急。海关部门数据显示,2020 年上半年,中国医疗器械产品进出口贸易额为 266.41 亿美元,同比增长 2.98%。其中,出口额为 163.13 亿美元,同比增长 22.46%;进口额为 103.28 亿美元,同比下降 20.79%。

除了医疗器械产品出口,中国的医疗器械企业还通过海外并购的方式"走出去"。从 2012 年下半年开始,中国的医疗器械企业不断进军海外并购市场,并购金额屡创新高,而且从趋势来看仍有很大的发展空间(见图 9-8)。威高集团、成都新津事丰、振德医疗和国药国际分别在肯尼亚、巴基斯坦、埃塞俄比亚、厄瓜多尔等国家投资建厂,不断挖掘市场深度,拓展商业空间,也释放出国内医疗器械企业国际化的强烈信号。

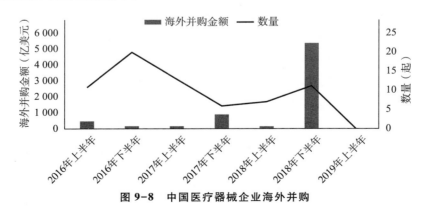

图 9-8 中国医疗器械企业海外并购

资料来源:根据公开资料整理。

但是,在海外并购的过程中,不少企业缺乏清晰的并购路线图,并购战略不清晰,或对协同效应理解不足,急于做大做强,未做充分准备就盲目进入陌生领域进行海外并购;同时,部分企业尽职调查专业能力不足,缺乏国际化经验,对海外商业法律环境和盈利模式理解不深;东西方文化的差异以及政治意识形态的对抗等使得并购后企业整合困难重重,严重阻碍了更多国内医疗器械企业开展海外并购。

3. 制剂加工

中国在西药制剂领域的产能居世界第一,制剂加工贸易增长迅速。2021年,中国西药制剂出口额达 60.1 亿美元,同比增长 21.9%;出口量同比减少 8.9%;出口均价同比上涨 33.8%。其中,激素类制剂出口额同比增长 115%,主要是胰岛素制剂出口大增 133%,与抗疫直接相关的皮质甾类激素制剂出口反而有所减少;头孢菌素类制剂、其他西成药品和抗感染类制剂出口额分别同比增长 7.8%、10.9%、14.2%;青霉素类和维生素类制剂出口额与上年同期基本持平。同时,西药制剂进口额为 238.2 亿美元,同比增长 11.6%。

4. 临床试验

除了出口医药产品与材料,中国医药企业还积极在海外展开临床试验。随着药物研发全球化进程的加速,越来越多的跨国公司和国内企业通过开展国际多中心临床试验来支持医药产品全球注册申请。

2019 年,中国在海外开展临床试验的数量和开展国际多中心临床试验而选取的国家数量达到了历史高峰,企业走出去参与全球化竞争的意愿越来越强烈。百济神州是中国开展海外临床试验最多的企业,旗下产品泽布替尼于 2019 年获得美国 FDA 批准上市,该药物是第一个在美国获批上市的中国本土自主研发抗癌创新药。该药物在提交新药上市申请时,临床主要支持数据来自中国的一项多中心临床试验,这也表明中国临床试验质量得到了国际认可。虽然大部分企业选择美国和澳大利亚作为海外临床试验主要布局区域,但不同企业仍有各自的特色:百济神州以美国为主,同时在澳大利亚、欧洲、日本和韩国均有所布局,特别是其欧洲临床试验数量远超国内其他企业;江苏恒瑞以澳大利亚为主,其次是在美国、欧洲有少量试验开展;齐鲁制药以印度为主,在澳大利亚和欧洲也有涉足;山东绿叶以美国为主,在欧洲和日本也有少量试验开展;和记黄埔以欧洲为主,在美国、澳大利亚、韩国和日本也有布局;亚盛药业、山东亨利和天境生物则主要选择在美国开展临床试验。

📖 **案例 9-3**

桂林南药——以青蒿为剑,斩南非疟疾①

非洲大陆是一片令人向往的热土,这里有着灿烂的人类古文明,有着世界上最大的撒哈拉沙漠,还有着神秘壮观的金字塔。但是,这片土地一直被一个阴影笼罩着,那就是疟疾。疟疾严重影响着非洲人民的健康,甚至威胁着他们的生命。然而,更为严峻的是,当时应用最广泛、价格最便宜的抗疟药奎宁已经产生严重的耐药性,致使众多疟疾患者无法得到及时、有效的救治。

庆幸的是,在屠呦呦先生发现青蒿素的基础上,青蒿琥酯于 1977 年在桂林南药(原桂林制药厂)的实验室中诞生了,当时这一创新成果在医学界引起了不小的轰动。1987 年,在顺利完成一系列临床研究后,青蒿琥酯终于获得中华人民共和国第一个新药证书。虽然在 80 年代末,我国的疟疾发病率已经基本得到控制,但是在非洲地区,疟疾发病率仍然居高不下。2003 年,桂林南药成为上海复星医药成员企业,在复星医药国际化战略的指导下,迈出了援非抗疟的征途。

时至 2016 年,全球疟疾死亡率足足比 2000 年降低了 47%,非洲地区疟疾死亡率更是降低了 54%。而这一切都缘于青蒿素类抗疟药的广泛使用。如今,桂林南药生产的青蒿琥酯仍是世界卫生组织推荐的治疗重症疟疾的优选用药,是国际抗疟领域用药的"金标准"。十多年来,桂林南药不断"开疆拓土",而青蒿琥酯这一药物每年可多挽救全球近 10 万人的生命,尤其为儿童疟疾死亡率的下降做出了卓越的贡献。以青蒿之名,在国际抗疟领域发挥着举足轻重的作用,青蒿琥酯系列产品更是长期作为中国政府援助非洲的创新药品,它已成为中国制药行业走向世界舞台的名片,助力国家"一带一路"倡议实施,挽救了无数疟疾患者的生命。

除了非洲,桂林南药的产品还销往世界各地,覆盖全球 80 多个国家和地区,逐渐成长为国内西药制剂出口的龙头企业。

---

① 复星医药. 品牌故事:以青蒿之名,共建无疟疾世界[EB/OL]. (2018-12-25) [2021-11-11]. https://mp.weixin.qq.com/s/FlkzVLUUsDqUvKuWzZ8h5A.

三、大健康产业国际化新挑战

（一）产业链创新升级

1. 产业链延展

在国际化发展的过程中，中国大健康产业链逐渐向下游延伸，高附加值比例明显提高，长期以原料类产品占据国际市场份额、成品更多出口到发展中国家等非规范市场的局面正在发生转变。国内医药企业纷纷向欧美日等药政法规门槛较高的领域开拓，开展原料药审批文件的编写和提交登记认证工作。截至2020年上半年，中国境内原料药在欧洲药品质量管理局（EDQM）获得的原料药欧洲药典适应性证书（CEP）总计355件，处于有效期的有313件，其中2019年超过百件，达到110件，中国成为仅次于印度的原料药CEP证书来源国家。这使得中国原料药开始具备国际知识产权和国际竞争能力，能够在国际分工中占有一席之地（中国药品蓝皮书编委会，2020）。

2. 产业链分工合作

目前国际市场的竞争已不再是单个企业、单个产品的竞争，而是多企业、多产品相互协调的产业链竞争。虽然2020年年初赛诺菲发布消息，要建立自己的商业化原料药产业基地，但实现自身产业链内循环会大大提高管理和生产成本，且分散自身优势。以中国医疗器械企业为例，虽然全球医疗器械产业集中度很高，但中国相关产业的集中度很低（见图9-9）。2017年，排名第一的迈瑞医疗的营业收入只有111.7亿元，排名第二的新华医疗的营业收入接近100.0亿元，而排名第三的威高股份的营业收入只有62.9亿元，远远低于前两家企业。即使医疗器械市场排名前20的企业，大部分的营业收入也在20.0亿元以下，更不要提其他规模更小的企业。对于大多数企业，尤其是中国企业来说，专业化分工合作更有利于自身发展（中国药品蓝皮书编委会，2020）。

新冠肺炎疫情的出现，使得中国的疫苗和抗疫药物开始得到更多发达国家的认可。这种外部环境的巨大变革所带来的机遇，为中国医药产业进入国际高端市场提供了契机：一方面，中国医药企业可以通过自身的技术研发来构建技术高地。随着生物技术药物、重大疾病诊断和检测技术、生物治疗技术、再生医学技术不断取得突破，基因工程、新型疫苗、蛋白质工程等生物技术在中国得到越来越广泛的应用，中国医药企业的创新能力和水平不断提高，已经逐步可以与国

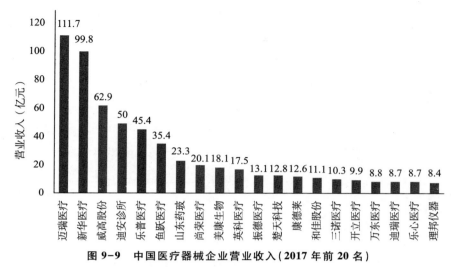

图 9-9　中国医疗器械企业营业收入（2017 年前 20 名）

资料来源：产业信息网. 全球及中国医疗器械行业对比、市场特点及发展趋势预测 [EB/OL].
（2019-04-23）[2021-08-10]. https://www.chyxx.com/industry/2019 04/732503.html.

外部分企业直接竞争，从而为中国企业建立自己的创新链条奠定了基础。另一方面，医药行业资本运作常态化，成交金额屡创新高。越来越多的本土企业与跨国医药企业形成了更紧密的战略合作关系。医药研发合同外包服务、医药生产合同外包服务、医药销售合同外包服务等新业态逐渐兴起，成为中国医药企业参与国际分工的新形式。2017 年，三胞集团创下了收购海外首个生物类原研药的纪录，而复星医药则以 10.91 亿美元创下当时中国本土医药企业最大海外并购案。通过与国外高水平医药企业的强强合作，中国企业开始构建覆盖全球市场的创新链条，提高了中国企业的全球竞争力。中国已成为仅次于美国，拥有最多在研生物药数量的国家（李晓红，2018）。

（二）数字安全监管加强

中国作为互联网技术发展最广泛、应用最深刻的国家，以互联网为依托，人工智能及大数据技术正大量应用于医疗行业，给医疗行业带来了巅覆性的变革。例如，受到 5G 技术的推动，由来自不同地区、不同专业的不同医生，同时合作开展实时手术成为现实（见图 9-10）。2018 年，中国人民解放军总医院第一医学中心肝胆外二科主任刘荣主刀，利用 5G 网络远程操控机器人系统，为 50 公里外福建医科大学的一只实验猪进行了肝小叶切除手术；2019 年，中国移动与华为公司帮助中国人民解放军总医院成功完成了全国首例基于 5G 的远程人体手术——帕金森病"脑起搏器"植入手术。得益于 5G 网络的大带宽、低延时优势，数字技术已经使多地实时共享手术得以实现。

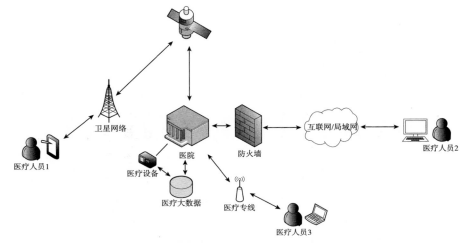

图 9-10　数字技术驱动的远程医疗示意图

　　但与此同时，数字安全问题也日益凸显，成为各国监管机构关注的焦点。经济合作与发展组织（OECD）指出，数字化带来了大量数字安全风险，这些风险带来的漏洞利用和风险爆发导致的事故严重影响了生产设备的可用性、完整性及数据保密性，同时也影响了数据、硬件、软件和网络的机密性。因此，美国、日本、欧盟等国家和地区与国际组织颁布了相关政策和文件。例如，美国食品药品监督管理局于 2019 年发布了《设备软件功能和移动医疗应用程序政策》。该文件设置了设备软件功能的管理方法，并列出了重点监管的应用示例，如心脏信号、听力评估等特定疾病的软件。美国还开始建设医疗设备病患安全网，建立监管体系，保障医疗设备数字安全。

（三）国际贸易摩擦增多

　　中国大健康产业的国际化之路并非一帆风顺。国际市场中的医药贸易摩擦不断增多，发达市场的竞争愈发激烈，南美洲、非洲等不发达市场的不确定性因素日益显著。2017 年以来，中国医药行业遭遇了贸易摩擦数量明显上升、新一轮国际产业竞争更加激烈、部分新兴经济体支付能力下降等不利因素的影响。与此同时，全球医药市场需求企稳回升，中国医药企业国际化步伐加快。以往，中国企业在专利诉讼方面的经验少，胜诉案不多。如今，中国企业的知识产权意识提高,运用法律武器保护自己的能力显著增强。2017 年,有两起中国医药企业的专利诉讼案胜诉。2019 年,医药行业共遭遇贸易摩擦 6 起,摩擦类型涵盖反倾销、反补贴及美国 337 调查等,涉及西药类、医疗器械类和健康营养类产品。其中,牛磺酸案涉案金额近 1 亿美元,由于企业应对及时且有力,我方取得了最终胜利,保住了美国市场。

随着中国与国外有关国家贸易摩擦的日益加剧,我们仍需要密切关注贸易摩擦对中国企业的投资和技术合作造成的潜在不利影响。从贸易的角度来看,医药产品受中美贸易摩擦的影响并不明显。医疗器械类产品涉及 27 个海关编码,中国对美国出口以中高端医疗器械居多,涉及的产品主要为核磁共振、CT、超声、直线加速器、心脏起搏器等科技含量高的先进医疗器械,针对这些中高端医疗器械的贸易摩擦目前尚不严重;而针对低端医用耗材、康复产品等所受到的加征关税等管制措施,中国企业均能采取有效措施积极予以化解。

（四）全球监管合作不足

2019 年,我国国家药品监督管理局（NMPA）和世界卫生组织（WHO）在世界卫生组织总部签署合作意向声明,加强双方在药品监管领域的良好合作,重点加强在风险评估、应急反应以及向全球供应高质量药品等领域的合作。

然而,全球对大健康产业,尤其是医药产业的监管合作还很薄弱,大多是各自为政。虽然新冠肺炎疫情激起了全球医药产业和各国政府对疫苗及抗疫用品的一些合作,但仍无法做到全球总协同,让全产业的努力显得支离破碎,也浪费了宝贵的资源与时间。比如,美国 FDA 与欧盟 EMA（欧洲药品管理局）在氯喹类药物使用上仍有分歧;中国 NMPA 与美国 FDA 在启动疫苗临床研究的监管程序中缺少标准和透明的指南及要求。因此,为了应对全球健康危机,全球协调一致的监管对策和精简的监管流程仍是当前大健康产业的主要诉求。

四、中医药产业国际化之路

新冠肺炎疫情在给人类健康带来巨大威胁的同时,也为中医药发展壮大、走向世界创造了机遇。正如中国工程院院士张伯礼所言:"中医药走向世界是时代需求,不是我们强行向海外推广中医药,而是世界范围内对中医药的迫切需求。"面对新形势和新需求,中国大健康产业亟须探索一条独具特色的国际化发展之路,以推动行业企业站在更高的层面、更高的起点参与国际竞争。

（一）中医药走向世界的可能性

中医学是中国传统科学中唯一沿用至今的学科,具有古老的民族文化特色、系统的理论体系、独特的诊疗方法和显著的临床疗效等特征,其科学性经受住了历史的考验,并不断地按自身固有的发展规律向全世界传播,在新的土地上生根、开花、结果并逐渐走向本土化,而这种本土化对于中医文化的发源国和传承国来说则是一个国际化的过程。在中国各行各业中,最有实力、最有优势、最有后劲且拥有独立自主知识产权的,唯有中医药。因此,期望中医药走出国门,造福全人类,产生经济效益,理所当然。

经过长期的发展,中国的中医药出口已有了一定的基础,1995 年出口额为 7.7 亿美元,之后一度下滑,到 2003 年才又一次突破 7 亿美元;2005—2012 年出口额一直稳步增长;2013 年仍然保持增长态势;2014 年继续保持稳步增长。在此背景下,行业企业不断克服困难,中国的一些中医药产品出口到了多个国家和地区,其中一些产品在国际上还有了一定的知名度和美誉度。从现实情况来看,以中医药产品为载体,一些厂家实现了经济创收、品牌宣传、文化传播等多重目的,有力地促进了企业的发展,为企业和国家赢得了较大声誉,也为中医药产品进一步走向世界奠定了良好的基础。

综合看来,中医的整体性思维和西医的分析性、还原论思维以及二者的一些治疗措施的确能形成互补。因此,在未来世界医学的发展过程中,中西医如果能不断互相借鉴、交融,就有可能在 21 世纪为提高人类的健康水平做出更大贡献。此外,中医药产品在国际医药市场广泛流通,对发展民族产业、提高中医药学术水平和传播中华文化都具有重要的战略意义。

（二）中医药产业国际化的发展潜力

在崇尚自然的时代,纯天然药物已经成为继化学制药、基因工程药、生物制药之外的最具发展前景的药物。纯天然药物成本低廉,不仅能治疗人体的局部疾病,还能对人体的全身进行免疫调节。同时,中药的研发成本低廉,成功率高,利润空间大,发展前景良好。目前,中医药已经成为西方各国知名医药企业虎视眈眈的一块蛋糕。

经过多年的努力,中医药在海外的传播取得了喜人的成果。据 2016 年《中国的中医药》白皮书统计,中医药已传播到 183 个国家和地区。据世界卫生组织统计,截至 2022 年 10 月,113 个会员认可使用针灸等中医诊疗方式,其中 29 个设立了中医学的法律法规,18 个将针灸纳入医疗保险体系。全世界有 40 亿人使用中草药治病,占世界总人口的 80%。中药已在俄罗斯、古巴、越南、新加坡和阿联酋等国以药品形式注册。有 30 多个国家和地区开办了数百所中医院校,培养本土化中医药人才。

中医药产业国际化的发展潜力集中表现在以下几个方面:

第一,人口结构和疾病病谱的变化。随着人口结构的变化和全球范围内老龄化程度的进一步加深,人们对医疗体系提出了新要求,加之现代社会竞争压力大,亚健康成为一种普遍状态,这更为中医药拓展市场空间提供了机遇。

第二,政府的大力支持。近年来,中国政府实施了多项战略和规划,投入了大量资金开展中医药现代化,大力推行了一系列药品管理规范,从而推动了产品质量规范化和生产规范化,为中国中医药企业国际竞争力的提高和中医药产业国际化提供了有力支持。

第三,西方国家对中医药的管制有所松动。由于中医药对社会、心理因素导致的疾病有较好的疗效,因此近年来世界范围内掀起了"中医药热",西方一些国家在逐渐认识到中医药对完善其医疗体系潜在的巨大能量后,对中医药的管制出现了不同程度的松动,这是中国中医药国际化难得的机遇。

第四,信息化、数字化和新兴科技的发展。现代信息技术降低了国际贸易的成本,为中医药提供了主动宣传自我的平台,是其走出国门、走向世界的有力条件。

第五,中医药防治现代人类疾病的优势正为国际社会所认识。2003 年,世界卫生组织在报告中明确指出,中国的传统医药正在全球获得广泛重视,中西医结合治疗非典型肺炎安全且有潜在的效益,这为中医药国际化提供了前所未有的机遇。

为了更好地促进中医药产业的国际化,我国企业应进一步深入了解国际市场,提升产品质量,严把质量关,不仅要从生产环节入手,还要从原材料采购、产品销售及中间管理等各个环节入手解决现有的问题,以尽可能提高中医药的质量,这是中医药走向世界的关键;最为重要的是,要以开放式的思维,借鉴其他产业发展的经验,促进中医药产业的升级和发展。

(三)中医药走向世界的路径

因各国国情、文化差异、民众对中医药的理解程度不同,中药依旧面临海外注册受阻、被当作保健品销售等诸多挑战。中医药步入海外市场,还需"内外兼修"。

1. 自我创新发展

目前,国际上部分国家出现了只认可针灸而不认可中医药的现象。这要求我们推进产学研一体化,加快中医药产业化进程,让数据说话,将传统中医药优势与现代科技相结合,全面提升中医药的自我发展、自我创新能力。

首先,加大中医药的继承工作。系统总结、研究名老中医药专家的学术思想和临床经验,并在临床中推广应用;系统整理中医药古籍文献,从中挖掘出学术价值和诊疗思想。

其次,积极应用现代科学技术和成果,促进中医药的创新;深入开展重大、疑难疾病的防治研究,科学评价中医药防治疾病的相对优势,形成技术规范和治疗方案进行推广;在中医药基础理论研究方法、临床疗效及中医药安全性评价方法等方面争取有所突破,提高中医药的自主创新能力。

最后,积极传播传统中医药文化理念,努力缩小国外对中医药文化认识的心理距离。中医学深深植根于中国的传统文化和哲学,与西方的文化背景和思维模式有着很大的差异。要让西方国家理解中医药理论体系的内涵,中医药文化必须先行,应将中医药知识纳入中国优秀传统文化传播与推广的大系统之中,推进世界各地民众对中医药理论体系的理解与认同,以此驱动中医药的国际化发展。

2. 进一步巩固和提高中医药产业链的完整性

首先,对全国中医药资源普查成果进行全面梳理,完善中医药资源区划及动态监测技术方法和体系,提升中医药监测技术水平,稳定和提高中医药质量和安全性,提升中医药资源循环利用能力,强化药材知识产权保护。

其次,针对中医药创新升级的"卡脖子"技术和关键装备缺失问题,以关键共性技术、先进制造技术、现代工程技术为主攻方向,加快研发一批中医药关键核心技术装备。深度挖掘中医药原创资源,将中医药传统方法与现代医学操作路径有机结合,落实经典名方制剂简化注册,围绕关键技术,与人工智能、数字经济有机融合,提供高品质的产品与服务,催生一些以需求牵引供给、以高质量供给拉动潜在需求的新业态与新模式。

最后,建立统一、规范的中药质量评价标准,提高省级标准的规范性和一致性,制定长期化、周期化的中药再评价规则,合理、公平地反映药品质量和技术水平。完善医保控费和临床合理用药的政策监管体系,强化中药评估、评价的作用与定位,在药品采购中实现"优质优先",鼓励使用中药,促进整个行业的持续健康发展。充分运用现代科技手段和成果,将中药做到安全有效、质量可控。借助工业互联网、人工智能的优势,在现代中药智能生产平台上,极大地发挥中华民族中医药资源的原创价值,打造出民族医药产业的"特点"、现代中药产业的"高点"、中国制造的"亮点"。

3. 加快推动中医药国际合作

首先,应积极推动开展中医药抗疫国际交流合作和中医药国际标准制定,研究制定一批国际、国内认可的中医药国际标准、国家标准、行业标准,为全球卫生健康事业,尤其是重大疫情防控救治贡献"中国智慧"和"中国力量"。

其次,应加强国际药用植物资源普查、开发及利用,促进中医药理论和现代科学技术的结合与创新,选择临床应用广泛、国际认可度高、出口份额大的常用中药材及中药大品种,推动其进入"一带一路"沿线国家药典、《美国药典》和《欧盟药典》,促进中医药进入国际医疗保健主流市场,确立中医药在世界传统医药领域的主导地位。

最后,应与国际社会密切合作以实现标准体系之间的接轨。中国应成立专门的机构,组织专家建立既体现中医辨证论治特点,又具有实证科学特征的、能为西医界所理解与接受的中医临床疗效评价方法,进一步推动中医药诊疗规范、产品、质量标准与国际接轨,通过国外注册认证的方式不断扩大中医药的国际市场。另外,还应与国际社会积极合作,建立针对中医药的合理的、权威的注册认证体系,以及独立于西医的国际标准。

案例 9-4

云南白药的国际化①

云南白药集团股份有限公司(以下简称"云南白药")是一家充满历史厚重感和传奇色彩的企业。1902 年,云南彝族名中医曲焕章先生博采众长,汇集中医药之大成,研制出被称为"伤科圣药"的云南白药。曲家人一直将配方秘密传承,直到 1955 年,曲家后人将配方献于政府,由昆明制药厂生产。1971 年,在周恩来总理的关怀下,云南白药厂成立,1993 年成功改制为云南白药实业股份有限公司,在深圳证券交易所挂牌上市。1996 年 10 月,经临时股东大会决定,更

---

① 根据云南白药集团官网及相关网络资料整理。

名为云南白药集团股份有限公司。1999 年成功实施企业再造,2005 年推出"稳中央、突两翼"产品战略,2010 年开始实施"新白药、大健康"产业战略,云南白药从中成药企业逐步发展成为中国大健康产业领军企业之一。云南白药于 1995年被国家授予"中华老字号",2002 年获得"中国驰名商标"称号,2009 年获得"全国国有企业典型"称号。

2016 年,云南白药在控股层面以增资扩股的方式实施混合所有制改革,吸收了新华都和江苏鱼跃 200 多亿元民营资本。2018 年,公司连续第 13 年获得信息披露考评优秀评价,被评为第 11 届中国主板上市公司价值百强前十强,连续25 年向股东和投资者回报红利,累计实现利税 385.39 亿元。2019 年 4 月,经证监会核准,由云南白药集团股份有限公司吸收合并云南白药控股有限公司,实现整体上市。

云南白药主营业务主要分为药品、健康品、中药资源和医药物流四大板块,各个板块既独立担纲,又相互支撑,形成了从选育、种植、研发、制造到健康产品及服务的全产业链市场价值体系。2008 年,云南白药确立实施大品牌下多品牌发展策略,现已基本形成大(母)品牌下多(子)品牌体系。依托"云南白药"驰名品牌,公司延伸打造了云丰、童俏俏、云健等药品品牌,日子、金口健、朗健、养元青、采之汲等个人健康护理产品品牌,白药养生、豹七、千草堂、千草美姿、天紫红等原生药材及大健康产品品牌。在 Interbrand、胡润、BrandZ 等发布的中国品牌价值排行榜中,云南白药多年位居行业第一,2015 年获中国商标金奖,拥有 3 个中国驰名商标。

作为中国中成药五十强之一,"云南白药"以其神秘的配方、良好的疗效得到了全球华人的信赖,具有较强的品牌竞争力。产品畅销全国、东南亚,逐渐进入欧美日等发达地区。药品方面,云南白药创可贴、云南白药气雾剂、云南白药膏等产品继续占据中国市场同类产品销量第一;健康品方面,2018 年云南白药牙膏产品销售位居同类产品全国市场份额第二、民族品牌第一;中药资源方面,以冻干和超细粉体技术为代表的豹七三七已成为云南省内高品质三七的代表。

不仅如此,世界很多国家和地区开始研究云南白药的疗效。美国肿瘤研究所从云南白药中测得皂贰 I 和皂贰Ⅵ成分,均显示有抗癌活性。日本则发现云南白药在治疗肿瘤方面有一定成效。日本张珑英医师使用云南白药治疗系统性红斑狼疮 3 例,效果较好;另外还治疗 1 例左肩部硬纤维瘤,经使用云南白药及舒经活血汤、六味地黄丸提取液,药后 4 个月痊愈,其后 6 年内未见异常。由于现代科学的高度发展,云南白药已远远超过原有的应用范围。

目前,云南白药已被列入《中国高新技术产品出口目录》,享受国家出口信贷支持和相关的出口退税政策。根据国家西部大开发战略和国家科技兴贸计划,云南省政府把生物技术和医药产品作为五大重点产业之一加以扶持,给予优惠信贷和高新技术产品出口"减、免、退"的优惠政策。云南白药亦被列入"云南省科技兴贸 20 家重点扶持企业"名单。

虽然云南白药已逐渐被世界接受,但近年来出口的药品屡次被曝质量问题,引起了一些国家和地区的警惕。2013 年 2 月,中国香港特区政府化验所发现,云南白药在香港出售的"云南白药胶囊""云南白药散剂""云南白药膏""云南白药气雾剂"及"云南白药酊"中含有未标示的毒性物质——乌头类生物碱,此后香港特区政府卫生署和澳门特区政府卫生局发出停用回收通知;随后,媒体曝出"云南白药悄然修改药品说明书"等消息;2016 年云南白药生产的小儿宝泰康颗粒又被检出硫磺。云南白药出现的各种问题,已引起国际对其产品的怀疑。如果云南白药出口产品再次出现质量问题,就会严重损害公司形象,对中国其他中医药企业也将造成不利影响。

围绕云南白药的质量问题,就不得不涉及白药的配方。为了应对境外市场的监管和消费者的质疑,云南白药必须面对是否公开保密配方的问题。数据显示,在美国食品药品监督管理局的网站上,云南白药酊的成分已在 2002 年公开。尽管云南白药在境外销售的产品很多以膳食补充剂等非药品形式出现,但当地监管的要求很可能与中国对中医药配方保密的法律相违背,这将是以云南白药为代表的中国中医药企业面临的棘手问题。

参考文献

[1] 21 世纪经济报道.疫情带动医疗器械市场增长,中国医械如何大浪淘沙[EB/OL].(2020-05-13)[2022-07-18].https://baijiahao.baidu.com/s? id = 1666563715747191432&wfr = spider&for = pc.

[2] Anne Yu.人工智能+DNA 检测+社交,雀巢开始发力个性化营养定制[EB/OL].(2018-09-25)[2022-07-18]. https://www.sohu.com/a/255941971_286549.

[3] FBIF 食品饮料创新."无个性,不买单":全球 71% 的消费者期待个性化营养产品[EB/OL].(2019-03-06)[2022-07-18].https://www.sohu.com/a/299375442_120013927.

［4］产业信息网.2019年中国医药行业进出口贸易及发展趋势分析［EB/OL］.（2020-11-23）
　　［2022-07-18］.https://www.chyxx.com/industry/202011/911516.html.

［5］产业信息网.全球及中国医疗器械行业对比、市场特点及发展趋势预测［EB/OL］.（2019-
　　04-23）［2021-08-10］.https://www.chyxx.com/industry/201904/732503.html.

［6］陈华罗.口罩、防护服、呼吸机,中国是怎样支持世界抗疫的［N/OL］.新京报,2020-05-13
　　［2022-07-18］.https://baijiahao.baidu.com/s? id=1666559334812629477&wfr=spider&
　　for=pc.

［7］东兴证券研究所.计算机行业:产业逻辑研究框架-中美对标医疗信息化研究报告之一
　　［R/OL］.（2020-10-28）［2022-07-18］.http://data.eastmoney.com/report/zw_industry.jsht-
　　ml? infocode=AP202010281424275209.

［8］东兴证券研究所.美国远程医疗行业龙头,行业持续增长构建公司发展广阔前景［R/
　　OL］.（2020-11-03）［2022-07-18］.http://gubaf10.eastmoney.com/news,ustdoc,97619
　　2889.html.

［9］东兴证券研究所.医药生物行业深度报告:康复医疗欣欣向荣,黄金赛道空间广阔［EB/
　　OL］.（2021-06-10）［2022-07-18］.http://data.eastmoney.com/report/zw_industry.jshtml?
　　encodeUrl=LG1WdmrjCUF/0tV08t6u6ZteKpAVQOM7ufsfgYYzvJU=.

［10］复星医药.品牌故事:以青蒿之名,共建无疟疾世界［EB/OL］.（2018-12-25）［2021-11-
　　　11］.https://mp.weixin.qq.com/s/FlkzVLUUsDqUvKuWzZ8h5A.

［11］谷鸣说.乘风破浪,迈瑞医疗即将迈入下一片星辰大海! ［EB/OL］.（2021-06-08）［2022-
　　　07-18］.https://weibo.com/ttarticle/p/show? id=2309404645930468245528.

［12］光大证券研究所.非银行金融行业:养老金系列报告二:海外养老金体系深度研究:见贤
　　　思齐,反观诸己［R/OL］.（2021-03-08）［2022-07-18］.http://data.eastmoney.com/
　　　report/zw_industry.jshtml? encodeUrl=/zTxERNekrgHbt6fjf0zE2dCTEZu8x6uG1Z7SUXu
　　　RnQ=.

［13］桂林南医.明星产品:Artesun© 以青蒿的名义抗击疟疾［EB/OL］.（2020-02-21）［2022-
　　　07-18］.https://mp.weixin.qq.com/s/J75iHPdrKYqUfyyd1e7ckA.

［14］郭文华.法律全球化视角下的现代中药及其出路［EB/OL］.（2020-11-11）［2022-07-
　　　18］.http://www.yidianzixun.com/article/0RqFUqdX.

［15］国家药品监督管理局.国家药品监督管理局深化与世界卫生组织合作［EB/OL］.（2019-
　　　11-03）［2022-07-18］.http://www.gov.cn/xinwen/2019-11/03/content_5448087.htm.

［16］国泰君安证券.商业养老保险行业研究报告:政策红利推动养老第三支柱崛起,利好大
　　　型险企［R/OL］.（2021-03-03）［2021-11-09］.http://stock.finance.sina.com.cn/stock/go.
　　　php/vReport_Show/kind/industry/rptid/668105866723/index.phtml.

［17］华夏幸福产业研究院.中国生命健康产业新动能——未来产业的引爆点和加速器［EB/

OL］.（2020-03-24）［2022-07-18］.http：//data.eastmoney.com/report/zw_industry.jshtml？encodeUrl=sFbLAHrYrIJTpTVh83qId4Ea7qW2PLw1HF9/Daspyiw=.

［18］开源证券研究所.公司首次覆盖报告：提质增效成效显现，体检龙头价值回归［R/OL］.（2020-08-23）［2022-07-18］.http：//data.eastmoney.com/report/zw_strategy.jshtml？encodeUrl=Ax0OTx8jxMPv2waCMq03dok4lGkWX3A8OdQZJYhLmzY=.

［19］李晓红.医疗健康业国际化呈现九个新特点［N/OL］.中国经济时报，2018-02-09［2022-07-18］.https：//www.sohu.com/a/221761198_115495.

［20］刘文忠.全球战"疫"正酣，中药出口大增，中医药国际化卡在哪［N/OL］.舜网-济南日报，2020-04-29［2022-07-18］.https：//news.e23.cn/jnnews/2020-04-29/2020042900065.html.

［21］民生证券.疫情对计算机板块影响系列Ⅲ：政策推动+技术催化，远程医疗有望加速发展［R/OL］.（2020-02-06）［2021-11-09］.http：//data.eastmoney.com/report/zw_industry.jshtml？encodeUrl=ILhyfCRJrnSCGmU5GntalHh5JhAwJztS053khBtFg1M=.

［22］农工商中央.关于积极推进中医药"产业化、现代化、国际化"进程的提案［EB/OL］.（2021-02-24）［2021-11-13］.http：//cpc.people.com.cn/n1/2021/0224/c436823-32036017.html.

［23］普华永道.2013年至2020年中国医疗健康服务行业并购活动回顾及展望：解构、重塑、共生［R］.深圳：普华永道，2021.

［24］权娟，许心怡.北医三院骨科团队应用3D打印技术解决又一世界性难题［EB/OL］.（2016-12-14）［2022-07-18］.http：//health.people.com.cn/n1/2016/1214/c14739-28948476.html.

［25］人民网-人民健康网.2019国民健康洞察报告［R/OL］.（2019-01-14）［2022-07-18］.http：//health.people.com.cn/n1/2019/0114/c14739-30526836.html.

［26］生物谷.Insilico Medicine全球首次利用人工智能发现新机制特发性肺纤维化药物［EB/OL］.（2021-02-24）［2022-07-18］.https：//www.bioon.com/article/6784543.html.

［27］生物谷.生物谷专访-听徐宏喜教授谈中药研发与国际化进展［EB/OL］.（2017-05-18）［2022-07-18］.http：//news.bioon.com/article/6703942.html.

［28］新华网.世界中联：全面推进中医药全球化发展［EB/OL］.（2019-02-25）［2022-07-18］.https：//baijiahao.baidu.com/s？id=1626413252635988007&wfr=spider&for=pc.

［29］新浪财经.万亿征程再出发，生态迈瑞的医疗新宇宙［EB/OL］.（2021-05-26）［2022-07-18］.https：//baijiahao.baidu.com/s？id=1700833626039962488&wfr=spider&for=pc.

［30］杨未宏.中医药国际化走上创新发展之路［J］.中国经贸，2020（7）：84-88.

［31］张纪南.开启社会保障事业高质量发展新征程［EB/OL］.（2021-06-16）［2022-07-18］.https：//baijiahao.baidu.com/s？id=1702693901758100033&wfr=spider&for=pc.

[32] 中国产业经济信息网.我国医疗健康行业国际化进阶[EB/OL].(2018-02-12)[2022-07-18].http://www.cinic.org.cn/hy/yy/421348.html? from=singlemessage.

[33] 中国药品蓝皮书编委会.2019年中国药品蓝皮书[M].北京:中国医药科技出版社,2020.

[34] 中国医药保健品进出口商会.2019年中国医疗器械进出口形势分析[EB/OL].(2020-07-08)[2021-11-11].http://www.cccmhpie.org.cn/Pub/9649/176545.shtml.

[35] 中国医药保健品进出口商会.2020中国医药产业国际化蓝皮书[R].北京:中国医药保健品进出口商会,2020.

[36] 中国医药物资协会医疗器械研究所.2020医疗器械行业发展状况报告[R].北京:中国医药物资协会医疗器械研究所,2020.

[37] 中国银保监会办公厅.中国银保监会办公厅关于开展专属商业养老保险试点的通知[A/OL].(2021-05-08)[2022-07-18].http://www.gov.cn/zhengce/zhengceku/2021-05/16/content_5606788.htm.

[38] 中信证券研究部.医药行业每周医览药闻:CDMO增长引擎,从工程师红利到引领创新红利[R/OL].(2021-06-20)[2022-07-18].http://stock.finance.sina.com.cn/stock/go.php/vReport_Show/kind/search/rptid/677520831926/index.phtml.

[39] 走出去服务港."走出去"企业面临的常见八大问题[EB/OL].(2015-11-06)[2022-07-18].http://www.360doc.com/content/15/1106/09/11373557_511120715.shtml.